KB050202

오늘도,
처음 뵙겠습니다

오늘도,
처음 뵙겠습니다 2

「マンガでわかる!認知症の人が見ている世界 2」(監修 : 遠藤英俊、著 : 川畑智、マンガ : 浅田アーサー)
MANGA DE WAKARU! NINCHISHO NO HITO GA MITEIRU SEKAI 2
Copyright © 2022 by Satoshi Kawabata
Illustrations © by Arthur Asada
Supervised by Hidetoshi Endo
Original Japanese edition published by Bunkyosha Co., Ltd.,
Tokyo, Japan
Korean edition published by arrangement with Bunkyosha Co., Ltd.
through Japan Creative Agency Inc., Tokyo and Lee&Lee Foreign Rights Agency, Seoul

ISBN : 978-89-314-7433-6

이 책의 한국어판 저작권은 리앤리 에이전시를 통해 저작권자와 독점계약한 ㈜영진닷컴에 있습니다. 저작권법에 의해 한국 내에서 보호를 받는 저작물이므로 무단 전재와 무단 복제를 금합니다.

독자님의 의견을 받습니다.

이 책을 구입한 독자님은 영진닷컴의 가장 중요한 비평가이자 조언가입니다. 저희 책의 장점과 문제점이 무엇인지, 어떤 책이 출판되기를 바라는지, 책을 더욱 알차게 꾸밀 수 있는 아이디어가 있으면 팩스나 이메일, 또는 우편으로 연락주시기 바랍니다. 의견을 주실 때에는 책 제목 및 독자님의 성함과 연락처(전화번호나 이메일)를 꼭 남겨주시기 바랍니다. 독자님의 의견에 대해 바로 답변을 드리고, 또 독자님의 의견을 다음 책에 충분히 반영하도록 늘 노력하겠습니다.

주　소 : (우)08507 서울특별시 금천구 가산디지털1로 128 STX-V타워 4층 401호 ㈜영진닷컴
이메일 : support@youngjin.com
※ 파본이나 잘못된 도서는 구입처에서 교환 및 환불해 드립니다.

STAFF
저자 가와바타 사토시 / 엔도 히데토시 | **감수** 김미령 | **역자** 김동희 | **총괄** 강상희 | **진행** 한지수
디자인 김유진 | **내지편집** 김효정 | **영업** 박준용, 임용수, 김도현, 이윤철
마케팅 이승희, 김근주, 조민영, 김민지, 김진희, 이현아 | **제작** 황장협 | **인쇄** 제이엠

오늘도, 처음 뵙겠습니다

치매가 있는 사람의 세계로
들어가는 열쇠

2 팬데믹 경험에서 배우는 치매 대응책

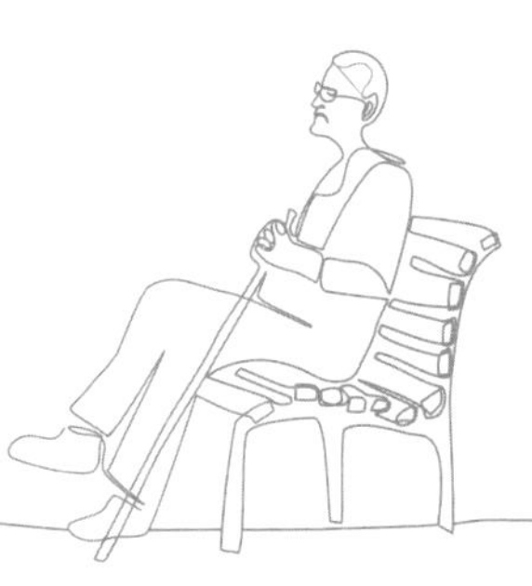

YoungJin.com Y.
영진닷컴

추천사

중앙치매센터의 '대한민국 치매 현황 2022'에 따르면 65세 이상 치매환자 수는 2030년에 142만 명, 2040년에 226만 명, 2050년에는 315만 명으로 예측하고 있습니다. 이는 노인인구 비율 증가 폭을 넘어선 것으로, 치매 발병과 연령의 상관관계가 높아지고 있다는 것을 보여줍니다.

우리는 머지않아 인구의 30~40%가 노인으로 이루어지는 초고령화사회를 맞게 될 것입니다. 그렇게 되면 누구라도 치매 당사자를 둔 가족이 될 수도 있고 치매 돌봄이가 될 수 있으며, 치매 당사자가 될 수도 있습니다.

그런 의미에서 《오늘도, 처음 뵙겠습니다 2》는 '치매 친화적'인 내용으로 기획되었다고 할 수 있습니다. 누구에게나 발병될 수 있는 것이 '치매'라는 것을 인식하게 하고, 치매가 있는 사람을 올바르게 이해할 수 있도록 도우며 이를 통해 치매 당사자의 가족이나 돌봄노동자들의 스트레스를 완화시켜 줄 수 있기 때문입니다.

《오늘도, 처음 뵙겠습니다 2》는 전작에 이어 치매가 있는 사람을 돌보는 가족이나 돌봄노동자들이 치매 당사자와 함께 살아갈 수 있는 노하우를 만화로 알기 쉽게 설명하고 있습니다. 어린아이를 돌볼 때 아이의 신을 신고 그 아이에게 키를 맞춰야 마음을 헤아릴 수 있듯이, 치매가 있는 사람의 입장이 되어 그들이 어떻게 생각하고 느끼는지를 알면, 돌봄의 스트레스를 줄이고 그들의 필요를 잘 채워줄 수 있을 것입니다.

특히 이번 책에서는, 치매를 가진 사람이 코로나 팬데믹을 겪은 어려움을 사례를 통해 보여주고 그에 따른 해결 방안을 제시합니다. 팬데믹을

처음 경험하는 일반인도 어려움을 겪었지만, 치매가 있는 사람의 어려움은 더욱 컸을 것입니다. 그들은 무언가를 학습하고 새로운 것을 기억하는 것 자체가 쉽지 않기 때문입니다. 이러한 이유로 치매 당사자를 돌보는 돌봄노동자나 가족들도 평소와 다른 그들의 행동과 태도에 당황스러워하며, 치매가 있는 노인들은 한 번도 경험해 보지 못한 팬데믹이라는 상황을 이해하지 못하고 밖으로 나갈 수 없는 현실에 고독감을 느꼈을 것입니다.

《오늘도, 처음 뵙겠습니다 2》는 치매가 있는 사람이 팬데믹이라는 위기의 상황을 어떻게 마주하며, 돌봄노동자는 이와 같은 재해 시에 어떻게 대응해야 하는지를 '치매 당사자의 입장'에서 안내하고 있습니다.

1장과 2장의 '대응 포인트'는 각 치매 증상에 따라 돌봄이들이 대응해야 할 것 등의 해결 방안을 짚어주며, 3장의 '포인트'는 돌봄이가 알아두어야 할 치매 관련 지식을 핵심적으로 정리해 주고 있습니다.

팬데믹 이후 치매가 있는 사람과 돌봄이들의 삶은 어떻게 변하였는지, 또 재해 시에 알아두어야 할 것은 무엇인지. 《오늘도, 처음 뵙겠습니다 2》를 통해 공부하며 치매가 있는 사람이 보는 세계에 한 발 더, 가까이 다가갈 수 있기를 바랍니다.

김미령(대구대 명예교수, 골든에이지포럼 대표)

감수자의 말

코로나 사태로 사회적으로 고립된 노인은 인지기능 저하 위험이 2.7배 증가

2019년 말부터 시작된 세계적인 신종 코로나바이러스감염증 대유행. 이후 우리의 생활은 크게 달라졌습니다. 전 세계적으로 비상사태선언이 이어졌고 외출 자제를 요청받았습니다. 또, 감염예방을 위해 마스크 착용, 손소독, 가림막 설치, 사회적 거리두기, 가게나 시설 출입 시 체온 측정, 재택근무 등 각자의 영역에서 '새로운 생활양식'과 마주하게 되었습니다.

그중에서도 변화의 악영향이 두드러졌던 건, 치매가 있는 사람과 그 가족이 아니었을까요. 노인은 신종 코로나바이러스감염증으로 인한 중증화 및 사망 위험이 높아 더 엄격한 감염 대책이 강구되었습니다. 방문요양 서비스나 주간보호 서비스를 비롯한 각종 모임과 프로그램이 차례로 중지되었지요. 많은 가정에서도 외출을 삼가고 방문요양 서비스는 중단되었습니다. 그 결과, 치매가 있는 사람을 돌보는 가정은 외부와의 접촉이 끊겨 고립될 수밖에 없었습니다. 또, 코로나를 계기로 두문불출하며 우울 상태에 빠지거나, 인지기능과 ADL Activities of Daily Living(일상생활수행능력)이 저하된 사람이 적지 않았습니다.

이렇게 코로나 사태를 겪는 동안 가족의 돌봄 부담이 커지면서 스트레스가 늘었고, 신체적·심리적 학대나 방치(돌봄 포기) 또한 현저히 늘었습니다. 실제 니혼후쿠시대학의 유하라 에쓰코 교수의 관련 논문에는 코로나 사태로 학대가 늘면서 자살이나 간병 살인까지 이른 사례가 보고되었습니다.

입주형 요양 시설에서도 코로나 사태의 영향은 심각합니다. 면회나 외출이 엄격히 제한되고, 장기간 가족과 만나지 못하게 되었습니다. 일본 후생노동성[보건·복지·노동·연금 등을 담당하는 일본 행정 부서. 우리나라의 보건복지부와 고용노동부를 합친 것 같은 기능을 수행한다-옮긴이 주]은 유리창을 사이에 둔 면회나 온라인 면회를 권장했습니다. 하지만 도입이 늦어지기도 하고, 실시하더라도 짧은 시간이어서 면회가 충분하지 않습니다. 치매가 있는 사람과 가족에게도, 인생 후반의 소중한 시기를 가족과 만나지 못한 채로 보내는 것은 불안하고 괴로운 일이겠지요.

팬데믹이 치매가 있는 사람에게 미친 영향에 대해 일본 국립장수의료연구센터와 세이조대학 연구팀이 조사를 진행했는데, 그에 따르면 코로나로 지역 교류가 감소하고 사회적으로 고립된 노인은 인지기능이 떨어질 위험이 2.7배나 되었다고 합니다.

하지만 코로나로 인한 돌봄 문제는, 꼭 새롭기만 한 일은 아닙니다. 사회적 교류가 결여되거나 인간관계가 협소해지는 것은 치매 돌봄 현장에서는 상시적인 과제입니다. 팬데믹을 겪으면서 더 두드러져 보이는 것뿐, 이러한 문제를 극복하기 위해 돌봄노동자와 의료종사자는 거듭 노력해 왔습니다.

면회와 이동의 과도한 제한은 감염예방이라는 관점으로만 판단할 일이 아닙니다. 치매가 있는 본인이나 의료종사자, 돌봄노동자의 인권이라는 관점에서도 생각해야 합니다. 제가 있는 일본에서는 인지기능이나 ADL(일상생활수행능력) 저하를 조금이나마 막기 위해 지역마다 엄격한 제한을 완화하고, 외출·면회 제한을 완화하는 움직임을 보이고 있습니다.

치매 돌봄은 치매가 있는 본인을 중심으로 하는 '사람중심돌봄 Person-centered Care**'이어야 합니다. 사람중심돌봄은 치매가 있는 사람이 어떻게 살**

아왔고, 무엇을 생각하고, 무엇을 느끼고 바라는지 상상하며, 그 사람의 관점과 생각을 중시하는 돌봄 이념입니다. 사람으로서 존중받고 싶은 마음 '사랑Love'을 중심으로 '애착Attachment' '정체성Identity' '편안함Comfort' '소속감Inclusion' '의미 있는 활동Occupation' 등 여섯 가지 심리적 욕구에 부응하는 돌봄을 목표로 합니다.

코로나 사태로 가정에서는 어떤 어려움이 있었을까요?

치매가 있는 사람에게는 어떤 불안감이 퍼져나갔을까요?

이러한 것들을 되짚어 보며, 치매가 있는 사람에게 다가가는 더 나은 방법을 찾고, 치매에 대한 오해나 편견, 노인의 인권에 대해 생각해 보는 계기가 되었으면 합니다. 또 이와 같은 관점과 사고방식을 통해 돌봄과 의

사람중심돌봄

치매가 있는 사람이 어떤 식으로 살아왔고, 무엇을 생각하고, 무엇을 느끼고 바라는지 상상하며, 그 사람의 관점과 생각을 소중하게 여기는 돌봄. 사람으로서 존중받고 싶은 마음(사랑)을 중심으로 애착, 정체성, 편안함, 소속감, 의미 있는 활동 등 여섯 가지 심리적 욕구에 부응하는 돌봄을 목표로 한다.

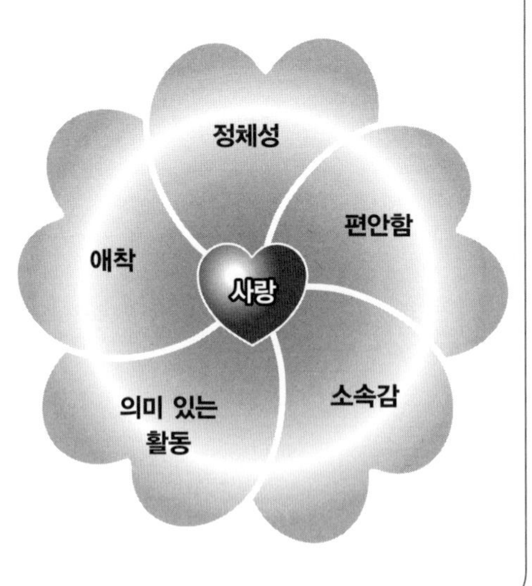

사소통의 질이 높아질 것을 기대합니다.

《오늘도, 처음뵙겠습니다 2》는 팬데믹의 경험을 바탕으로, 전작에 이어 치매가 있는 사람이 보고 있는 세계를 그려냅니다.

엔도 히데토시(세이루카국제대학 임상 교수)

프롤로그 코로나 사태로 치매가 있는 사람의 세계는 어떻게 바뀌었을까?

코로나 사태로 인해 우리들의 생활은 크게 달라졌습니다

접수

유행 초기부터 코로나를 두려워하는 분들이 많아서인지
경로당
동네 경로당의 발길이 뚝 끊겼습니다

감염자 수는 현재…
무서워…
감염되면 어쩌지…
…

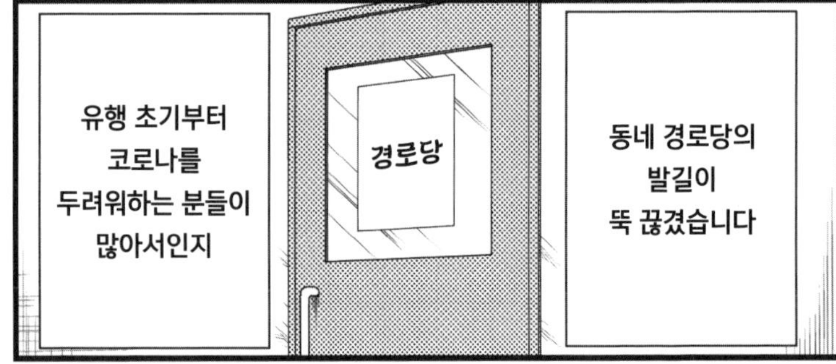

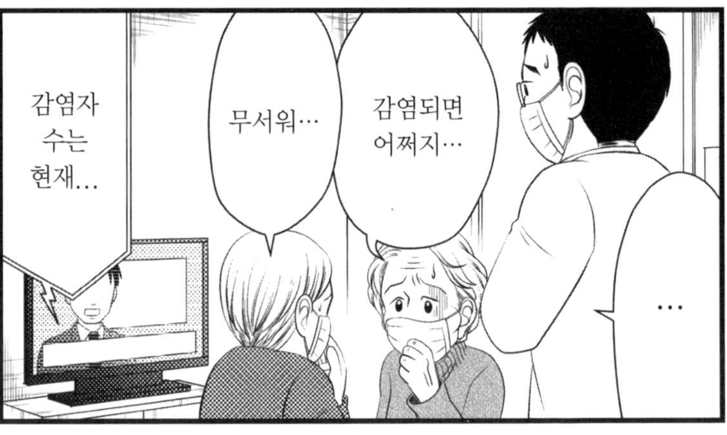

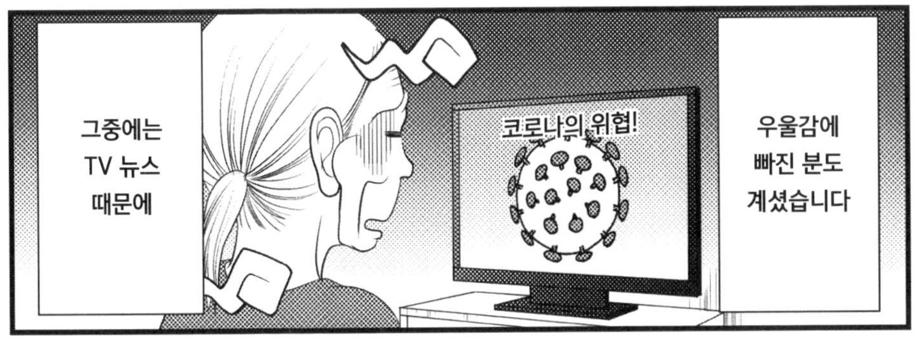
그중에는
TV 뉴스
때문에
코로나의 위협!
우울감에
빠진 분도
계셨습니다

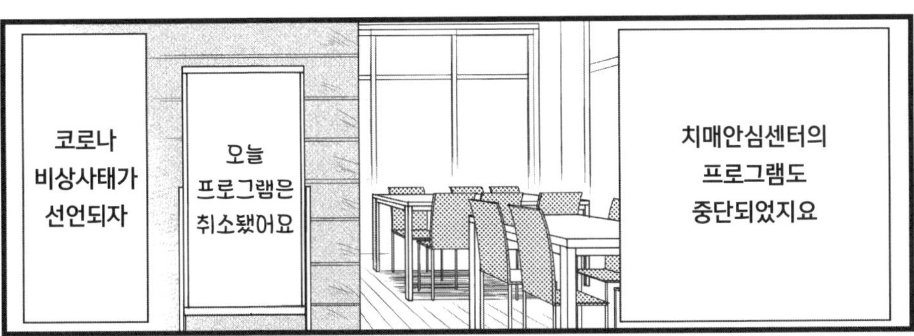
코로나
비상사태가
선언되자
오늘
프로그램은
취소됐어요
치매안심센터의
프로그램도
중단되었지요

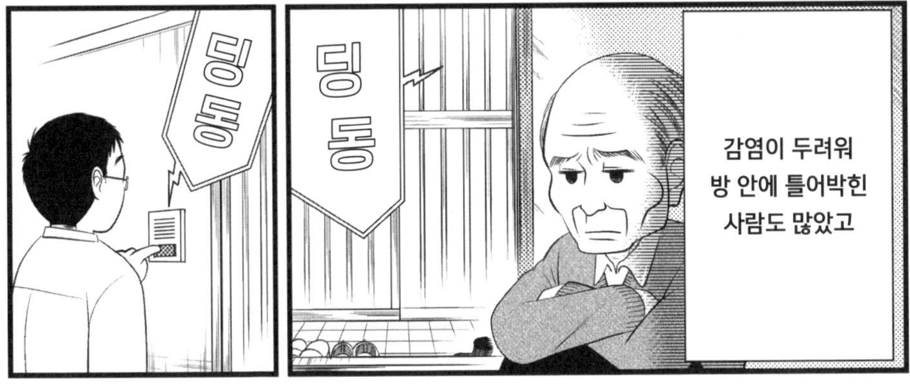
딩동
딩동
감염이 두려워
방 안에 틀어박힌
사람도 많았고

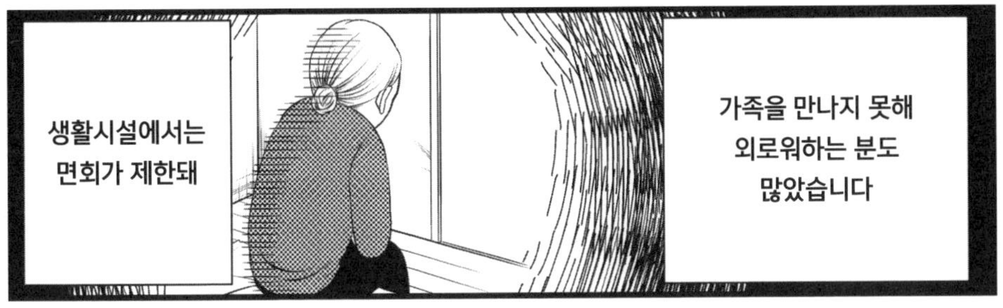
생활시설에서는
면회가 제한돼
가족을 만나지 못해
외로워하는 분도
많았습니다

지금
우리
주위에는
물가
불안과
스트레스가
넘쳐납니다

치매가
있는
사람들
또한
서둘러요!
우물
쭈물
우리들처럼
불안과
스트레스
속에서
생활하고
있습니다

이런
상황에서
치매가 있는
사람에게 어떻게
다가가면 좋을까요

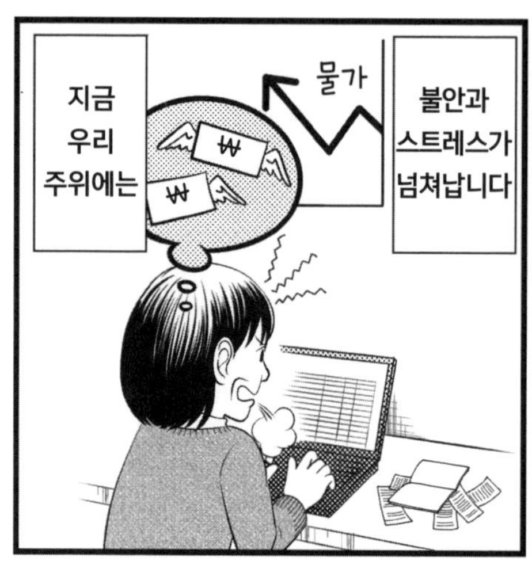

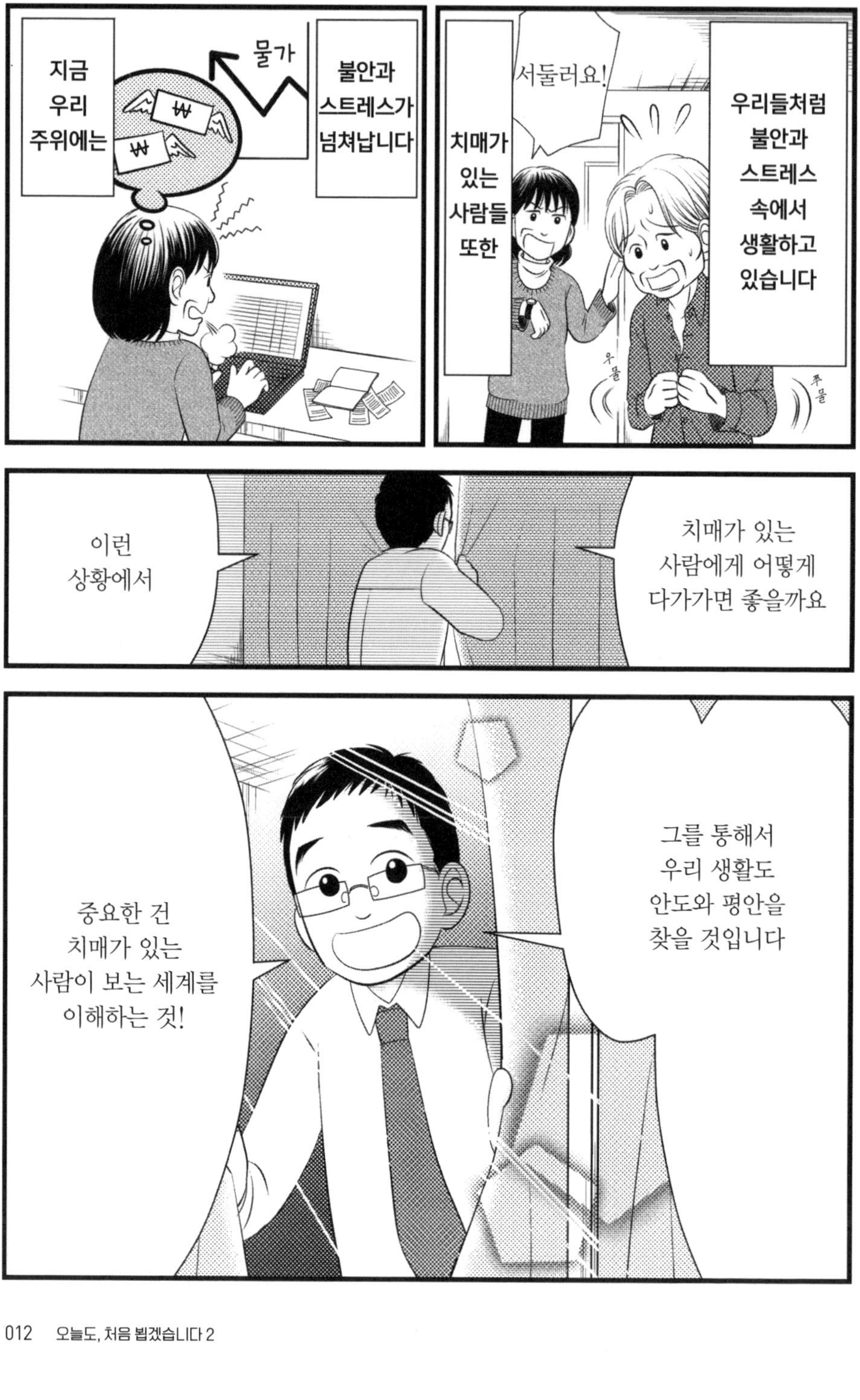

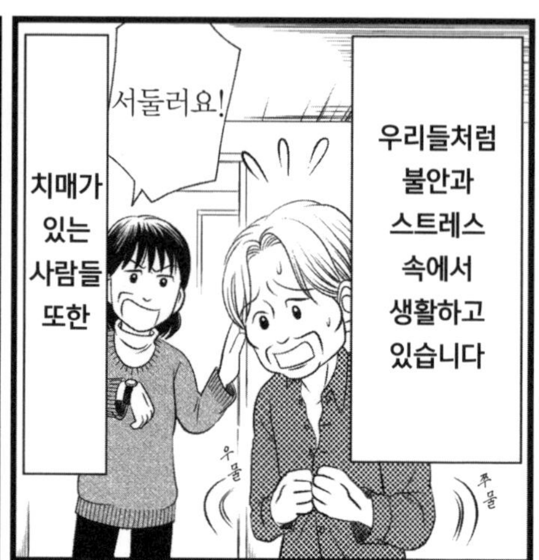

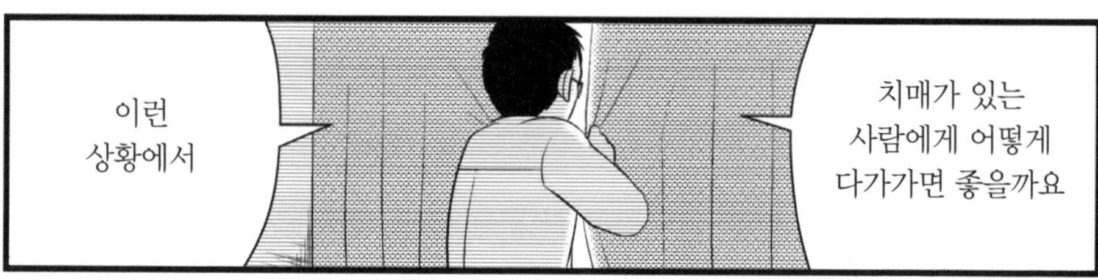

중요한 건
치매가 있는
사람이 보는 세계를
이해하는 것!

그를 통해서
우리 생활도
안도와 평안을
찾을 것입니다

전작《오늘도, 처음뵙겠습니다》를 출간한 이래, 많은 독자들이 '치매가 있는 부모에게 다가서는 방식이 달라졌다' '치매에 대해 좀 더 일찍 알았으면 좋았을 텐데' '요양 시설에서도 활용하고 싶다'와 같은 다양한 반응을 보여주셨습니다.

최근 몇 년 동안, 우리는 코로나바이러스 감염 방지를 위해 면회·외출의 제한, 손소독과 마스크 착용 강화, 가림막 설치 등 익숙하지 않은 환경에 적응해야 했습니다. 코로나뿐만이 아닙니다. 일본에서는 지진이나 폭우로 인한 재해가 해마다 일어납니다. 물가상승으로 생활에 타격을 입은 사람도 있겠지요. 우리는 다양한 사회불안 속에서 생활하고 있습니다. 이러한 불안은 치매가 있는 사람에게도 영향을 미치며, 이는 불안不安→ 불만不滿→ 불신不信→ 불온不穩으로 악화됩니다.

치매가 있는 사람의 불안감에 다가서는 돌봄의 중요성은 해마다 높아지고 있습니다. 치매가 있는 사람이 보는 세계를 알고, 함께 살아가려면 어떻게 해야 할까요?

이 책에서는 더욱 실천적인 돌봄이 될 수 있도록 뇌의 움직임에 주목하여 치매가 있는 사람이 보는 세계를 소개하고자 합니다.

가와바타 사토시(주식회사 리가쿠 대표이사, 물리치료사)

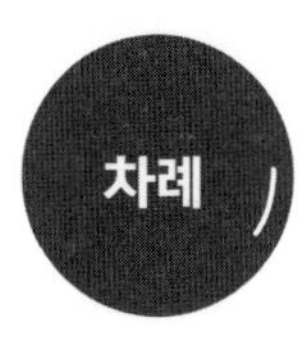

일러두기

- 이 책은 국립국어원의 원칙을 따르되 만화 속의 대사는 특정 상황의 감정 표현을 위해 문장부호 등을 자유롭게 사용하였으며, 전문 분야에서 통용되는 용어는 한 단어로 표기하였습니다.
- 이 책의 설정은 원서를 따랐으나 만화는 우리나라의 역사적 배경과 사회적 환경을 고려하여 국내 정서에 맞게 수정하였으며, 만화 속 저자 '가와바타 사토시' 선생님은 '김청춘'으로 이름을 변경하였습니다.
- 볼드로 표시된 문장은 원서의 표기를 따랐습니다.
- 원서의 주석 표기는 [ ]로 하였으며 옮긴이 주석을 추가하였습니다.

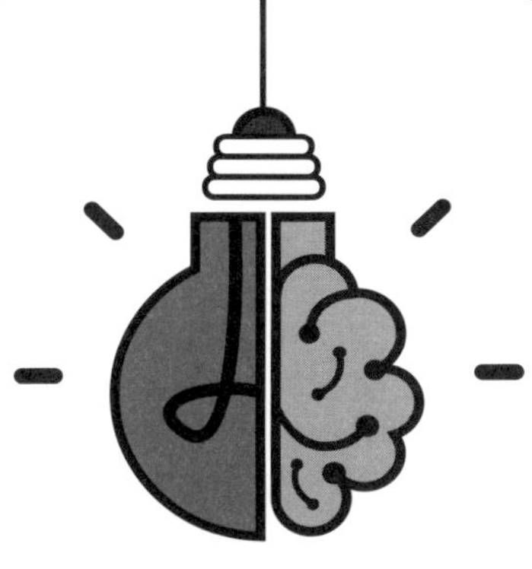

제 1 장

치매에서 흔히 보이는 「기이한」 증상 이면의 심리를 탐색해 보자

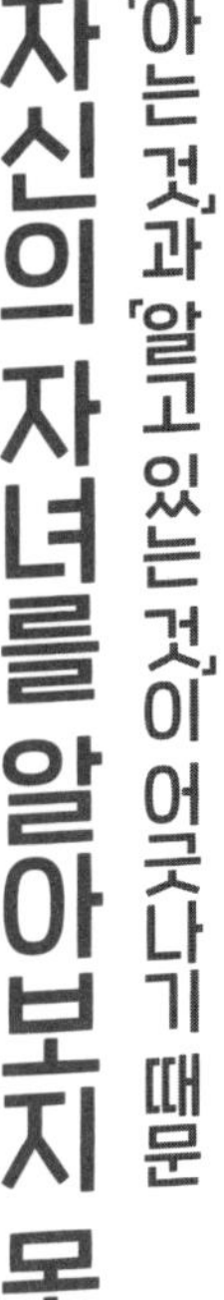

「아는 것」과 「알고 있는 것」이 어긋나기 때문
자신의 자녀를 알아보지 못하게 되는 이유는?

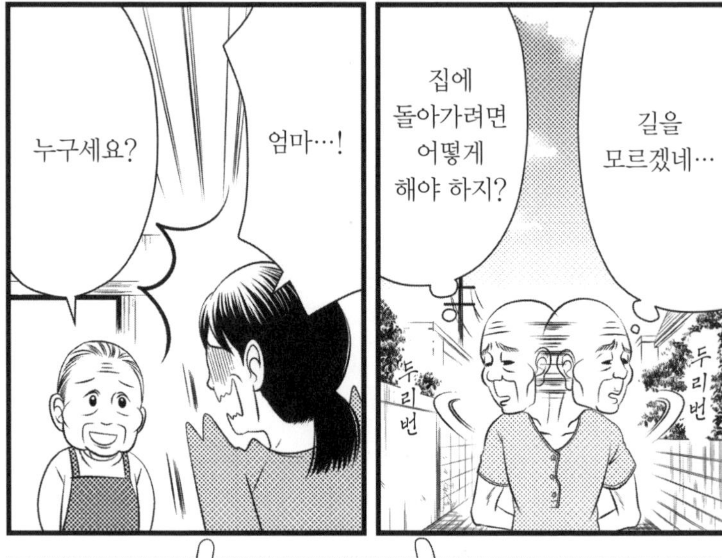

누구세요?
엄마…!
집에 돌아가려면 어떻게 해야 하지?
길을 모르겠네…
두리번
두리번

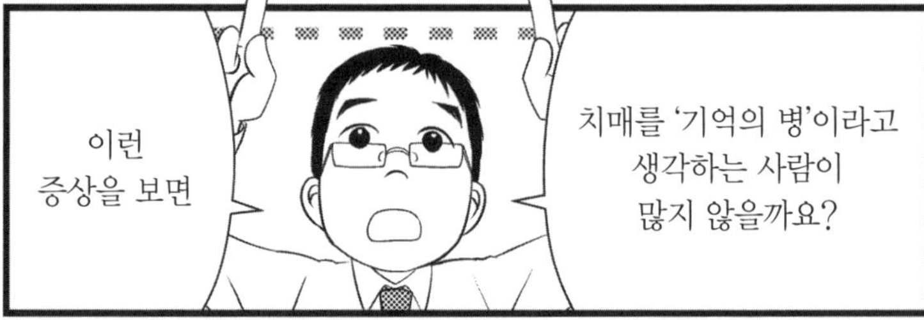

이런 증상을 보면
치매를 '기억의 병'이라고 생각하는 사람이 많지 않을까요?

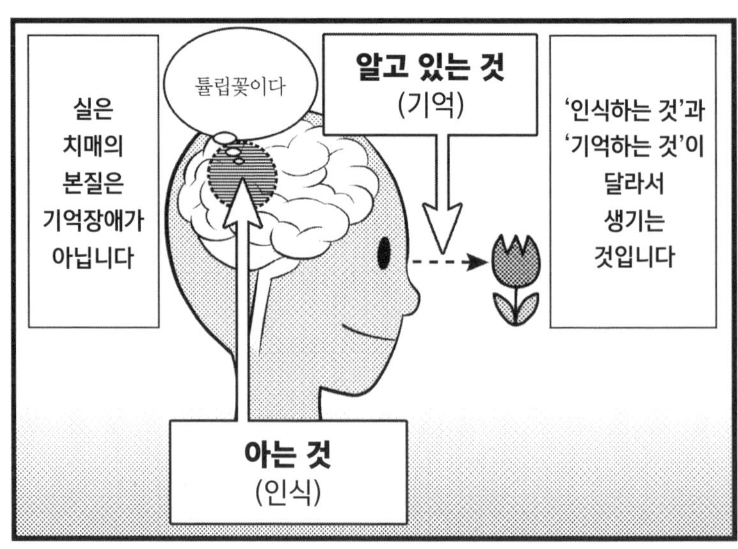

실은 치매의 본질은 기억장애가 아닙니다
튤립꽃이다
알고 있는 것 (기억)
'인식하는 것'과 '기억하는 것'이 달라서 생기는 것입니다
아는 것 (인식)

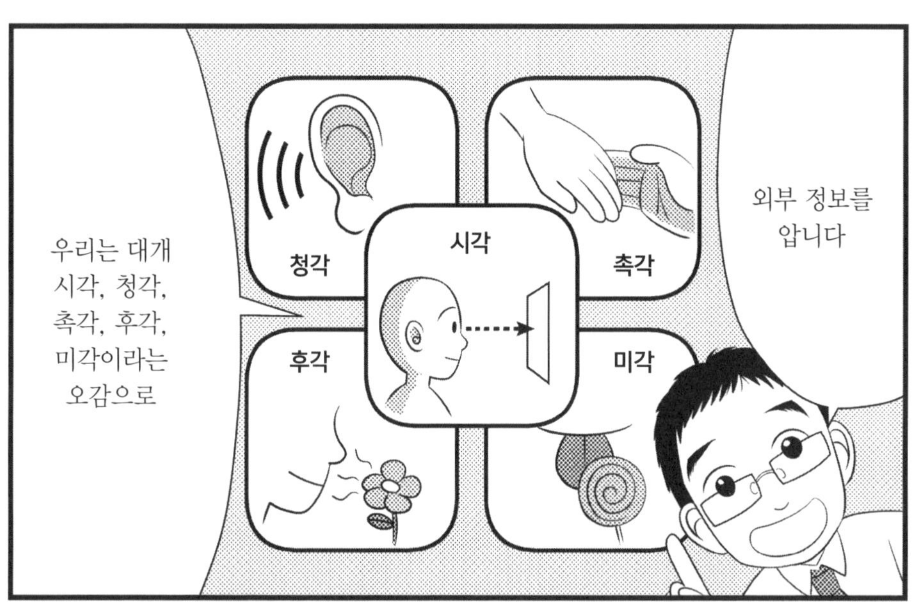
우리는 대개
시각, 청각,
촉각, 후각,
미각이라는
오감으로
청각
시각
촉각
후각
미각
외부 정보를
압니다

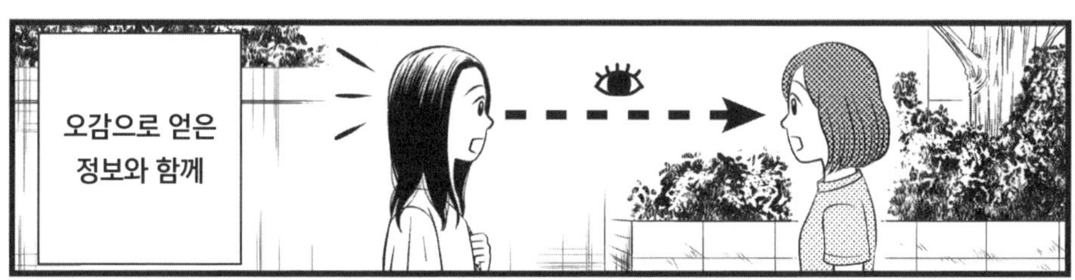
오감으로 얻은
정보와 함께

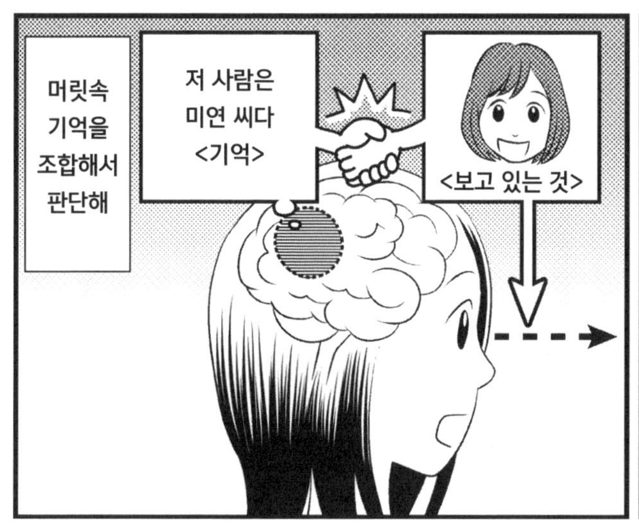
머릿속
기억을
조합해서
판단해
저 사람은
미연 씨다
<기억>
<보고 있는 것>

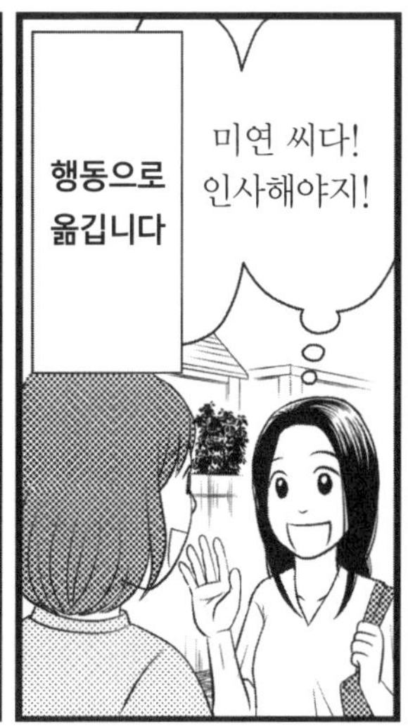
행동으로
옮깁니다
미연 씨다!
인사해야지!

하지만
치매가 있는 사람은
이 일련의 흐름이
원활하지 않아서
지희 씨?
수연 씨?
대상을 제대로
인식하지 못합니다

치매가 있는 사람이
자신의 딸을
알아보지 못하는 건
이런
상황
입니다
엄마
어
이 사람은…
안경
머리모양
여성
40세 정도?
엄마?
누군지
모르겠네
…

우리 딸은
아직 열 살이고,
안경도 쓰지
않았고…
지남력장애*가
생기면
지금 있는 장소가
어딘지 인식이
어려워지고
간혹
과거 세계로
돌아가기도
합니다

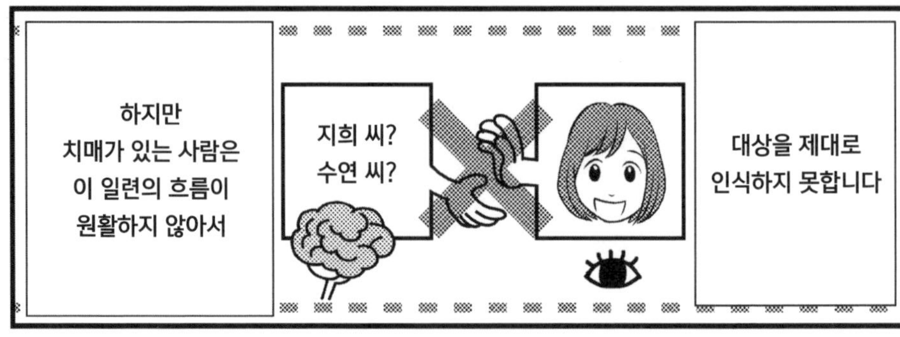

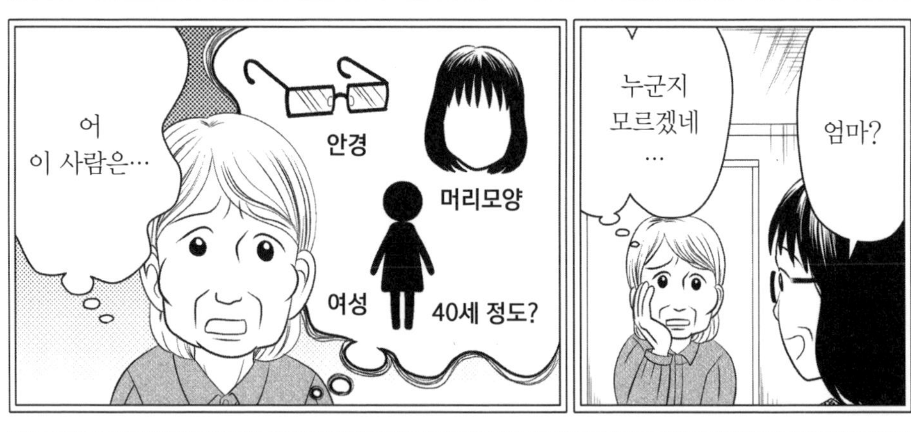

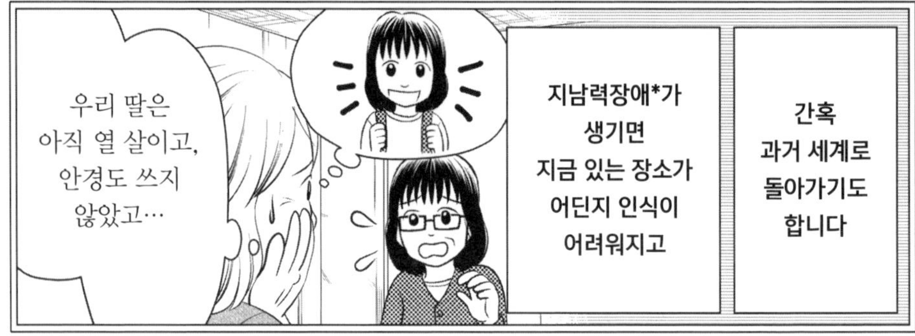

* 지남력장애: 시간, 장소, 사람, 상황이나 환경 따위를 올바로 인식하는 능력이 부족해진 상태—옮긴이 주

즉 단순한 기억장애가 아니라
눈앞에 있는 딸의 현재 얼굴과 자신의 기억을 연결시키지 못하는 것입니다

그러니 기억해 주세요
치매가 있는 사람은 상대를 알아보기 위해 열심히 노력하고 있다는 것을
안경을 쓴 40대면…
누굴까?

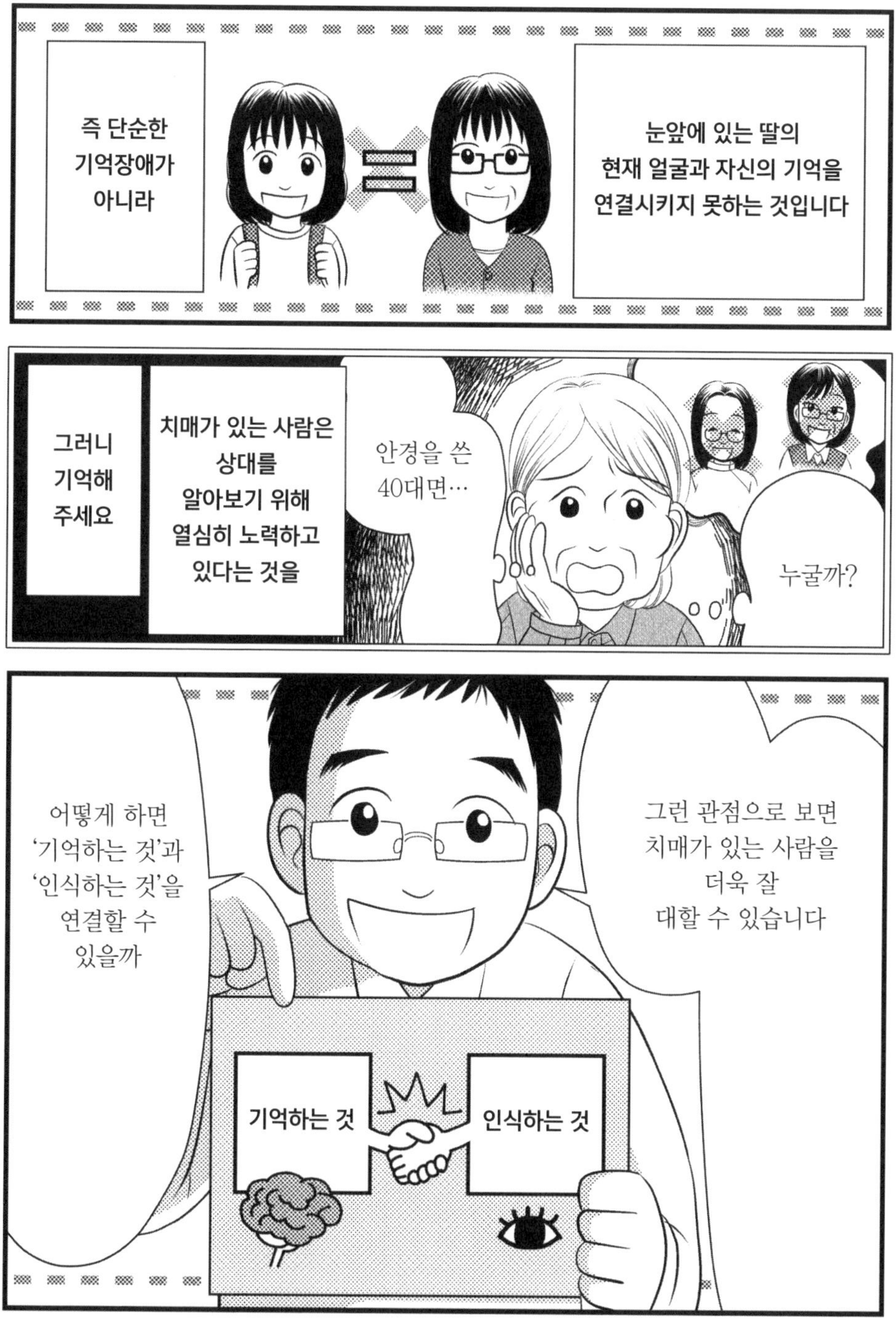

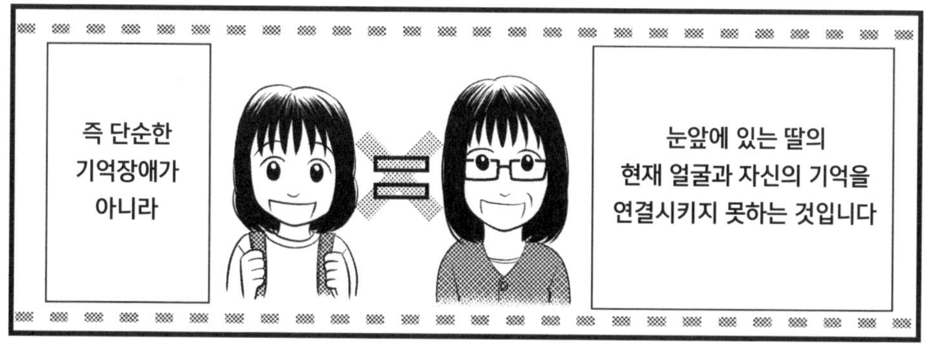

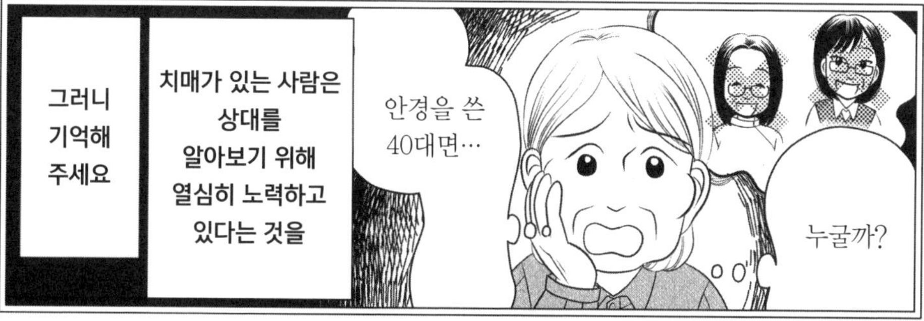

어떻게 하면 '기억하는 것'과 '인식하는 것'을 연결할 수 있을까

그런 관점으로 보면 치매가 있는 사람을 더욱 잘 대할 수 있습니다

기억하는 것

인식하는 것

치매는 단지 기억력이 나빠지는 병이 아닙니다

제1장에서는 치매로 일어나기 쉬운 증상이나 고민에 대해 '치매가 있는 사람이 보는 세계'와 '가족이나 요양보호사가 보는 세계'로 나누어 소개합니다. 그 배경에 있는 심리를 살펴보면서요. 일반적으로 '치매'라고 하면 물건이나 사물의 이름이 금방 떠오르지 않는 '건망증', 아니면 방금 전 일이나 시간이 조금 지난 일의 기억이 흐릿해지는 '단기 기억장애'를 먼저 떠올리시겠지요. 하지만 치매 증상에는 기억장애만 있는 것은 아닙니다.

인지증認知症[일본에서는 치매 대신 '인지증'이라는 용어를 사용함–옮긴이 주]**에서 '인**認**'은 '인식'의 인, '안다'는 의미입니다. '지**知**'는 '지식'의 지, '알고 있는 것'을 뜻하며, '증**症**'은 '불편한 상태'를 말합니다. 즉, 인지증은 생활 속에서 '아는 것(인)'과 '알고 있는 것(지)'이 달라 '불편을 겪는(증)' 것이며, 판단 착오가 일어나는 것입니다.**

치매가 생기면 '체험 자체를 잊기 때문에 건망증의 자각이 없다'고 설명하기도 합니다. 그러나 실제는 기억할 수 있는 때와 기억 못 하는 때가 번갈아 닥칩니다. 그래서 컨디션이 좋을 때는 '뭔가 잊은 건 아닌가' '왠지 이상하다'라고 자각하며 불안해합니다. 이런 모호하고 불확실한 세계에서 치매가 있는 사람은 불안 속에 '어떻게든 환경에 적응해야지' 하며, '인식(아는 것)'과 '지식(알고 있는 것)'을 연결시키려 애씁니다.

예전에 제가 어느 치매 있는 분과 이야기 나눌 때의 일입니다. 그분은 저에게 "당신이 말하는 게 들리긴 하는데 (뇌에) 전해지진 않아"라고 하시더군요. 자신의 상태를 잘 표현해 주셨지요.

우리는 치매가 있는 사람을 대할 때 무의식적으로 '이 정도는 알겠지' '알고 있겠지'라고 생각합니다. 하지만 그렇게 대하면 치매가 있는 사람은 불안해지고, 이치에 맞지 않는 언행이나 망상 등 다양한 행동·심리증상(BPSD Behavioral and Psychological Symptoms in Dementia[치매의 행동 및 심리적 증상. 치매로 인해 발생하는 다양한 이상행동과 비인지적 증상을 포괄함 – 옮긴이 주]**)을 나타냅니다. 그리고 불안이 해소되지 않으면 불만이 생기고, 주위 사람을 불신하게 되며, 최종적으로는 불온해져 폭언·폭력으로 돌봄에 저항하게 됩니다. 이것이 증상이 악화되는 단계이지요.**

이처럼 치매가 있는 사람을 대할 때는, 치매가 있는 사람이 보는 세계를 상상하고, 어떤 불편이 있는지, 어떻게 인식하고 있는지 생각합시다. 그러면 치매가 있는 사람을 안심시킬 수 있고, 적절한 돌봄이 이루어질 수 있습니다.

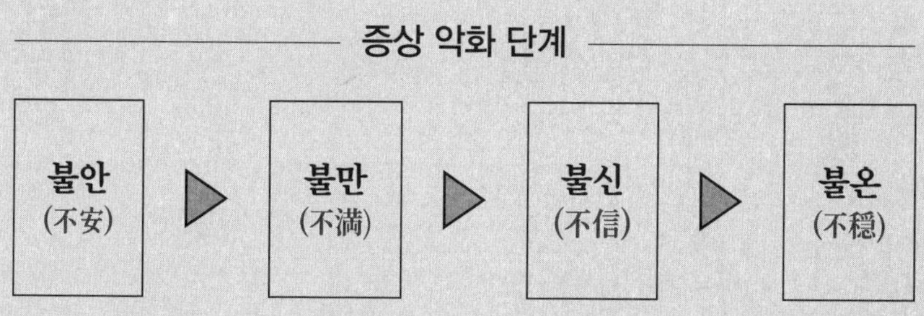

증상 1

종이나 쓰레기를 모아 쌓아둔다

저장강박증

가족이나 요양보호사가 보는 세계

엄마
혹시…

벌컥

앗!!
또 이렇게 쓰레기를 모았어!
쓰레기 아니야!!

하지 마!! 버리지 마!!
더러우니 버려야지!

적당히 좀 해요!
이렇게 더러운 것까지…

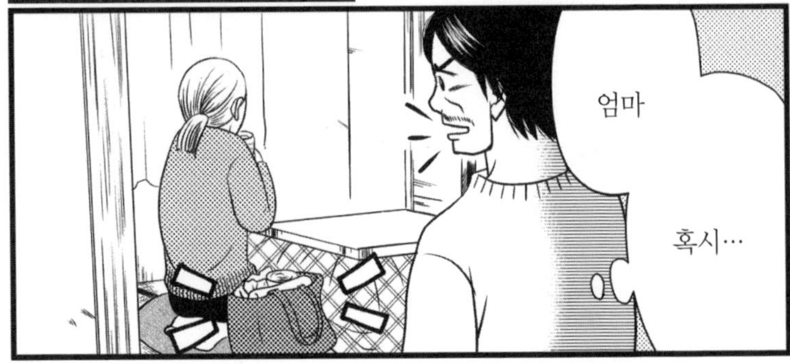

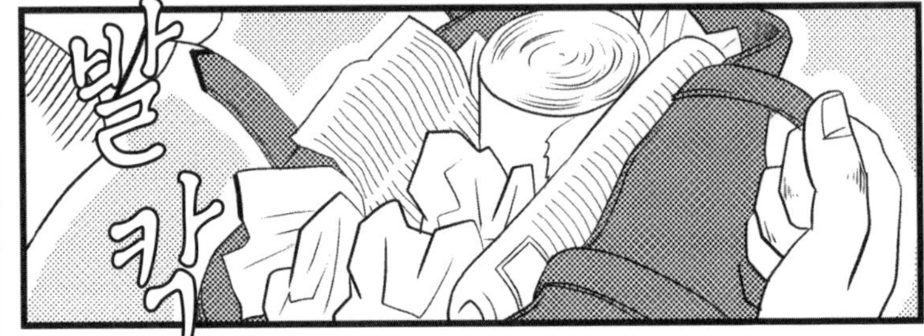

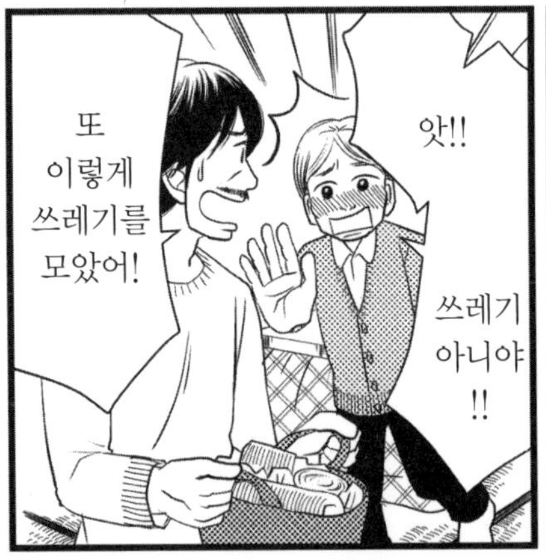

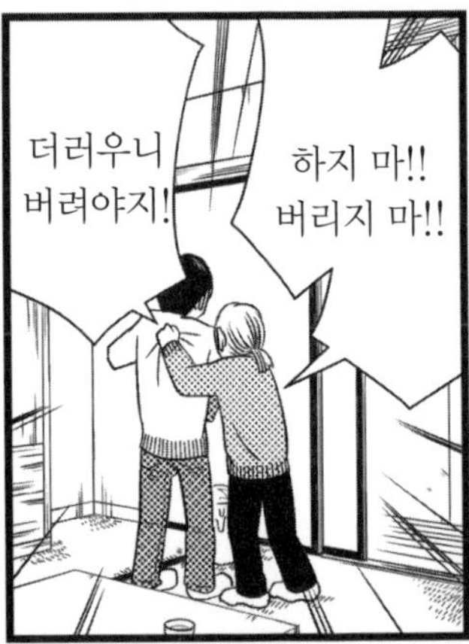

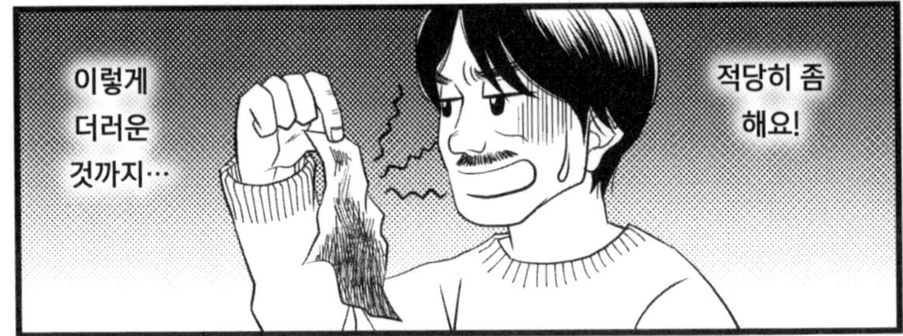

치매가 있는 사람이 보는 세계

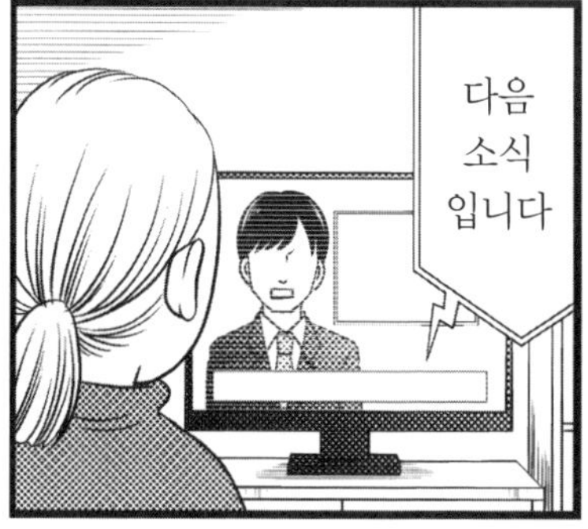

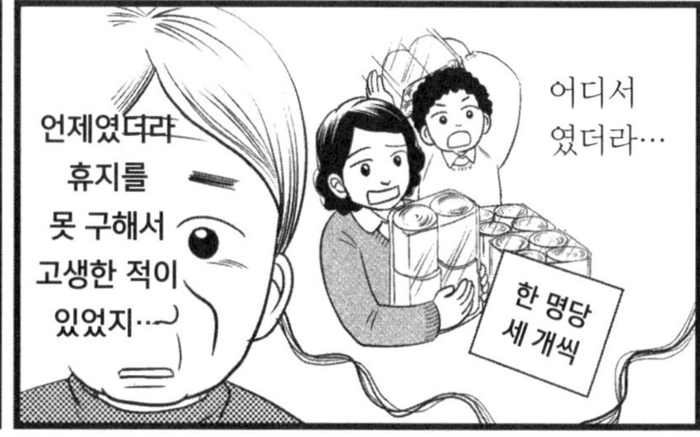

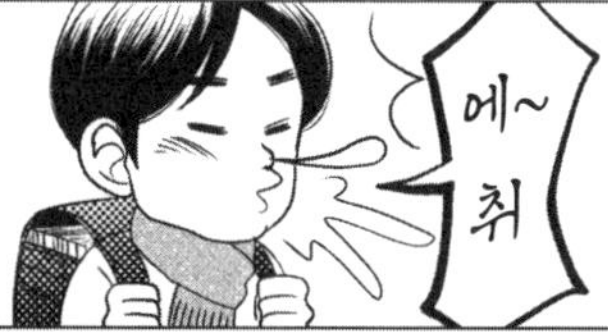

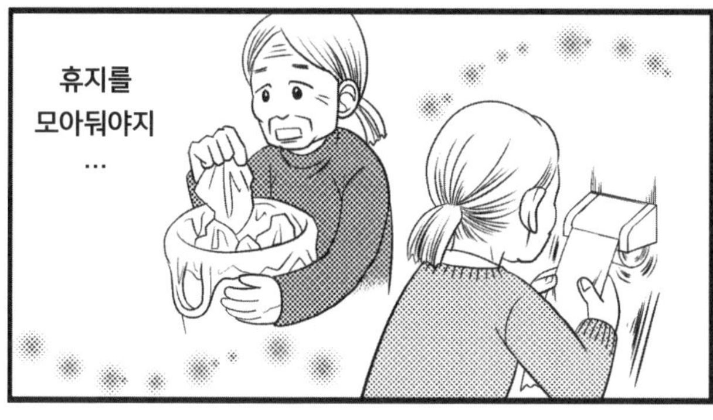

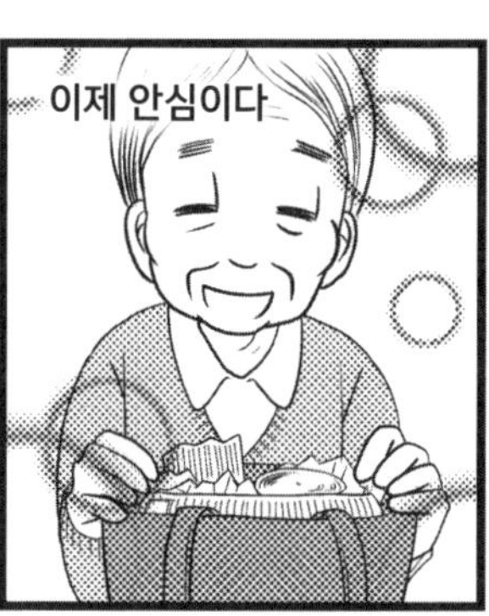

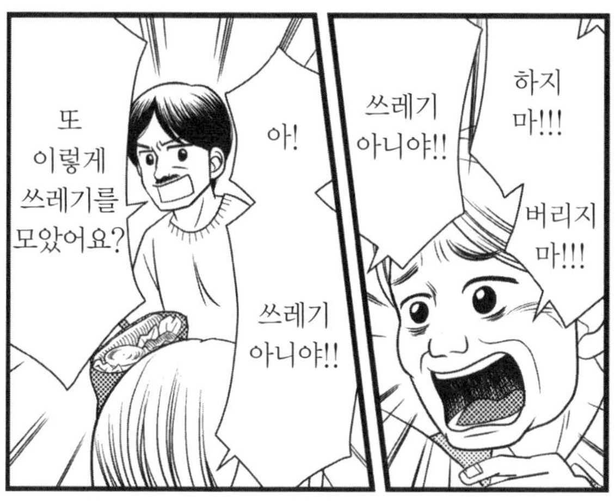

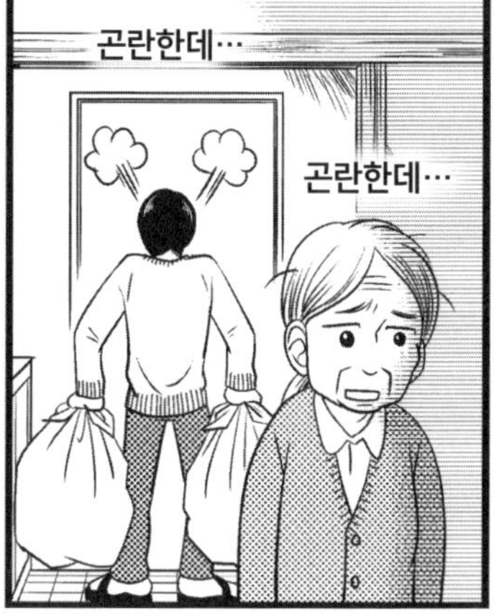

「없으면 곤란해」「잔뜩 쌓아둬야 안심」 누구에게나 있을 수 있지요

'종이'를 비롯해 뭔가를 잔뜩 모으는 수집벽은 치매에서 흔히 보이는 증상입니다. 모으는 물건은 다양하지요. 종이 외에도 쓰고 버린 나무젓가락, 플라스틱 숟가락 등 온갖 잡동사니를 재활용하려 모으기도 하고, 망가진 가재도구나 가전제품을 쓰레기처리장에서 가져오기도 합니다. 지금의 우리 어르신들은 물질적으로 부족한 시대를 살아온 분들이기에, 버려진 물건을 보면 '아깝다'는 생각을 하시는 게 어떻게 보면 자연스러운 일인지 모릅니다.

우리 눈에는 쓰레기로 보이지만 본인에게는 다 모은 이유가 있지요. 그러니 모으지 말라고 질책하거나 물건을 함부로 버리면, 더 고집스럽게 행동하거나 흥분하고 폭언을 하는 등 다른 증상으로 이어질 수 있다는 것을 유념해야 합니다.

앞의 사례는 1970년대 오일쇼크[중동전쟁과 이란혁명으로 인한 산유국의 석유 무기화 정책으로 석유 공급이 부족해짐에 따라 전 세계적으로 일어난 경제 위기-옮긴이 주] 때 느낀 '휴지를 구할 수 없는' 불안이 되살아난 상황입니다. 아이가 감기에 걸리기 쉬워 늘 휴지가 필요했던 경험 때문에 휴지류를 모으게 되었지요. 우리도 물건이 떨어진 것보다는 넉넉히 있는 게 안심이 되듯, 같은 이치로 보면 이해가 쉽습니다. '없으면 곤란해' '잔뜩 쌓아둬야 안심'이라는 의식의 흐름이 저장강박증으로 이어지는 것입니다.

저장강박증이 보이면 우선, '왜 모으는지' 솔직히 물어보세요. "많이 모

으셨네요. 소중한 물건인가요?"라고 물으면 이유를 알려주기도 합니다. 이유를 알면 본인을 안심시키는 대응법을 찾아낼 수 있습니다. 앞의 상황에서는 청결한 휴지를 드리면, 안정을 찾으실 수도 있지요.

수집해도 별 문제가 없는 물건은 잠시 그대로 지켜보는 것도 좋습니다. 하지만 부패해 악취가 나거나, 쓰레기처럼 비위생적인 물건을 모을 때는 처분할 필요가 있습니다. 그런 때에도 눈앞에서 버리지는 말고, 본인이 모르게 처분하는 게 좋습니다.

대응 포인트

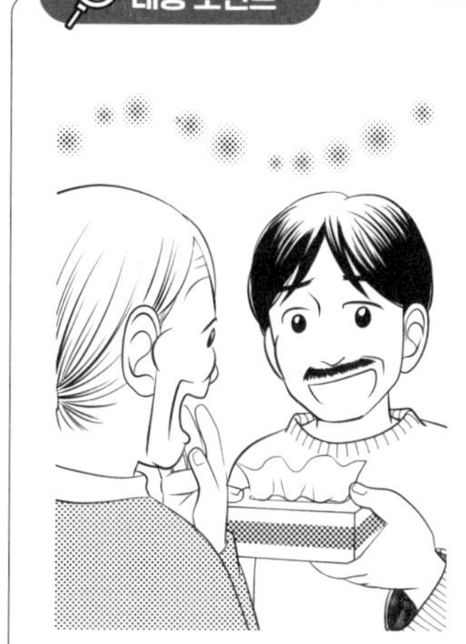

- 물건을 모으는 이유를 솔직히 묻고, 안심시킬 수 있는 방법을 생각한다.
- 수집해도 문제가 없는 물건이면 잠시 그대로 두고 상황을 살핀다.
- 비위생적인 물건을 모으면 본인이 모르게 조용히 처분한다.

증상 2

여름인데 겨울옷을 입으려고 한다

착의 실행증

가족이나 요양보호사가 보는 세계

7월
맴 맴
맴 맴
맴 맴

덥네~
뎔컹
뎔컹
드르륵

여보!
한여름에
웬
스웨터를
입었어요!!

이 옷이
시원해요!
이걸로
갈아입어요!
나갔다
올게!

열사병이라도
걸리면…
걱정이네…
삐걱...

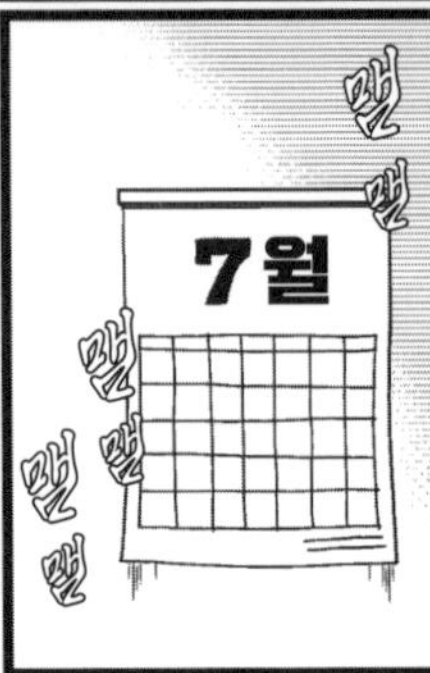

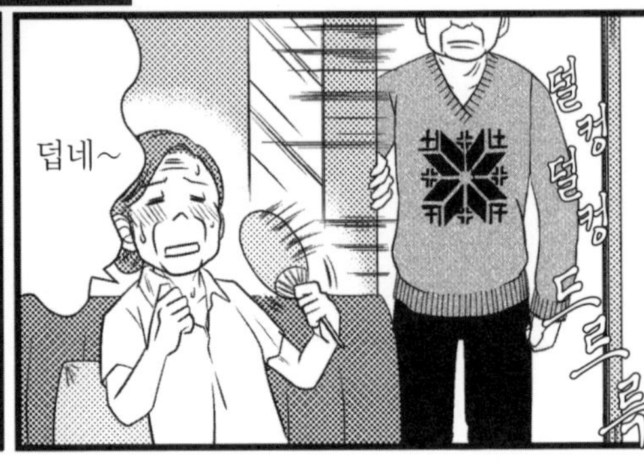

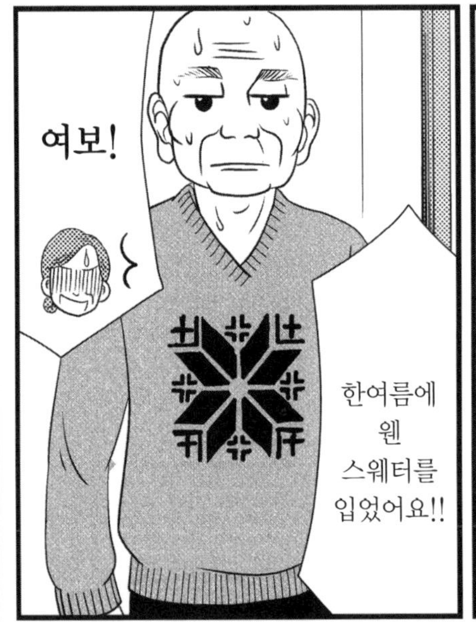

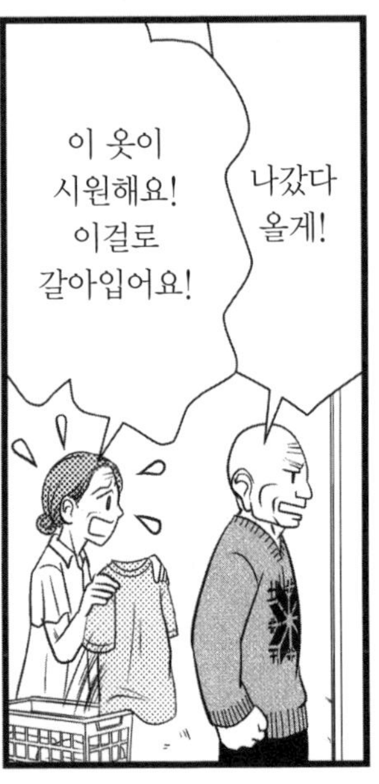

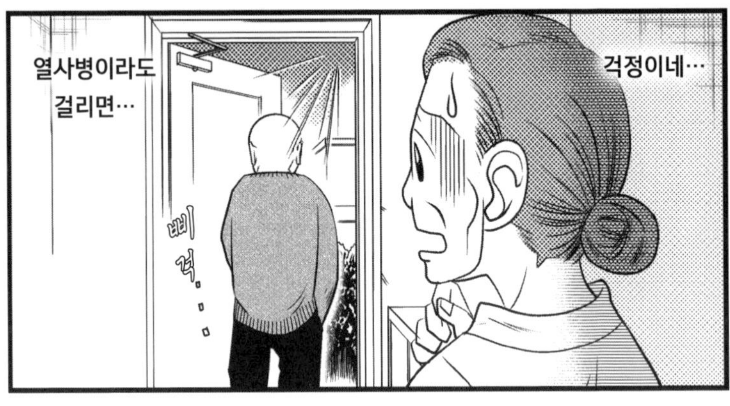

치매가 있는 사람이 보는 세계

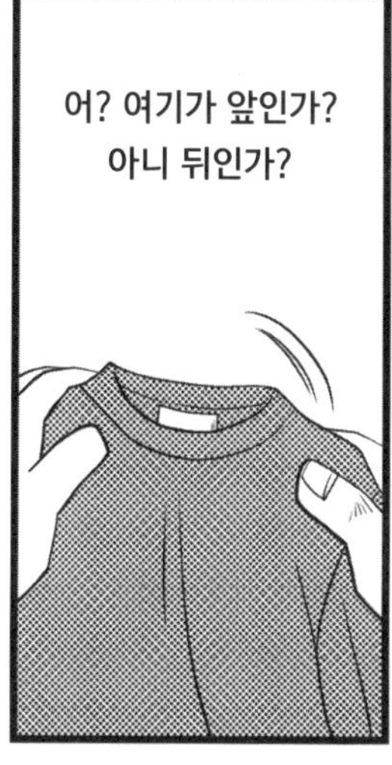

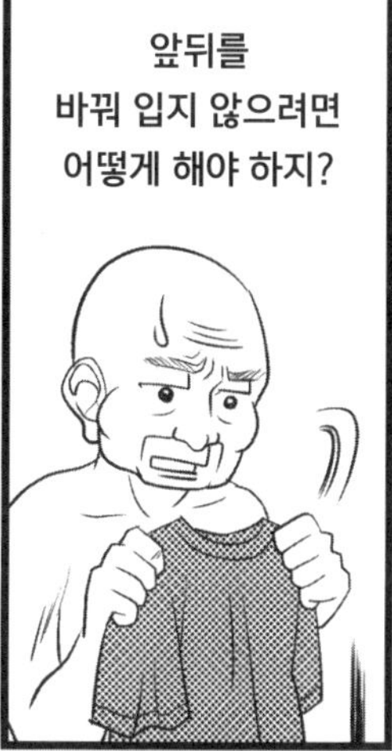

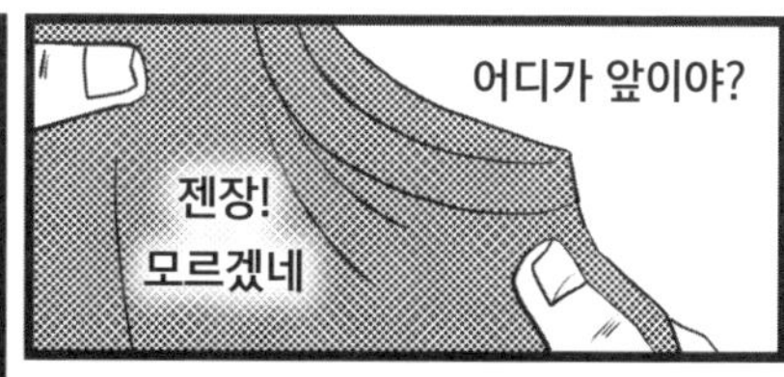

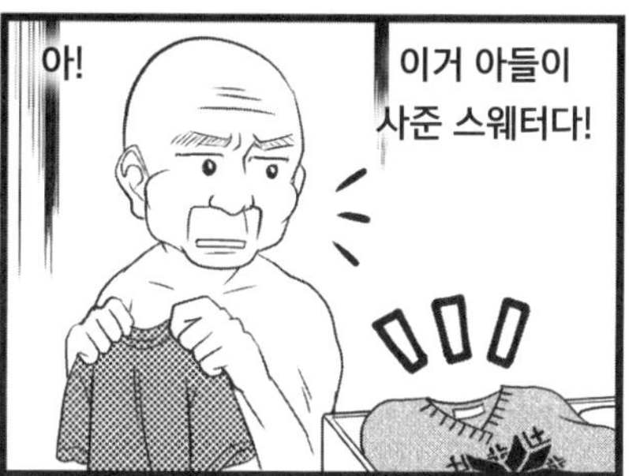

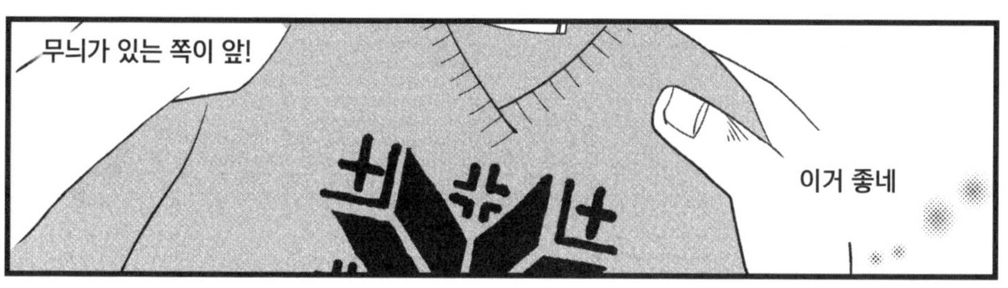

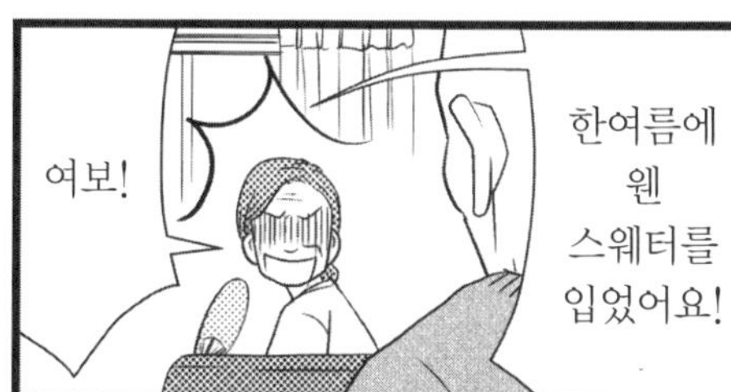

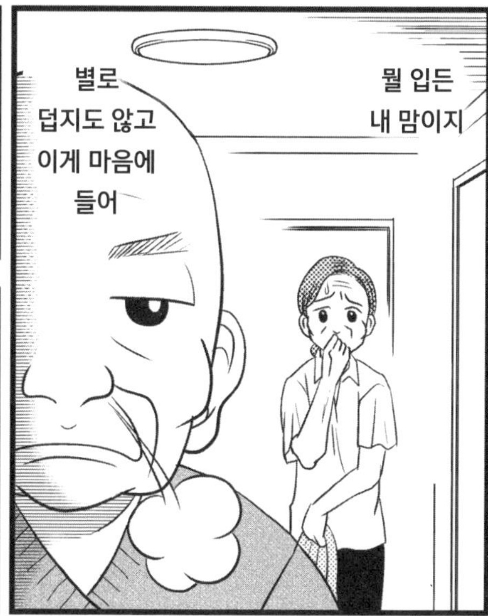

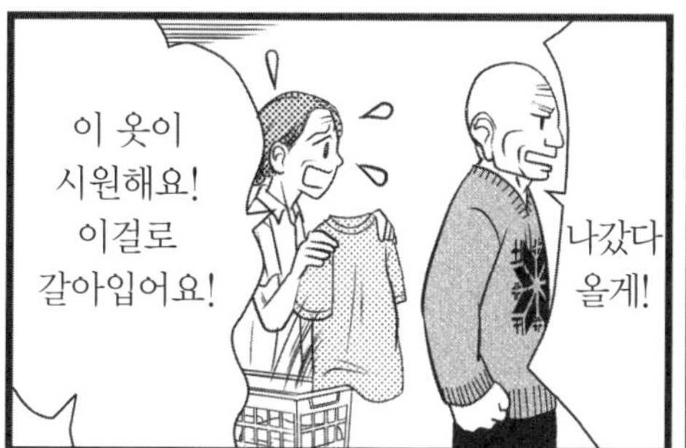

옷의 앞뒤나 위아래, 입는 순서를 모르게 될 수도 있습니다

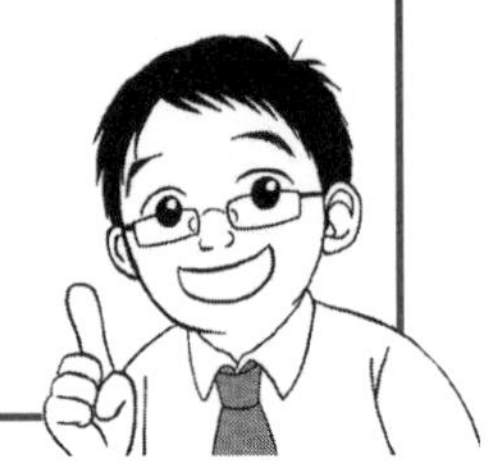

혈관성치매가 진행되면 뇌기능이 저하돼 '실행증失行症·Apraxia'이 일어납니다. 실행증이란, 손발의 움직임에 장애는 없지만 다양한 동작을 제대로 하지 못하는 것입니다. 그중에서도 옷을 제대로 갈아입지 못하는 것을 '착의 실행증着衣失行症·Dressing Apraxia'이라고 하지요.

착의 실행증은 옷의 앞뒤, 위아래, 안팎을 구분하지 못하고, 입는 순서나 방법도 모르게 되는 증상입니다. 단추를 채우는 것도 어려워져 옷을 갈아입을 때 10분 이상 걸리기도 하고, 셔츠 소매에 발을 집어넣기도 하며, 무리하게 옷을 껴입기도 하지요. 또 계절에 맞는 복장을 고르지 못하게 돼 여름에 겨울 스웨터나 코트를 입는 사람도 적지 않습니다.

앞의 사례의 경우, 옷의 앞뒤를 모르게 되니 앞뒤 구분이 쉬운 스웨터만 입게 된 것입니다. 비슷한 예로, 손자가 학교 다닐 때 입었던 체육복을 입는 사람도 있었습니다. 번호가 붙어있어 앞뒤를 구분하기 쉬워서였지요. 코로나바이러스감염증을 감기 같은 것이라고 생각해서 '코로나를 예방하기 위해 몸을 따뜻하게 해야 한다'고 믿고 여름에 스웨터를 입는 사람도 있었습니다.

주위에서는 조금 기묘해 보여도 본인에게는 진지한 이유가 있는데, 무리해서 갈아입히는 경우가 종종 있습니다. **그렇게 하는 것보다는 다른 옷을 준비해서 "이게 더 잘 어울려요" "손자가(혹은 자녀가) 선물한 거예요" 이렇게 온화하게 말을 걸며 갈아입기를 권유하는 편이 좋습니다.** 앞의 사

례와 같은 상황에서는, 앞뒤 구분하기 쉬운 얇은 셔츠를 준비해서 이 옷이 더 잘 어울린다고 하면 응할지도 모릅니다.

착의 실행증으로 옷을 갈아입는 데 시간이 많이 걸리면 얼른 도와주고 싶기도 하겠지요. 하지만 능력을 사용하지 않으면 점점 ADL(일상생활수행능력)이 저하됩니다. 시간이 많이 걸린다면 힘들어하는 부분만 살며시 보조해 주세요.

대응 포인트

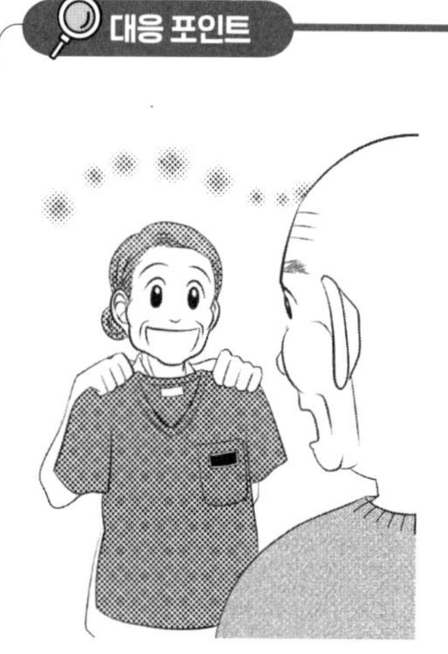

- ▶ 착의 실행증이 생긴 원인을 생각하고 "이 옷이 더 잘 어울려요"라고 부드럽게 다른 옷을 권한다.
- ▶ 갈아입는 데 시간이 많이 걸리더라도 무작정 돕지 말고, 어려워하는 부분만 자연스럽게 보조한다.

증상 3

몸이 더러워져도 목욕을 싫어한다

목욕 거부

가족이나 요양보호사가 보는 세계

오늘은
됐어
엄마
목욕하세요

다음 날
오늘은
안 할래
엄마
목욕하세요

그다음 날
오늘은
됐어
엄마
목욕하시죠

응?
그렇지도
않아
아니
며칠이나
안 했잖아요

일주일이나
목욕을
안 하시네
엄마가

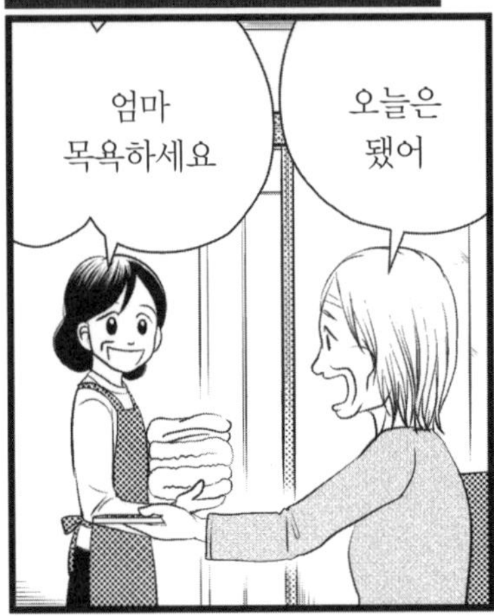

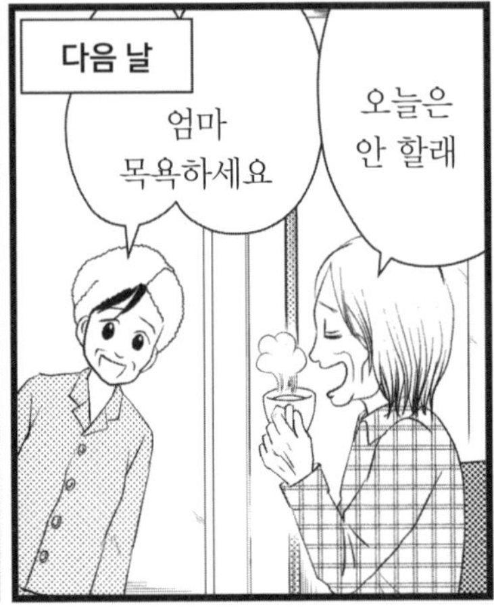

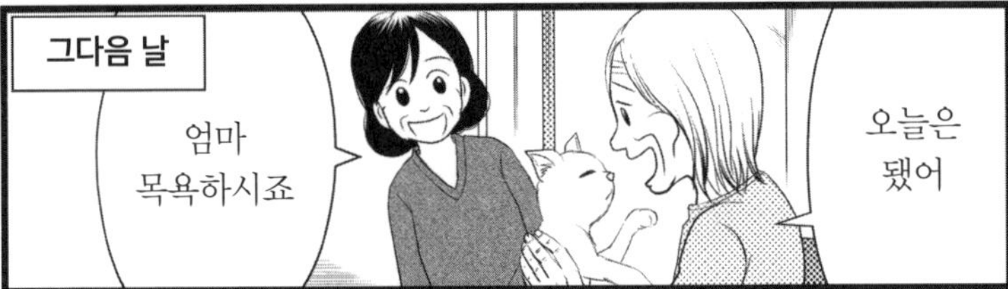

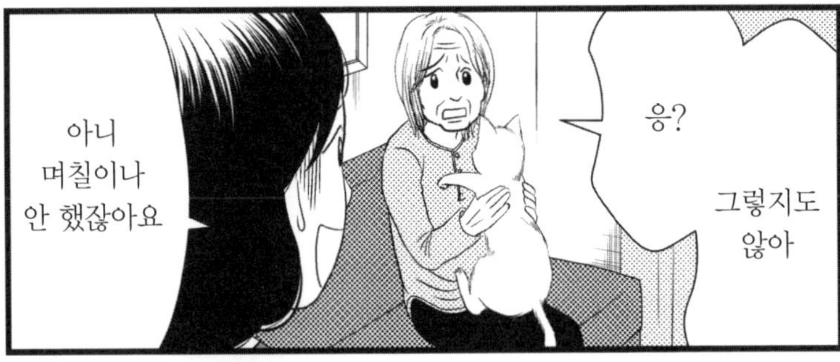

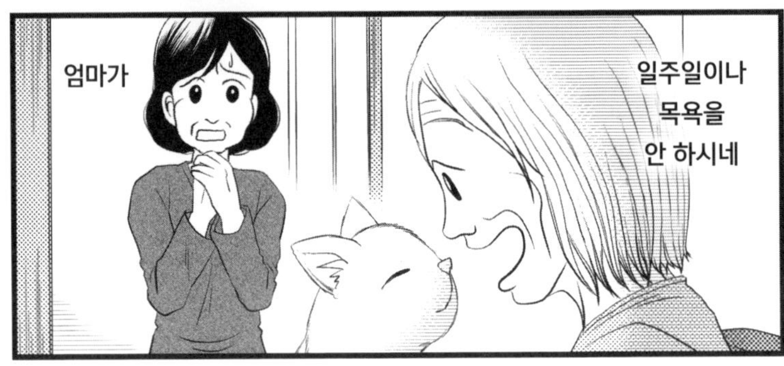

치매가 있는 사람이 보는 세계

BOTANICAL Shampoo
BOTANICAL Conditioner
BOTANICAL Body Soap
샴푸가 어떤 거지?

차가워!
온수를 어떻게 켜지?!
으악

몸을 닦아야 해…
타월… 어떤 거?

지쳤어…
흐느적

며칠 뒤
엄마 목욕하시죠
오늘은 됐어

목욕은 피곤하고 무서워…

아니 며칠이나 안 했잖아요
응?

별로 더럽지도 않고 오늘 밖에도 안 나가는 걸
쿵쿵
냄새도 안 나니까… 목욕 안 해도 돼

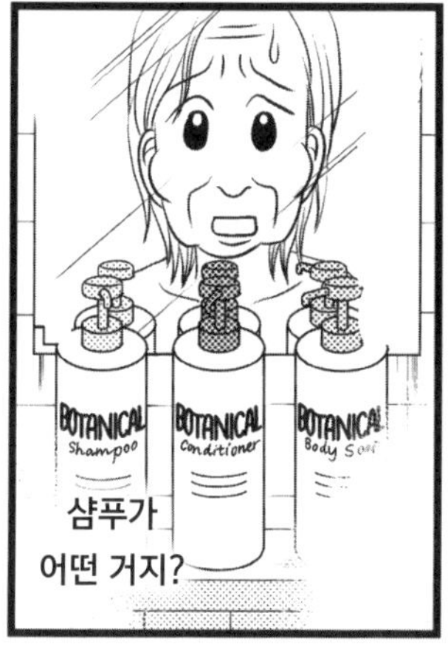

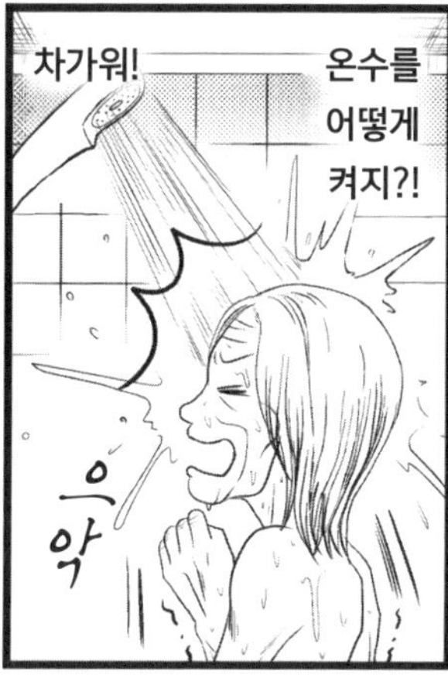

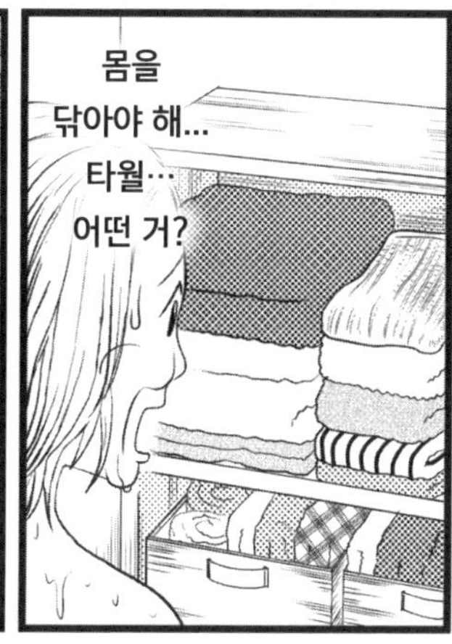

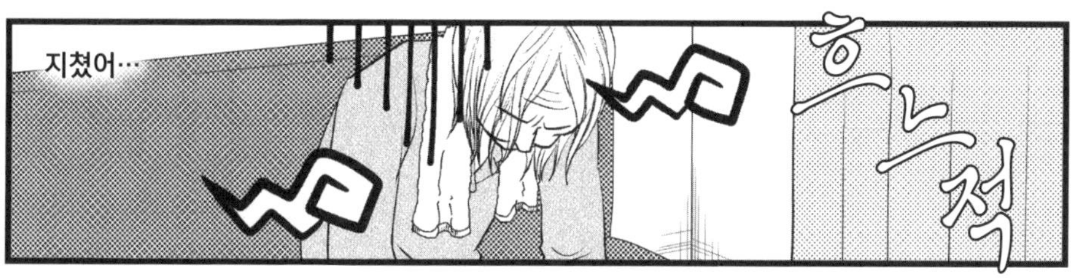

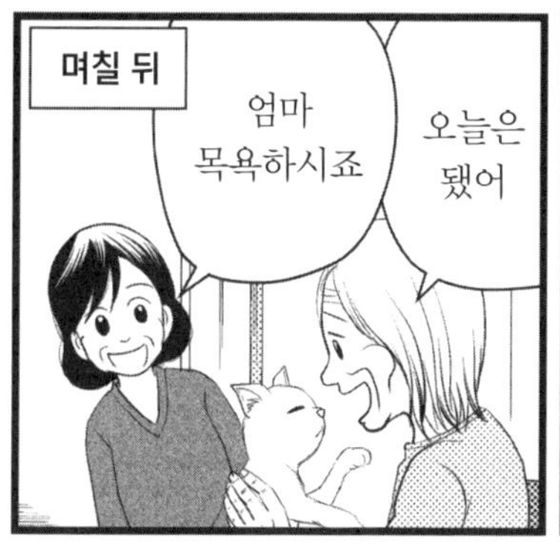

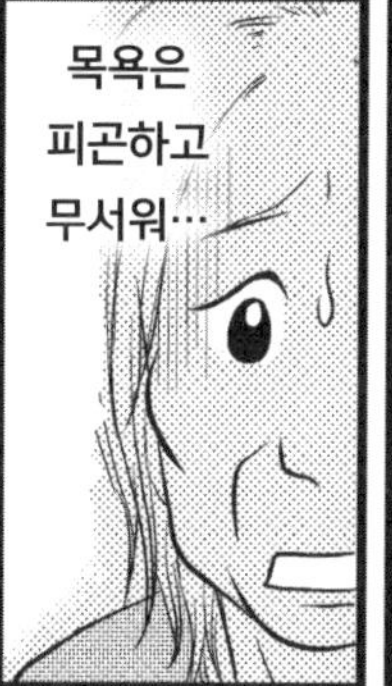

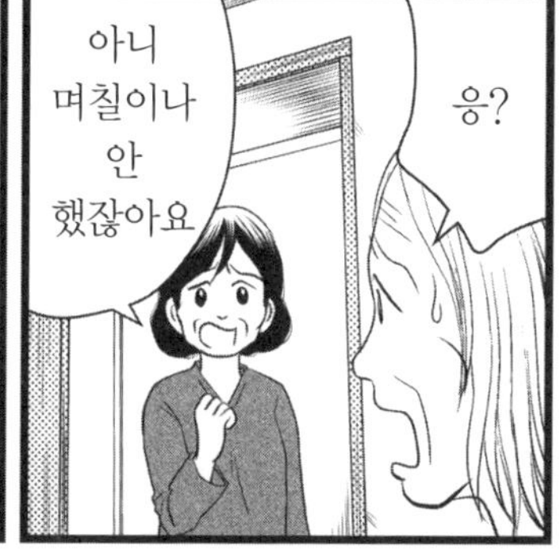

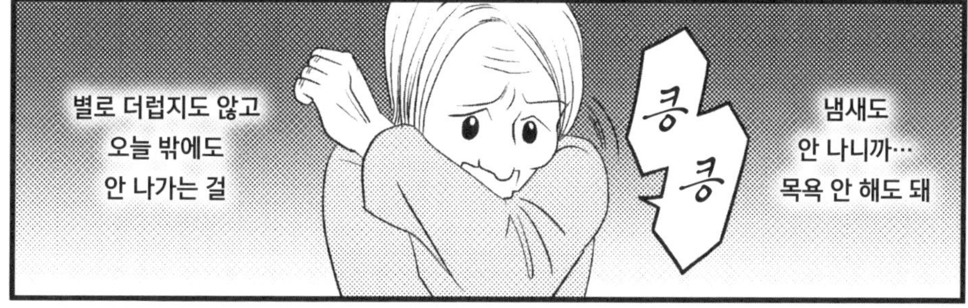

치매가 있는 사람에게 목욕은 상상 이상으로 부담스러운 일입니다

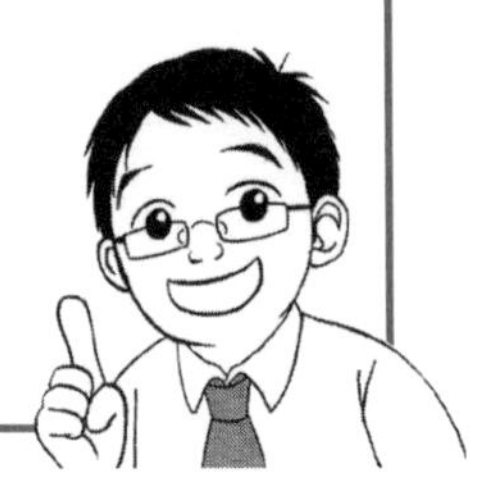

건강한 사람이 매일 목욕을 하는 것은 자연스러운 일이지만, 인지기능이 떨어진 사람에게 목욕은 그리 쉬운 일이 아닙니다. **생각보다 부담이 크고 지치는 일이지요. 목욕을 한다는 건, 단추를 풀어서 옷을 벗고, 몸을 적시고, 씻고, 닦고, 드라이기로 머리를 말리는 일입니다. 착의 실행증이나 실행 기능장애**實行機能障礙·Executive Dysfunction[순서나 절차를 제대로 수행하지 못하는 증상] **이 생기면 이런 일련의 작업을 수행하기가 특히 어려워집니다. 또 수도꼭지를 어느 쪽으로 돌려야 따뜻한 물이 나오는지 몰라서 헤매고, 샴푸, 린스, 보디샴푸를 구분하지 못하는 등 욕실은 혼란에 빠지기 쉬운 환경이 되지요**. 가족에게 폐가 될까 걱정이 돼 도와달라는 말도 잘 하지 못하고요.

본래 나이가 많아지면 외출하지 않고 집에 머물 때가 많으니 '목욕하지 않아도 돼'라고 생각하는 것도 어느 정도는 자연스러울 수 있습니다. 돌보는 쪽에서는 걱정스럽겠지만, 목욕을 거부할 때 무리하게 권할 필요는 없습니다. 우선은 2~3일에 한 번, 일주일에 한 번 정도만 하면 된다고 속 편하게 생각합시다. 신경이 쓰인다면 강권하지 말고, 족욕을 하자거나, 몸을 닦아주는 것만으로도 충분하다고 생각합니다. 또 컨디션이 좋으면 갑자기 목욕을 하려는 경우도 있기 때문에, 밤이든 낮이든 본인이 원할 때 목욕할 수 있도록 해두는 게 좋습니다.

그리고 목욕을 하지 않는다고 '불결해' '더러워' '냄새나'와 같은 말은 하지 말아주세요. 알츠하이머치매인 사람은 후각을 관장하는 뇌 부위가 위축되기 때문에 냄새에 둔감해지고, 자신의 체취를 자각하기 어려워집니다. '불결해' '더러워' '냄새나'에 대한 불쾌감만 남아서 오히려 불신감을 불러일으키고, 더 완고해지기도 합니다.

대응 포인트

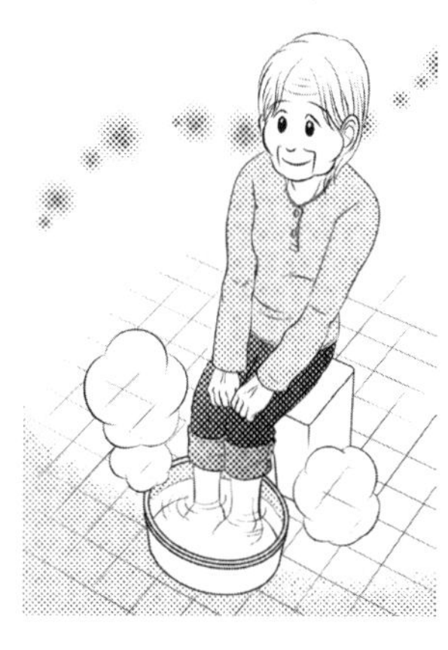

- 매일 목욕해야 한다고 생각하지 말고, 2~3일에 한 번, 일주일에 한 번이면 된다고 편하게 마음먹는다.
- 족욕을 하게 하거나, 몸을 닦아주는 것만으로도 좋다.
- '불결해' '더러워' '냄새나' 등의 말로 목욕을 권하면 불신감을 불러 역효과가 난다.

증상 4

배우자가 바람을 피운다고 의심한다

질투망상

가족이나 요양보호사가 보는 세계

아니
내가
해요!
식기 정리는
도우미가
해주니
안 해도 돼요

그래요?
그럼 난 물건 좀
살 게 있어서

쇼핑 후
COFFEE
청춘 커피

피곤하다
…
아이고
…

이런!
너무 오래
있었네…

아
커피숍에서
좀…
왜
이렇게 늦게
왔어요?
다녀
왔어요

…뭐라고?
나 몰래
그 여자랑
만나고
온 거죠?

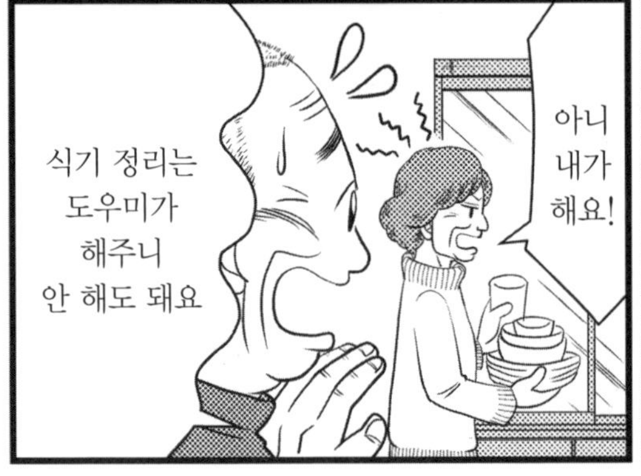

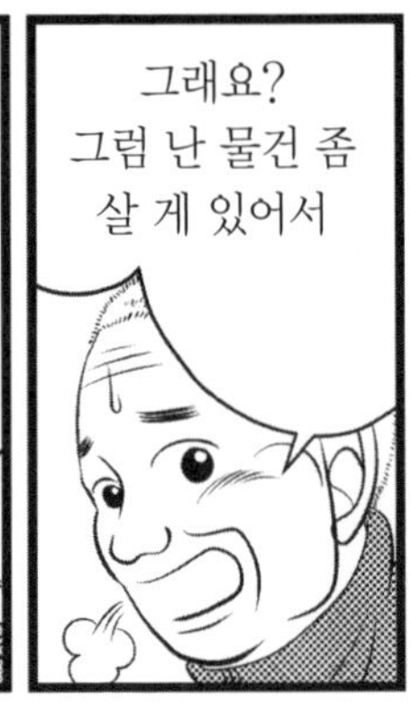

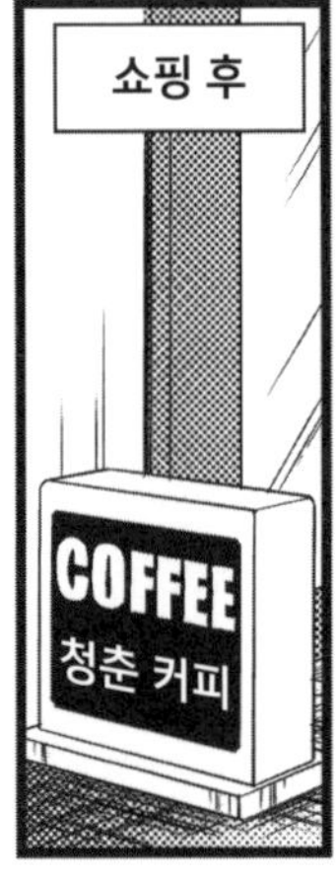

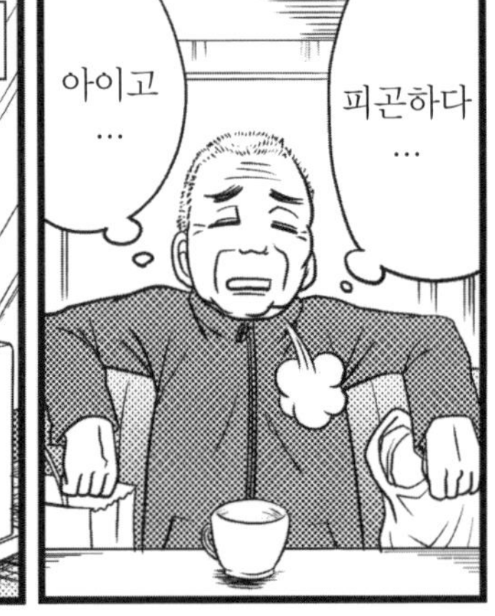

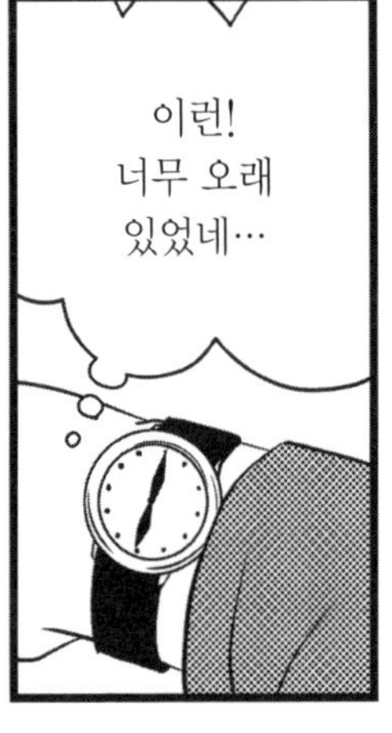

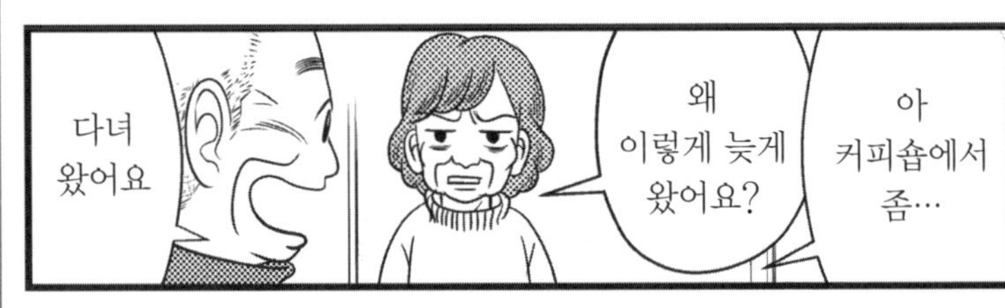

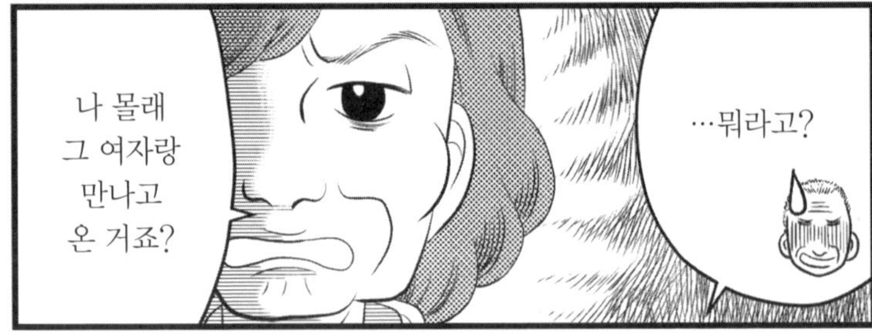

치매가 있는 사람이 보는 세계

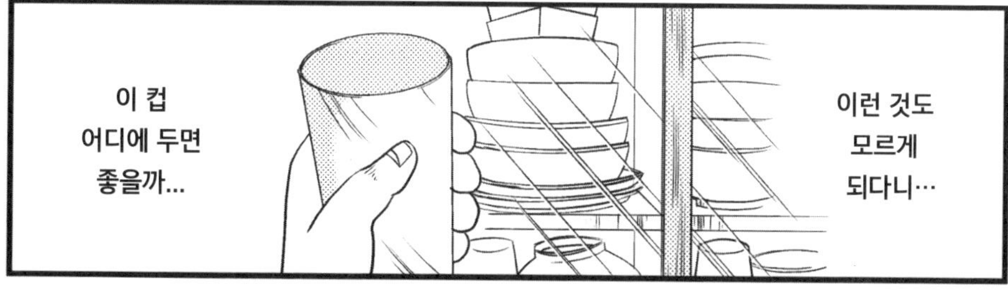

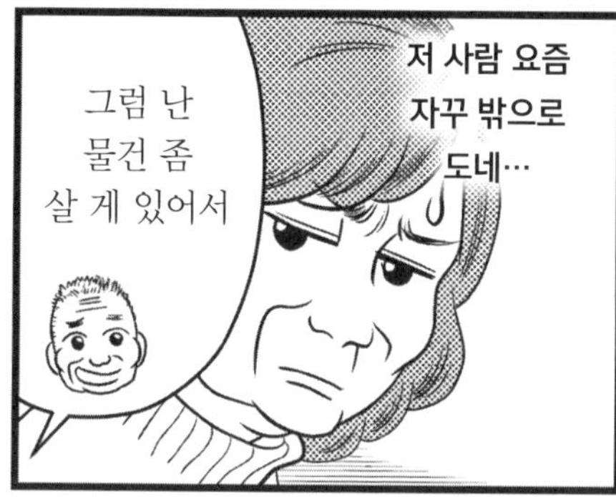

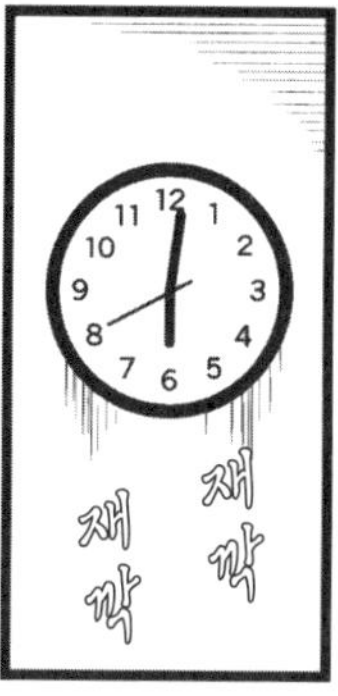

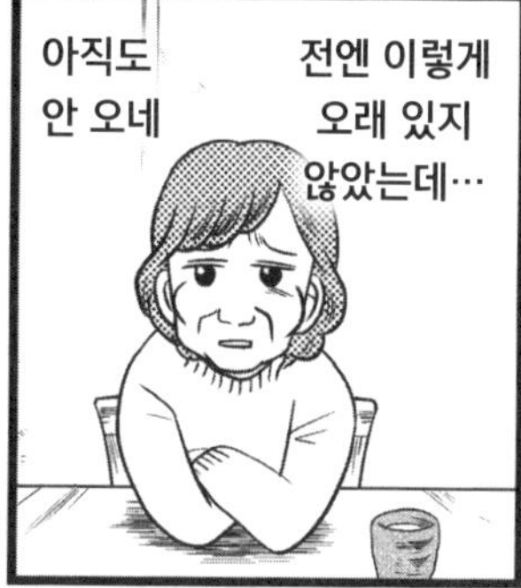

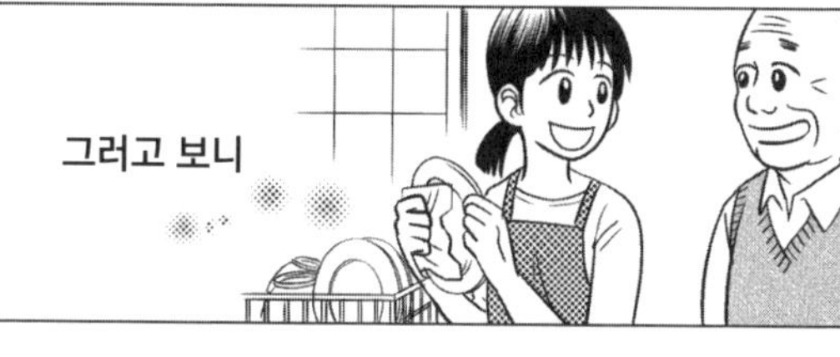

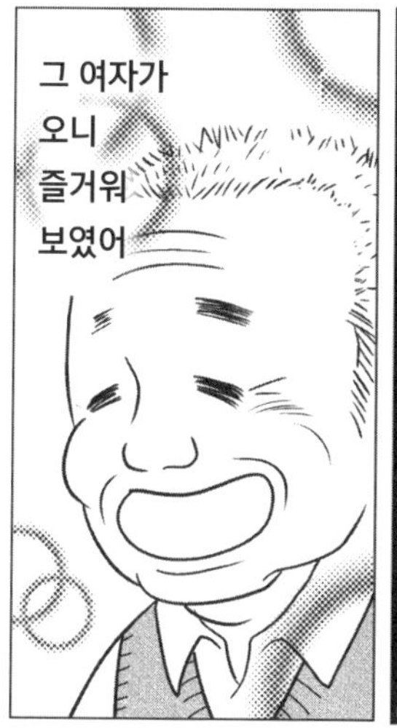

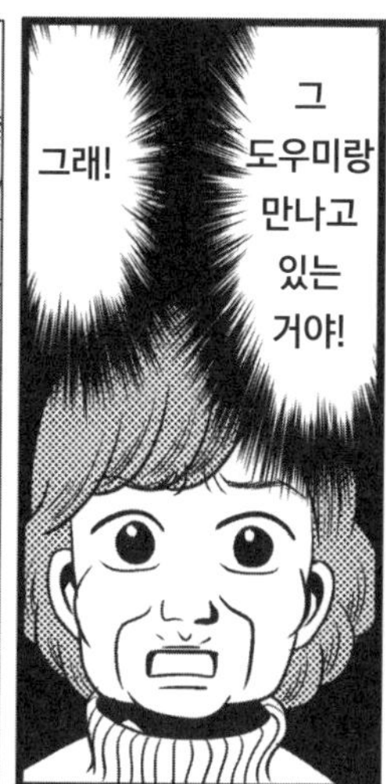

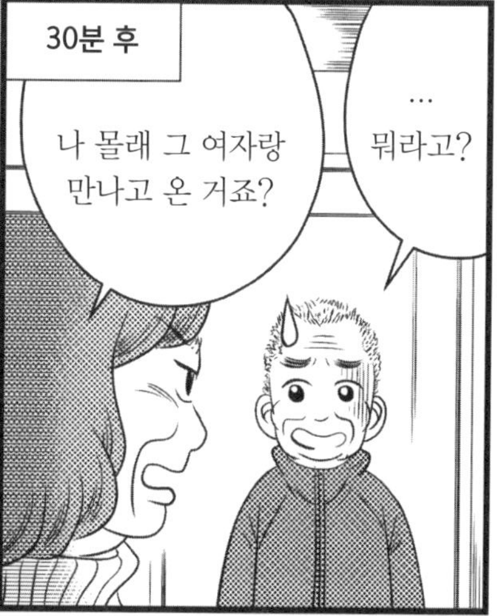

「버림받는 건 아닐까」 하는 불안이나 무력감이 바탕에 깔려있습니다

'질투망상'은 남편이나 아내가 바람을 피우고 있다고 믿는 망상을 말합니다. 앞의 사례에서는 쇼핑을 하러 간 남편의 귀가가 늦어지자 그 이유를 생각하다가 가사도우미와 남편이 사이좋게 대화하던 모습을 떠올리고, '그 도우미와 남편이 바람을 피우는 게 아닐까' 하는 의심에 빠집니다. 아내는 남편의 부재 이유를 골똘히 생각하다가 남편이 없다는 현재의 '인식(아는 것)'과 가사도우미가 드나든다는 '지식(알고 있는 것)'을 연결시킨 끝에 오해와 불확실한 판단으로 망상에 빠져든 것입니다.

이유 없이 불륜이라고 의심받으면 돌보는 쪽에서는 괴로울 수밖에 없습니다. 질투망상의 배경에는, 자신을 돌봐주는 상대방에 대한 부채감과 고마움이라는 복잡한 심경이 얽혀있습니다. 인지기능 저하가 진행되면, 자신이 할 수 있는 게 점점 줄어듭니다. 그렇기 때문에 '나는 무가치한 게 아닐까' '언젠가 버림받지는 않을까' 하는 불안, 무력감, 초조감을 품고 있을 가능성이 있습니다. 앞의 이야기에서는 아내가 남편을 질투한 사례를 보여주고 있지만, 은퇴한 남성에게도 많이 나타납니다.

질투망상을 막기 위해서는 무엇보다 애정 표현이 중요합니다. 말 없이 나가거나 예고 없이 귀가가 늦거나 해서 상대를 불안하게 만드는 일은 삼가주세요. 외출할 때는 목적지와 어느 정도 집을 비우는지를 알려주고 나가야 합니다. 급한 일로 귀가가 늦어질 때도 전화로 연락해 주세요. 또 평소 부부간 대화를 자주 하고, "여전히 당신이 필요해"라고 감사나 애정을

전하는 것도 중요합니다.

코로나 사태로 외출을 삼가게 되면서, 치매 당사자를 집에서 돌보는 이들이 스트레스를 많이 받았습니다. 함께 있는 시간이 길어지면, 돌보는 쪽은 홀로 푹 쉬고 싶어지지요. 그럴 때에도 상대가 불안해하지 않도록 꼭 신경 써야 한다는 것을 기억해 주시기 바랍니다.

대응 포인트

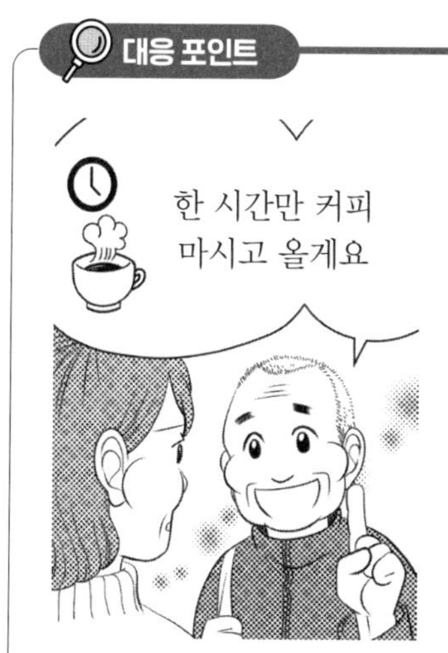

- ▶ 외출 시 몇 시간 걸리는지, 언제 돌아오는지 확실하게 알려, 치매가 있는 사람이 불안해하지 않도록 신경 쓰자.
- ▶ 평소 부부간 대화를 자주 하고 "여전히 당신이 필요해"라고 애정과 감사를 전하자.

증상 5

실패를 인정하지 않고 남 탓을 한다

작화

가족이나 요양보호사가 보는 세계

어라?

바닥에 물기가 …
이 냄새 …

아…
할머니가…

할머니… 소변 보셨어요?
응?
… 아니야

아까 유미가 여기 앉아서
실수한 거야
팡
팡

하지만 내 딸이 소변 실수는…
콩
콩
엄마 !!

역시 유미가 실수한 게 아니야
할머니가 거짓말을 하시네!

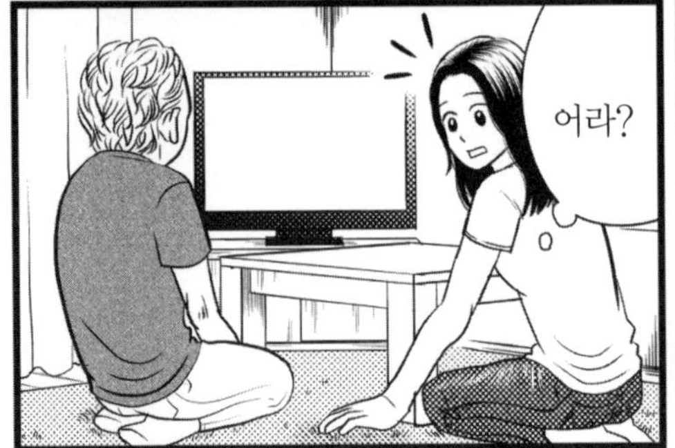

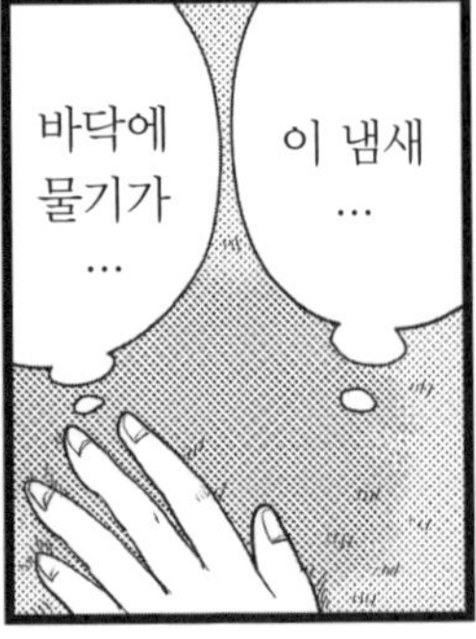

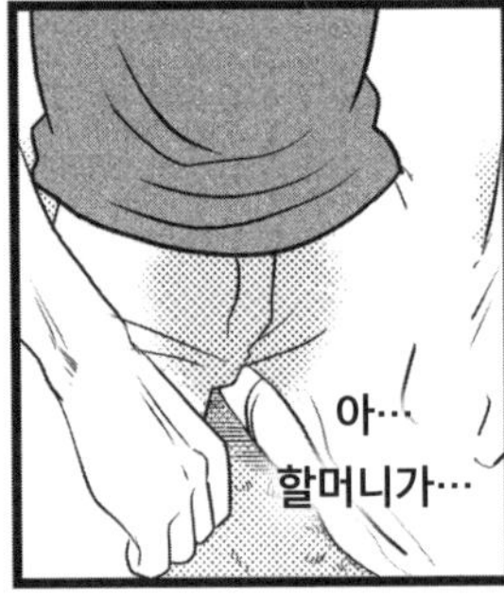

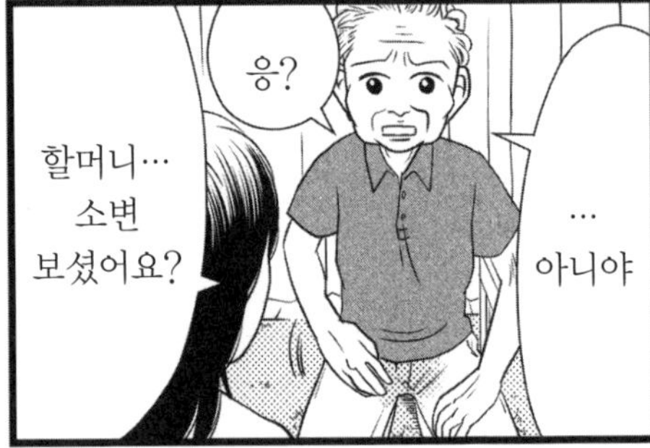

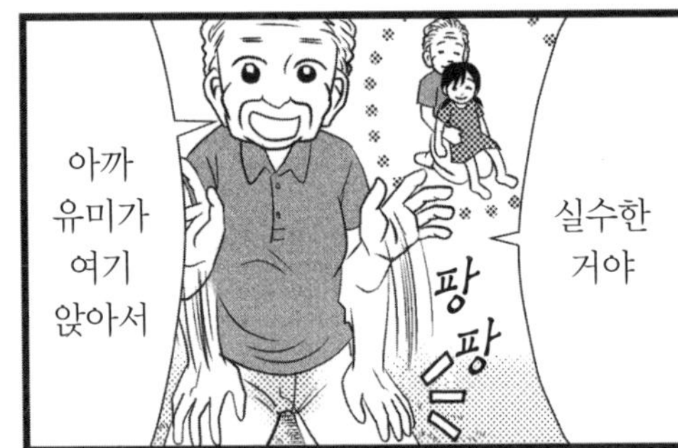

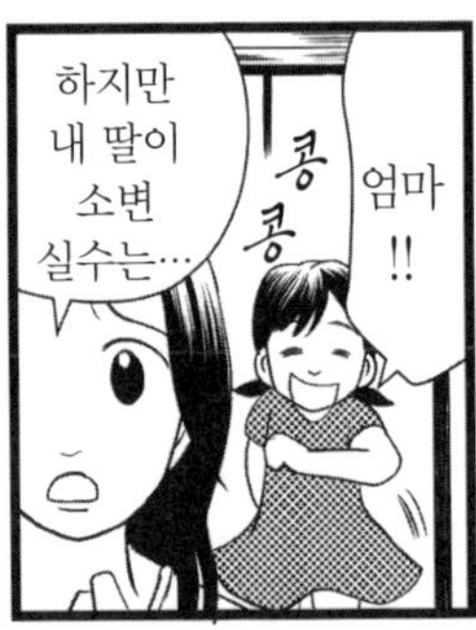

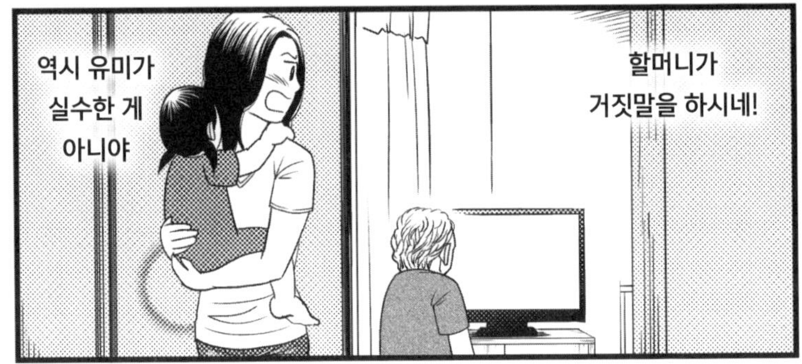

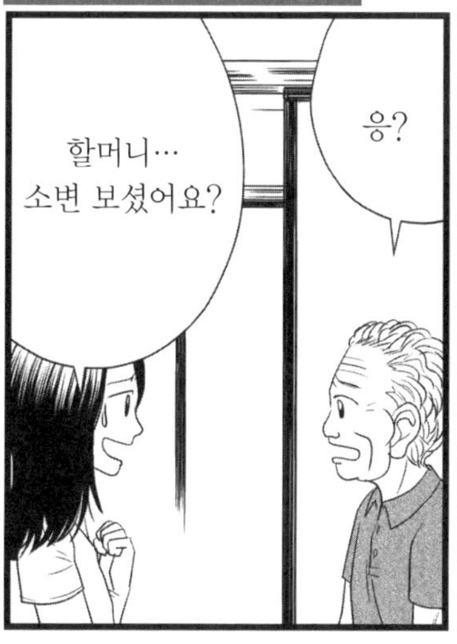
할머니…
소변 보셨어요?
응?

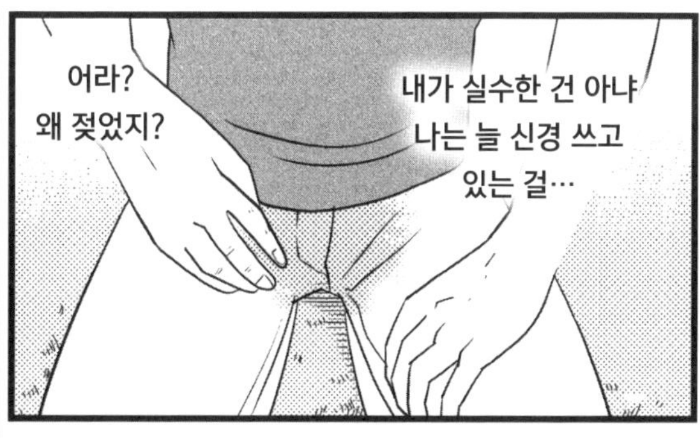
어라?
왜 젖었지?
내가 실수한 건 아냐
나는 늘 신경 쓰고
있는 걸…

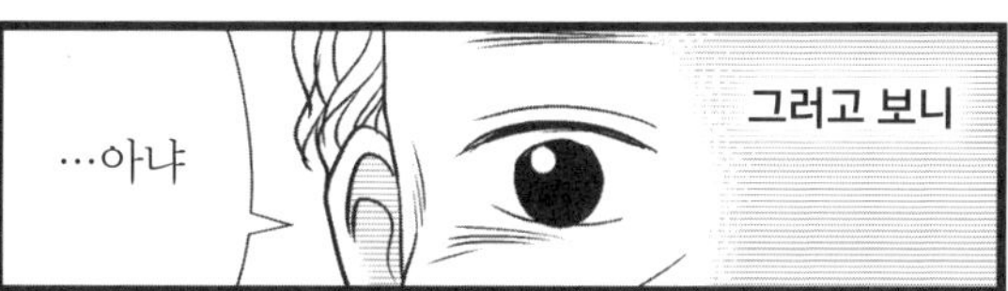
…아냐
그러고 보니

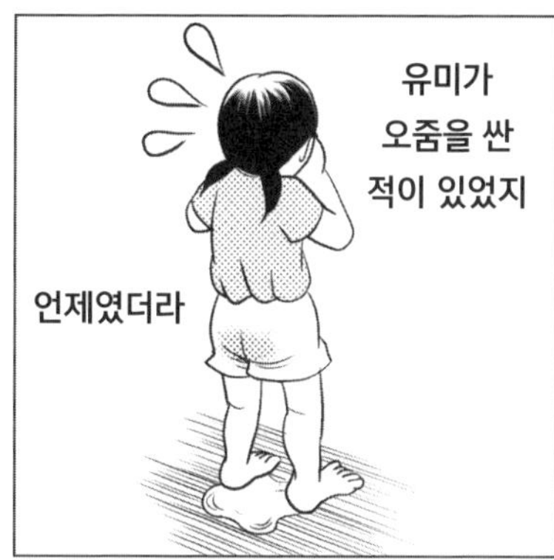
유미가
오줌을 싼
적이 있었지
언제였더라

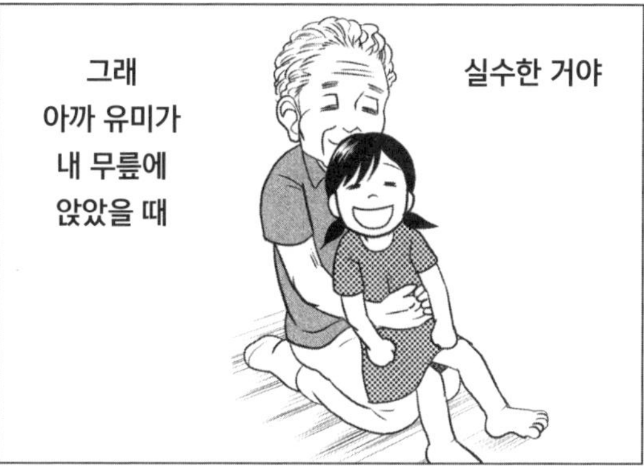
그래
아까 유미가
내 무릎에
앉았을 때
실수한 거야

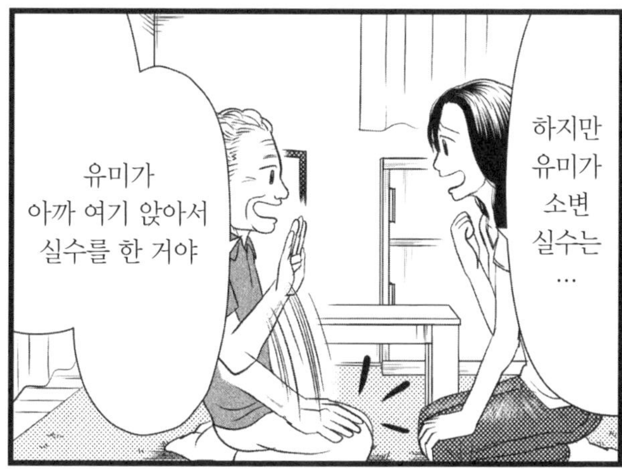
하지만
유미가
소변
실수는
…
유미가
아까 여기 앉아서
실수를 한 거야

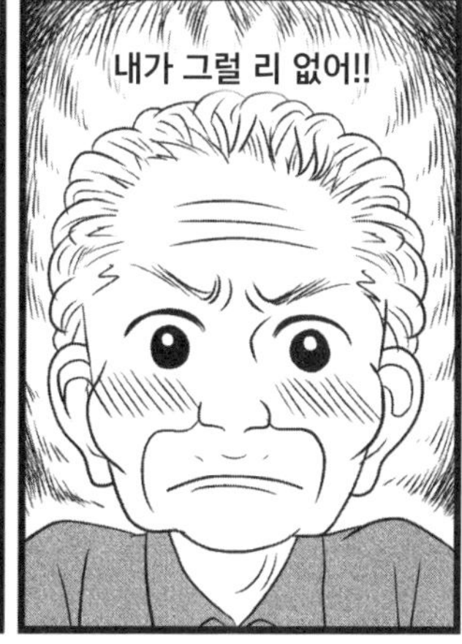
내가 그럴 리 없어!!

부족한 기억을 상상으로 보충해서 주위 상황을 이해하려고 합니다

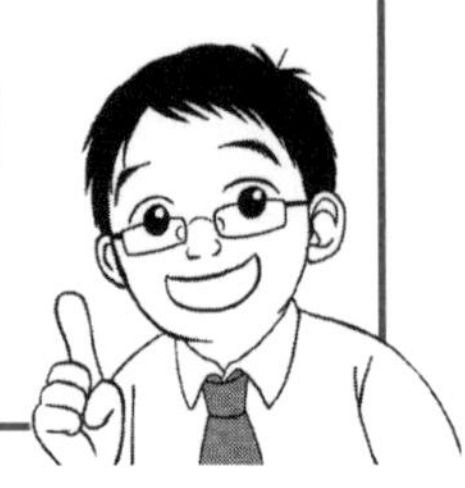

치매가 생기면, 사실이 아닌 지어낸 이야기를 하는 '작화作話·Confabulation'라는 증상을 보일 때가 있습니다. 돌보는 쪽에서 보면 '거짓말을 하는' 것으로 보이지만 본인은 그렇지 않습니다. 알츠하이머치매에서는 단기기억을 유지하는 '해마海馬·Hippocampus'라는 부위에 장애가 생겨, 사물을 인지하고 기억을 유지하기 어려워집니다. 앞에 사례에서는 '내가 소변 실수를 할 리가 없어'라고 생각합니다. 그 상황에서 바지와 바닥이 젖은 원인을 생각해 보니, 과거에 증손녀가 오줌을 쌌던 기억을 떠올리고 '이번에도 증손녀가 오줌을 싼 거겠지'라고 생각하게 되었습니다.

우리는 뭔가를 생각할 때 정보가 부족하면 '이렇지 않을까?' 하고 상상으로 부족한 부분을 보충하는 경향이 있습니다. 치매가 있는 사람도 마찬가지로 열심히 생각해서 부족한 정보를 보완해 이치에 맞는 결론을 내리지요. **그렇기에 "거짓말하시네"라고 비난하거나, "할머니가 소변 실수하셨잖아요" 하고 사실대로 말하는 것은 좋지 않습니다.** 본인으로서는 기억에 없는 일이니 점점 더 발뺌하게 될 수 있습니다. **특히, 대소변 실수는 치매가 있는 사람의 자존심을 해치는 괴로운 경험입니다. 능력 저하나 실수를 지적받아도 좀처럼 인정하기 힘듭니다.** 치매가 있는 사람은 본인 사정에 맞춰 '작화'하기 쉽습니다. 다만 이것은 불안이나 고독 속에서 자존심을 지키려는 것입니다. 그러니, 우선 "그렇네요" 하고 공감을 표시해야 합니다. 또, "제가 여기 물을 흘렸나 봐요" "아직 덜 마른 빨래를 그대로 올려뒀나 봐요" 하고 본인이 납득할 수 있는 쪽으로 이야기를 유도하면, 안정을 되찾을 수도 있습니다. **치매가 있는 사람에게는 설득보다, 스스로 납득하게 하는 것이 중요합니다.**

대응 포인트

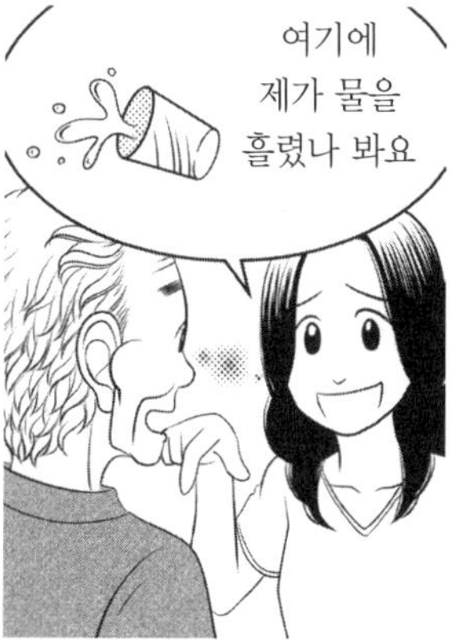

- ▶ 본인은 열심히 생각해서 부족한 정보를 보충하고 자존심을 지키려고 한다. 그렇기에 우선 "그렇네요" 하고 공감하는 자세로 받아들이자.
- ▶ 사실 그대로 설명하거나 설득하려 하지 말고, 본인이 납득할 수 있는 이야기로 유도하는 게 좋다.

가족이나 요양보호사가 보는 세계

증상 6

「가족이 내 험담을 한다」고 한다

피해망상

성훈이가 오늘도 놀러 가서 안 들어왔어
내년에 수험생인데

소곤
소곤
엄마도 모시고 있는데
재수하게 되면 큰일인데

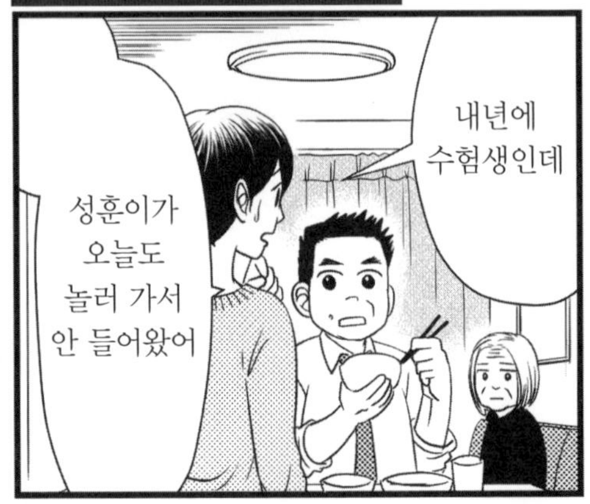

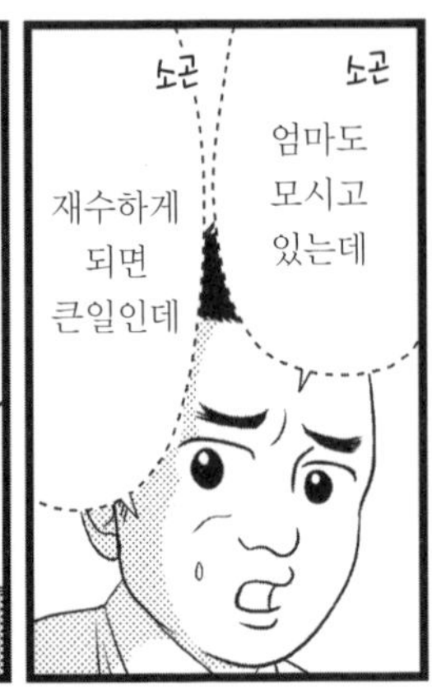

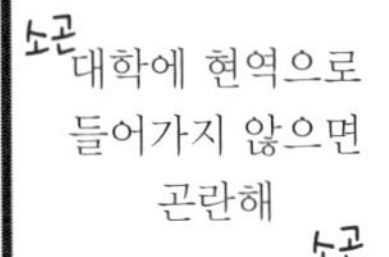

소곤
이 중요한 시기에 눈치 없이
소곤

다음 날
뚜르르

엄마를 짐 취급 하지 말아요!
네 아가씨

오늘 아침 엄마가 '나를 쫓아내려 한다'고 그러는데
예? 무슨 말이에요?

어머니 !

저 어머니 험담한 적 없어요!!

거짓말! 내가 다 들었어!

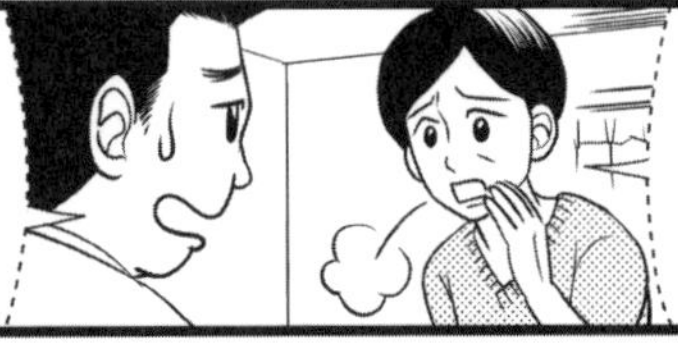

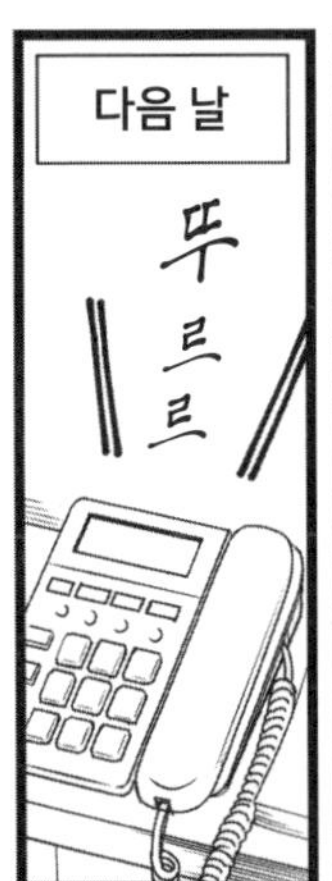

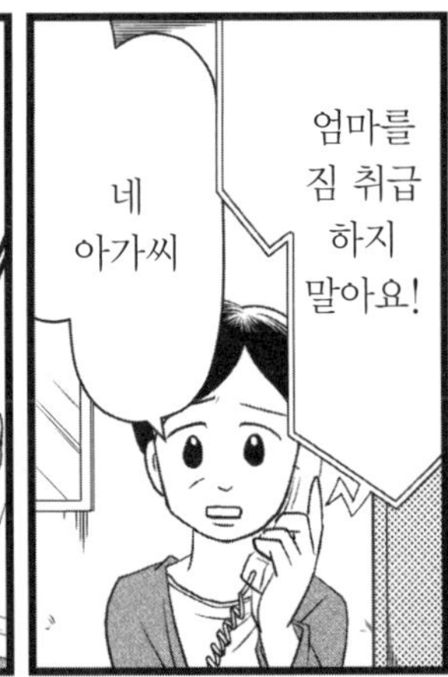

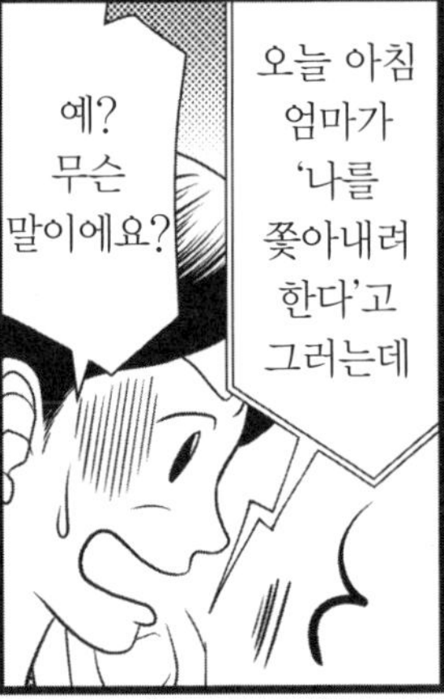

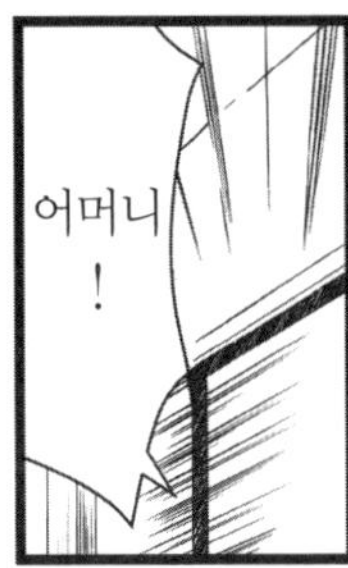

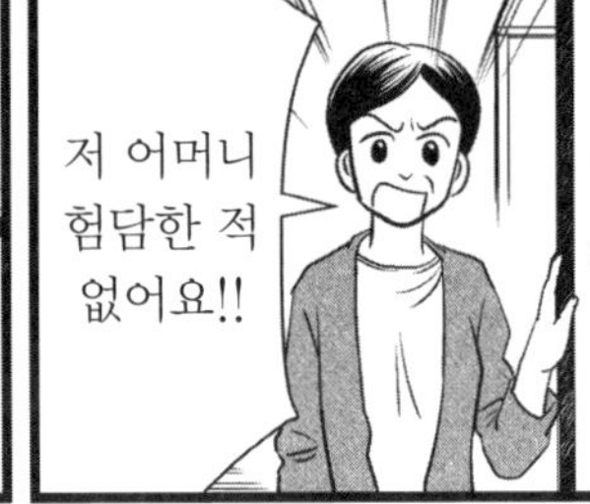

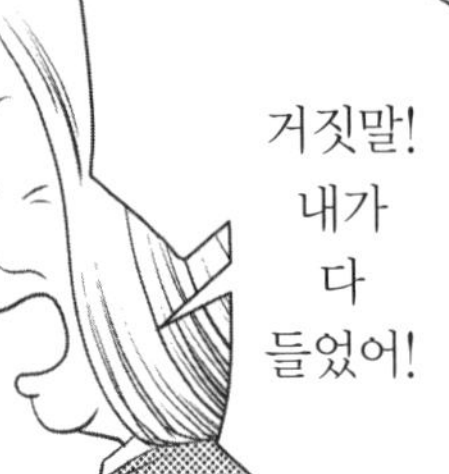

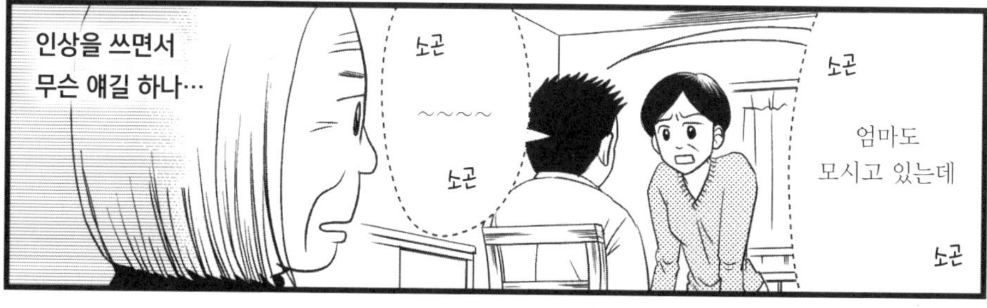
인상을 쓰면서
무슨 얘길 하나…
소곤
〜〜〜〜
소곤
소곤
엄마도
모시고 있는데
소곤

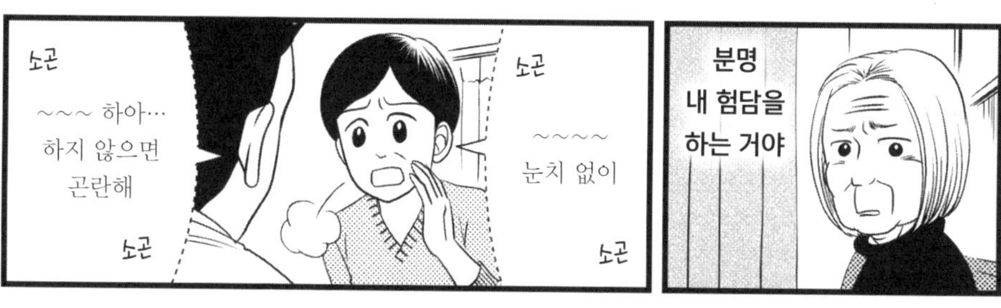
소곤
〜〜〜 하아…
하지 않으면
곤란해
소곤
소곤
〜〜〜〜
눈치 없이
소곤
분명
내 험담을
하는 거야

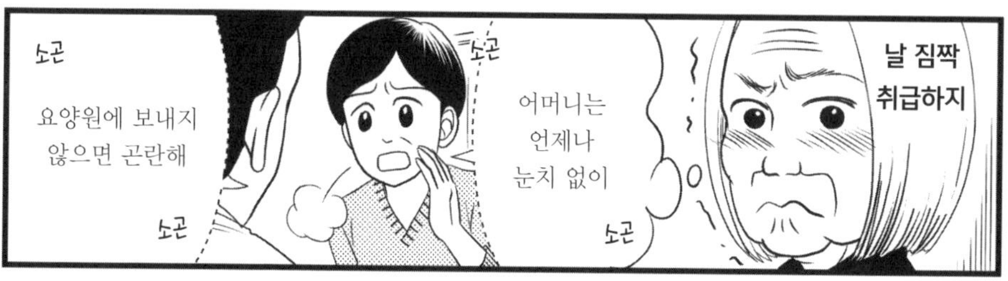
소곤
요양원에 보내지
않으면 곤란해
소곤
소곤
어머니는
언제나
눈치 없이
소곤
날 짐짝
취급하지

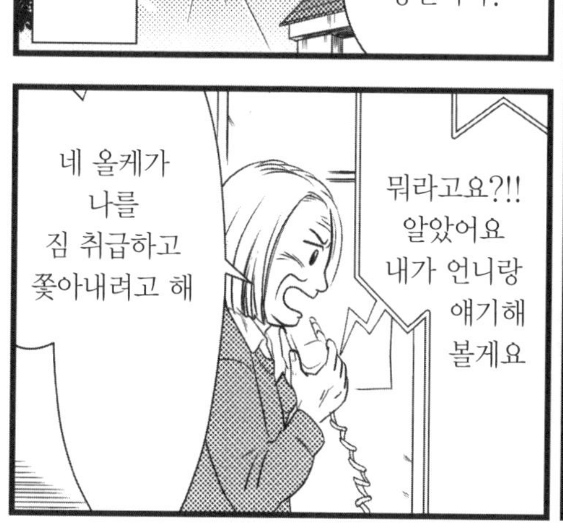
다음 날
명인이니?
네 올케가
나를
짐 취급하고
쫓아내려고 해
뭐라고요?!!
알았어요
내가 언니랑
얘기해
볼게요

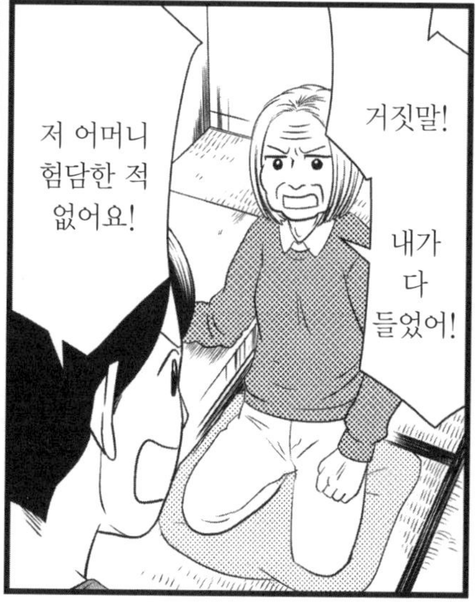
거짓말!
내가
다
들었어!
저 어머니
험담한 적
없어요!

가족의 표정이나 말투를 빌미로 부정적인 상상에 빠집니다

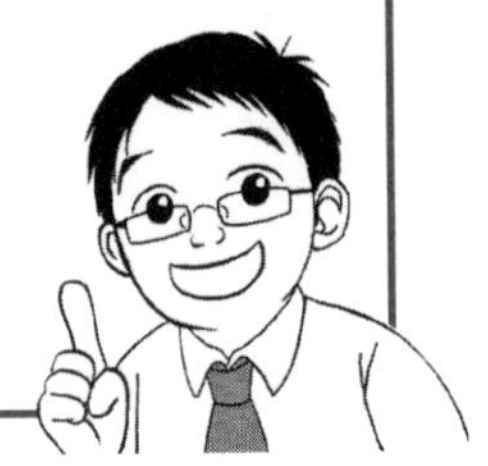

'가족에게 방해물 취급을 당하고 있다' '병원의 간호사에게 악담을 들었다' 등 피해망상은 치매가 있는 사람에게 나타나기 쉬운 망상 중의 하나입니다. 대부분 가족이나 요양보호사 등 본인과 가장 가까운 사람에게 당하고 있다고 생각하지요. 하지만 가족이나 요양보호사의 입장에서는 느닷없이 '가해자' 취급을 받으니 괴로울 수밖에 없습니다. 짜증도 나고 비난하고 싶어지는 것도 무리가 아니지요.

다만, 피해망상은 본인의 '불안한 기분을 알아주면 좋겠고' '소중하게 대해주길 바라는' 마음이 역설적으로 나타날 때가 많습니다. 치매가 생기면 할 수 있는 일이 적어지고, '어쩐지 이상한' 느낌이 들며, 늘 불안하고 고독해 주위 사람의 표정과 행동에 민감해집니다. 그럴 때 지레 겁먹은 태도로 대하거나 자기들끼리 속삭이면, 그들의 표정이나 말 속에서 '나를 따돌리고 있다' '뭔가를 숨기고 있다' '내 험담을 한다'고 느끼고, 결국 피해망상에 이르게 됩니다. 치매가 있는 사람으로서는 상황에 적응하려고 최선을 다하는 것이지만, 안타깝게도 현실과는 동떨어진 인식을 하게 되는 것이지요.

있지도 않은 일로 비난받으면 속상하지만, 우선 본인의 호소를 잘 들어주세요. 반론을 해도 본인은 더 스트레스를 받아 완고해지거나, 적대감을 보이게 됩니다. 피해망상을 막으려면 본인 앞에서 속삭이거나 인상을 쓰는 일이 없어야 합니다. 또, 치매가 있는 사람이 쓸쓸하고 불안해하지 않도록 이해하기 쉽게 말하는 것이 중요합니다. 말을 시작할 때 '엄마' '아빠' '할아버지' '할머니' 등 호칭을 부르고, 천천히, 또박또박 이야기해 봅시다.

치매가 있는 사람이 피해망상을 사실처럼 퍼트린 경우에는, 인간관계가 악화되지 않도록 친척과 이웃에게 치매 상황을 상세히 전하고 이해를 구하는 것이 좋습니다.

대응 포인트

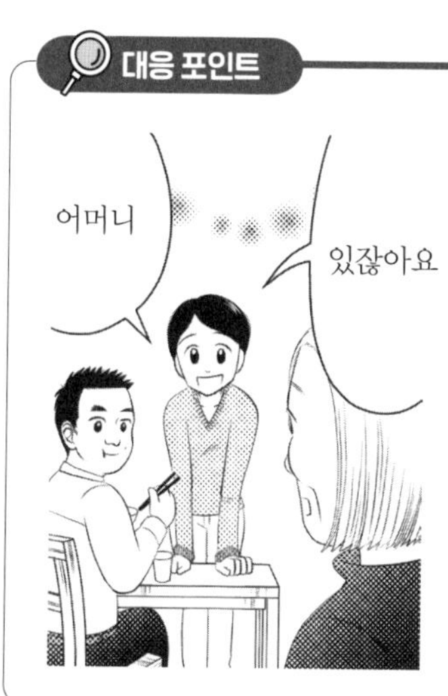

- 부정하지 말고 우선 본인의 호소를 잘 듣는다.
- 본인 앞에서 소곤거리거나 인상을 찌푸리지 않는다
- '아버지' '어머니' 등 호칭을 먼저 부르고, 천천히, 또박또박 이야기한다. 소외감을 느끼지 않도록 배려한다.

증상 7

먹을 수 없는 것을 먹으려고 한다 이식증

가족이나 요양보호사가 보는 세계

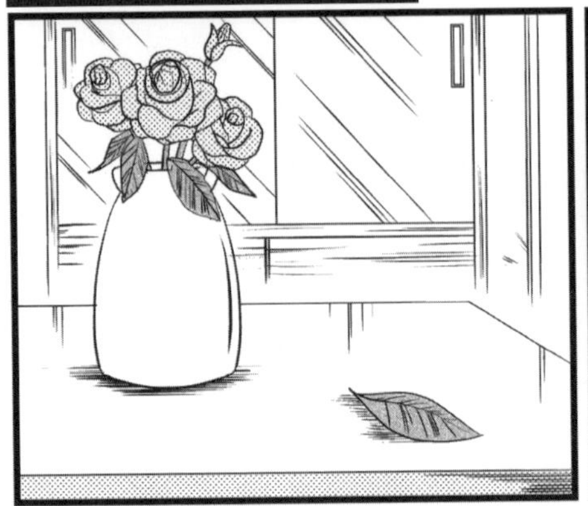

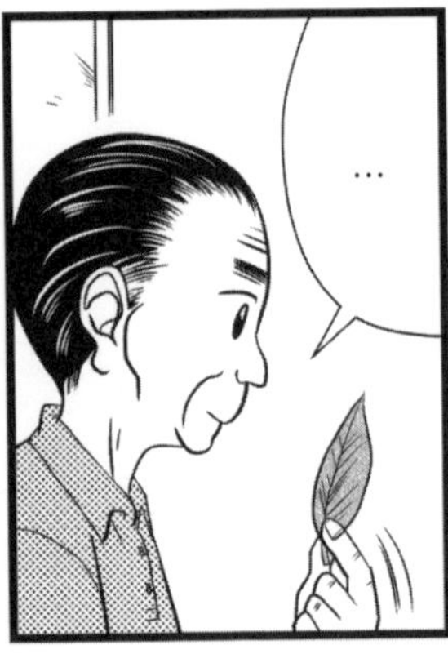

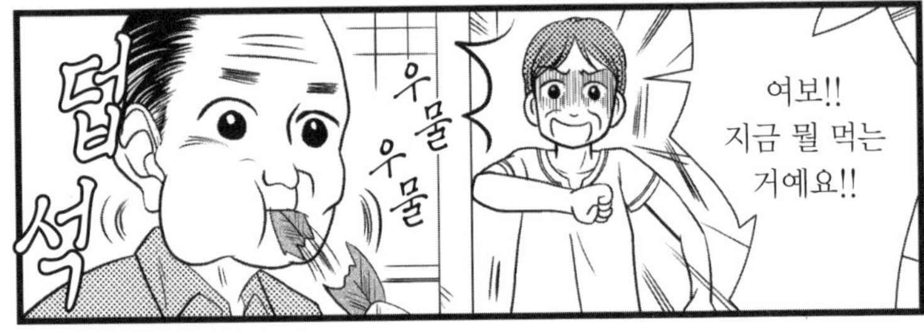

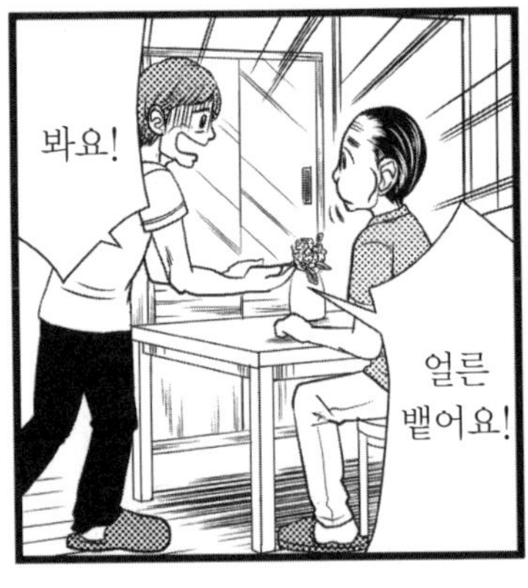

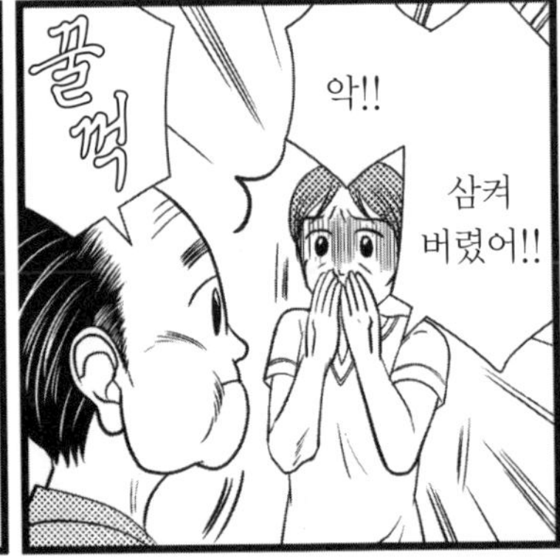

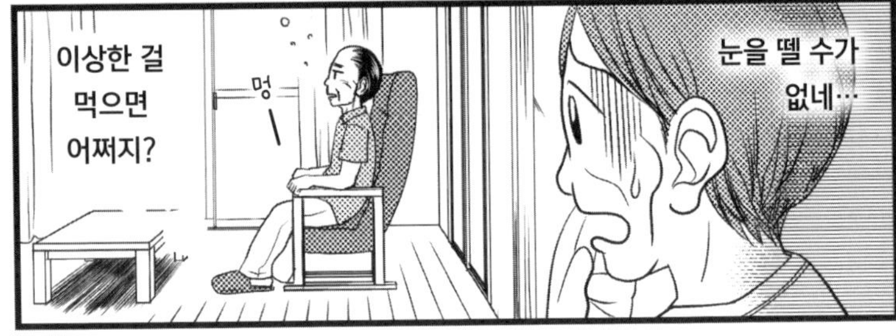

치매가 있는 사람이 보는 세계

배가 고프네
쭉 굶은 것 같아…
두리번
두리번
뭔가 없을까?

이게 뭐지?

점심
샐러드인가?
왜 여기에
떨어졌지?

맛은
별로 없네
우물
우물

지금
뭘 먹는
거예요!!
여보!!

샐러드를 먹는데
뭐가 문제지?
아깝지 않은가?
봐요!
얼른
뱉어요!
꿀꺽

왜 저리 난리를
치는 거지?
멍
샐러드를
먹은 것뿐인데

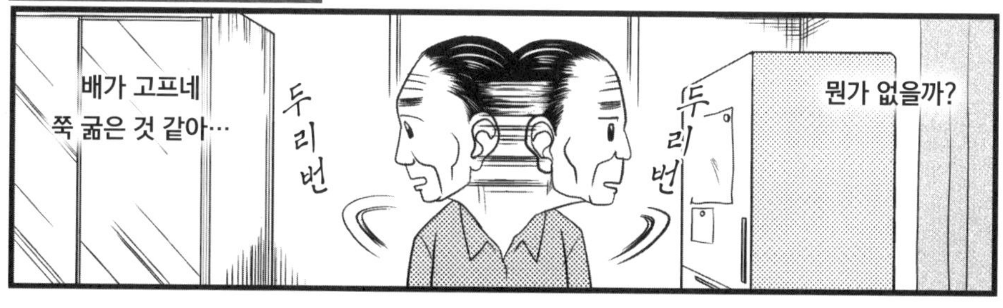

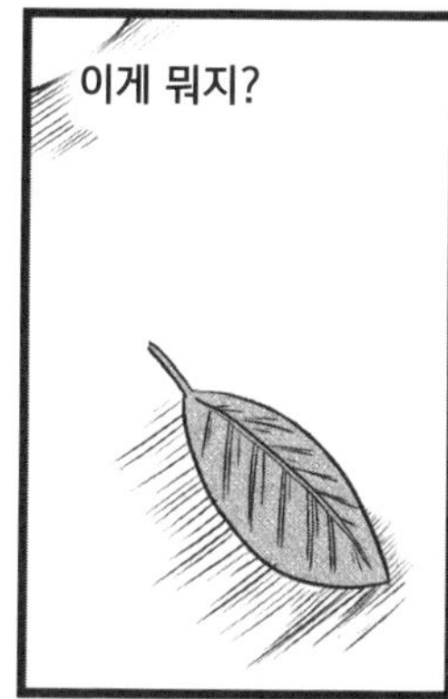

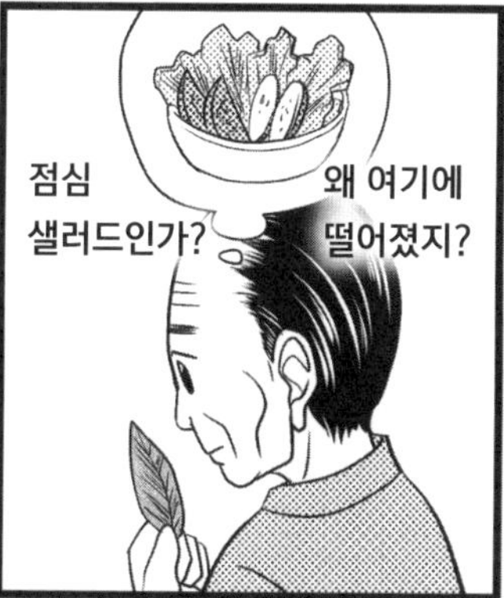

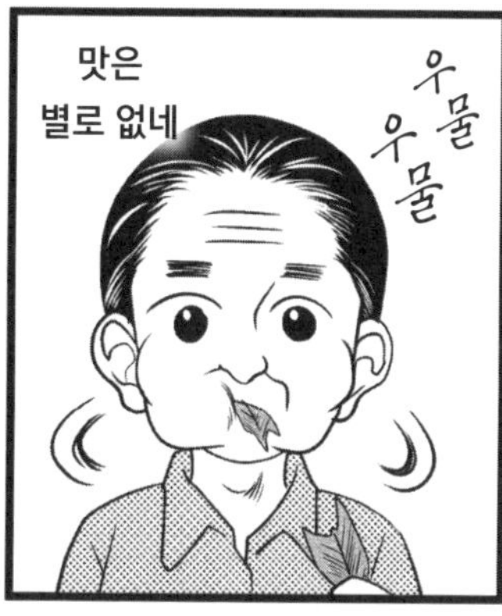

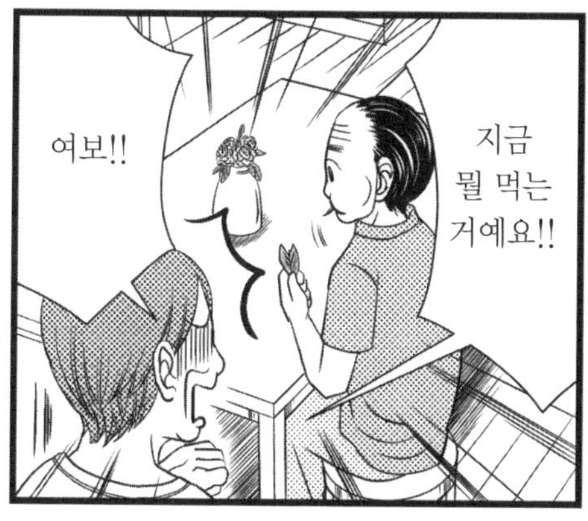

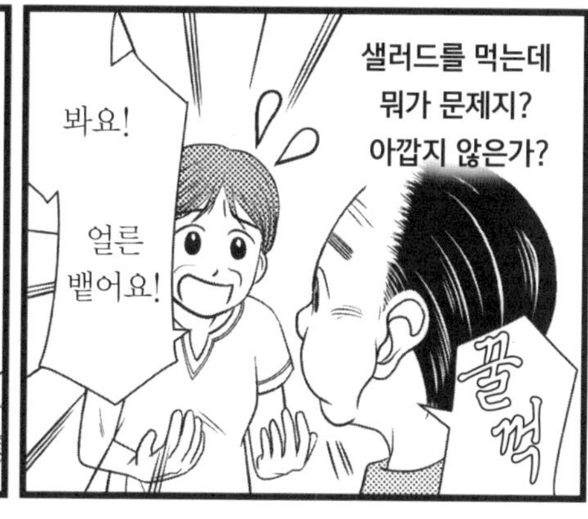

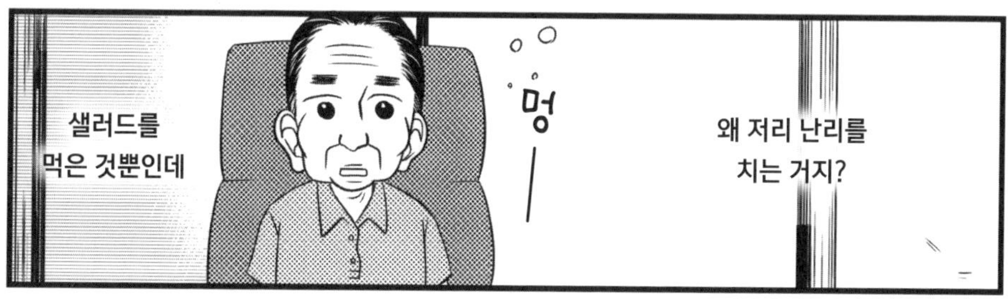

사물이 놓인 위치 때문에 이물질을 음식으로 오인할 수 있습니다

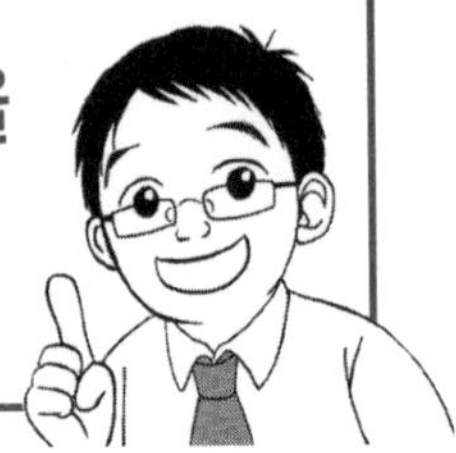

음식이 아닌 것을 먹으려는 증상을 '이식증異食症 · Pica'이라고 합니다. 이식은 치매의 행동·심리증상의 하나로, 중등도 이상의 치매에서 나타납니다. 앞의 이야기와 같이 잎사귀 외에도 종이나 단추, 비누, 고형 입욕제 등 다양한 사물을 입에 넣는 사례가 있지요. 이식증이 생기는 이유로는, 사물을 바르게 인식하기 어려워져서라거나, 뇌의 포만중추飽滿中樞 · Satiety Center[포만감을 느끼고 식욕을 제한하는 중추. 뇌의 시상하부 내측에 있다 – 옮긴이 주] 기능이 저하되었기 때문이라는 등 여러 가지 설이 있습니다.

이식을 하는 사람을 잘 보면 음식물이 아닌 것을 음식물이라고 오인하고 있는 경우가 많습니다. 앞에서는 식탁 위로 떨어진 식물의 잎사귀를 먹은 사례를 소개했습니다. 식탁 위에는 음식이 놓일 때가 많지요. 그래서 초록 잎이 식탁에 놓인 걸 보자, '샐러드나 잎채소겠지'라고 판단한 것입니다.

그러지 않기 위해서는 먼저, 오인이 일어나지 않을 환경을 만들 필요가 있습니다. 음식물로 오인할 만한 물건은 당사자의 눈에 띄지 않는 곳에 치워둡시다. **주위에서 놀라면 본인은 입에 넣은 물건을 황급히 삼키는 수가 있으니 차분히 말을 걸어서 스스로 뱉어내게 해주세요. 약품이나 건전지, 담배 같은 위험 물질을 삼켰을 땐 구급차를 불러야 합니다.**

돌보는 가족이 특히 크게 충격을 받는 사례는 변을 입에 넣었을 때입니다. 나이가 많아지면 변실금便失禁[본인의 의지와 상관없이 대변이 나오는 현상 – 옮긴이 쥐이 생기기도 하지요. 해마가 위축되는 알츠하이머치매는 해마 근처에 후각을 관장하는 부분이 있어서 초기부터 냄새를 제대로 인식하지 못합니다. 다행히 대변이 화장실에 있으면 대변으로 인식할 수 있지만, 변이 손에 묻어있거나 바닥에 떨어져 있으면 초콜릿이나 팥소 등으로 오인해 입에 넣을 수 있습니다.

대응 포인트

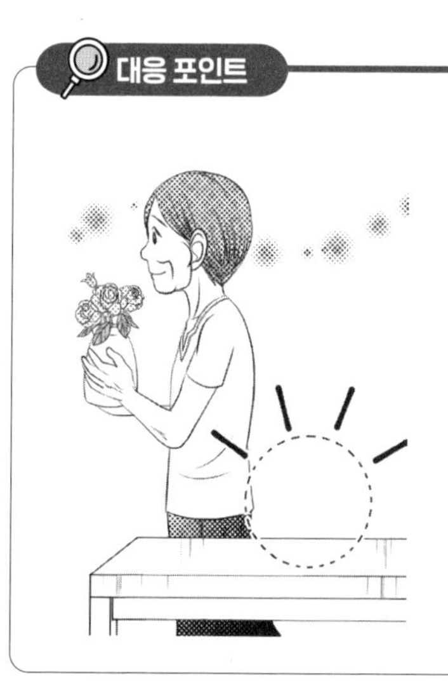

- ▶ 오인이 일어나지 않을 환경을 만든다. 식탁처럼 음식물이 놓이는 장소에는 오인할 만한 물건을 두지 않는다.
- ▶ 이물질을 입에 넣을 때 당황해서 지적을 하면 삼켜버릴 수 있으니 차분히 말을 걸어 스스로 뱉게 한다.

증상 8

화장실이 아닌 곳에서 배설한다

화장실 문제

가족이나 요양보호사가 보는 세계

응?

아버지
!!
거기서
뭐 하시는
거예요!!
졸
졸

벌컥

우리 집
화장실은
여기예요
!!
아
아아
…

왜
화장실을
모르시는 거야!
칙
칙
제대로
좀 하세요!

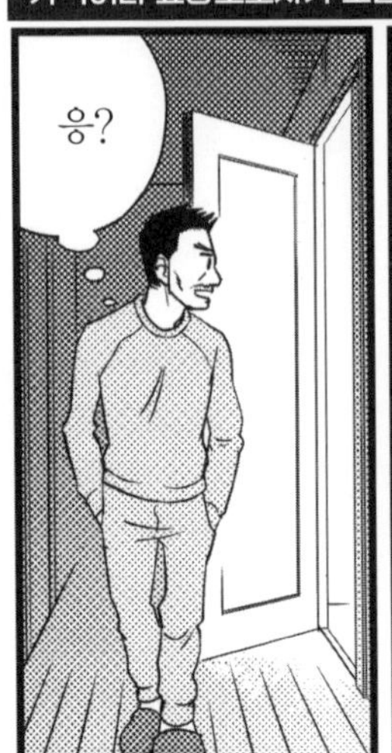

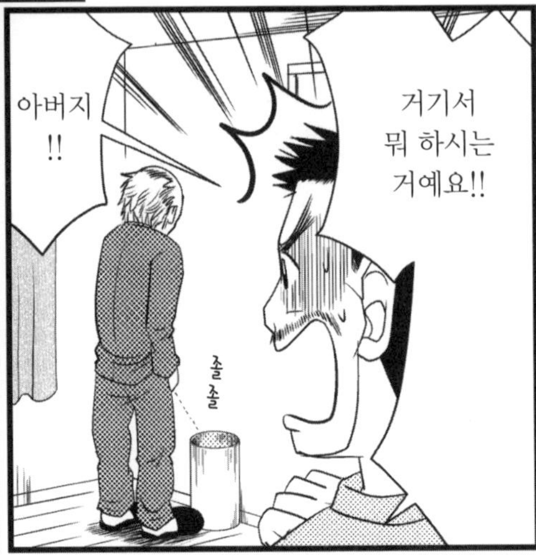

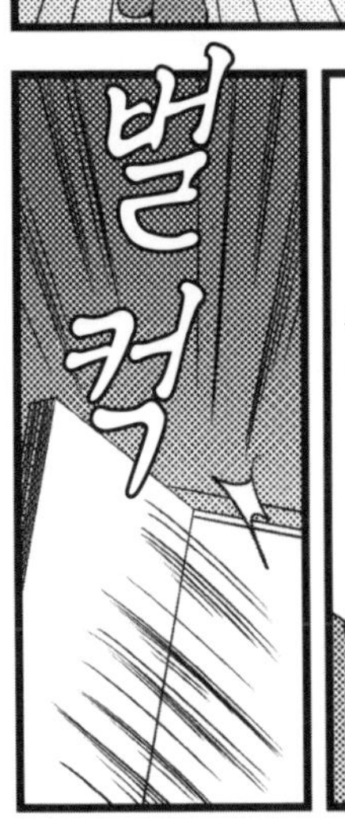

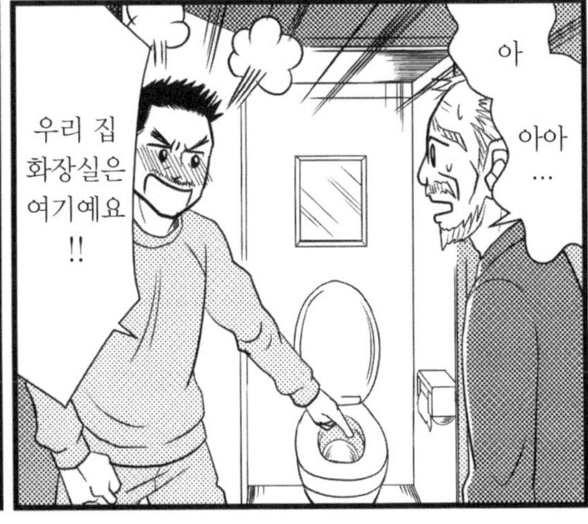

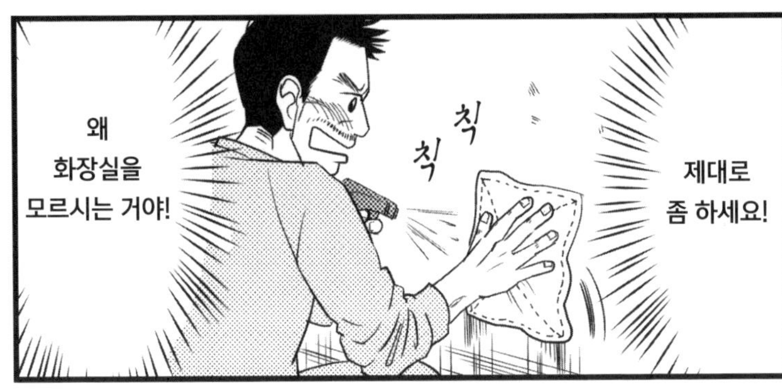

치매가 있는 사람이 보는 세계

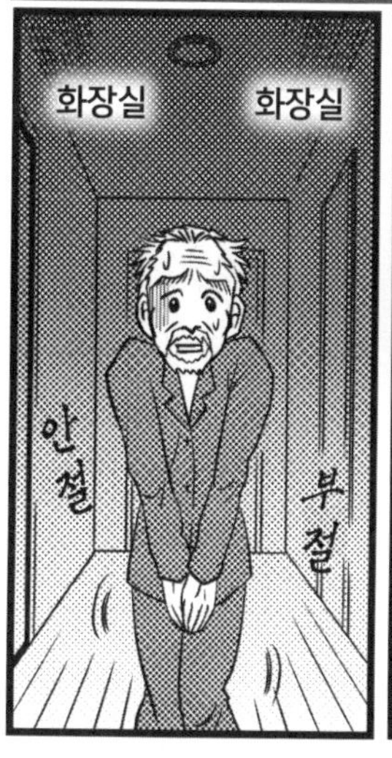

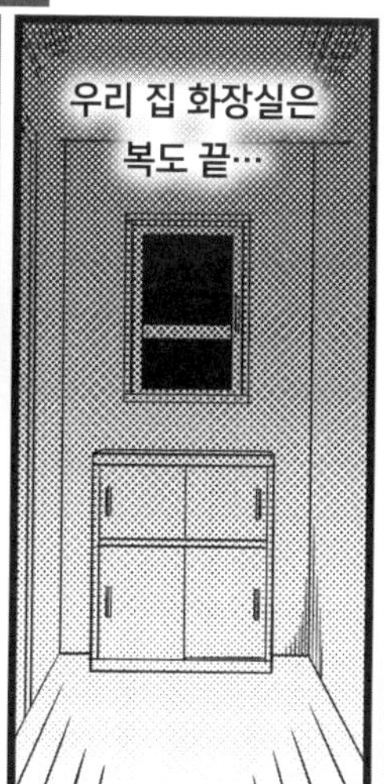

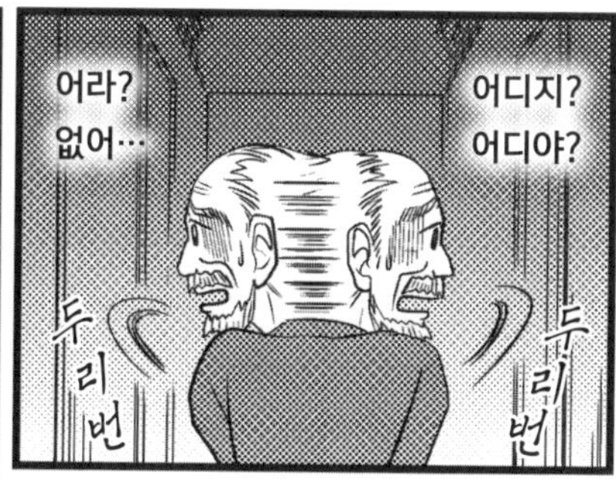

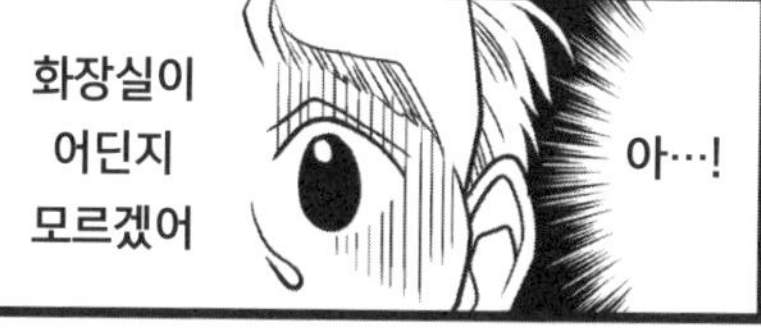

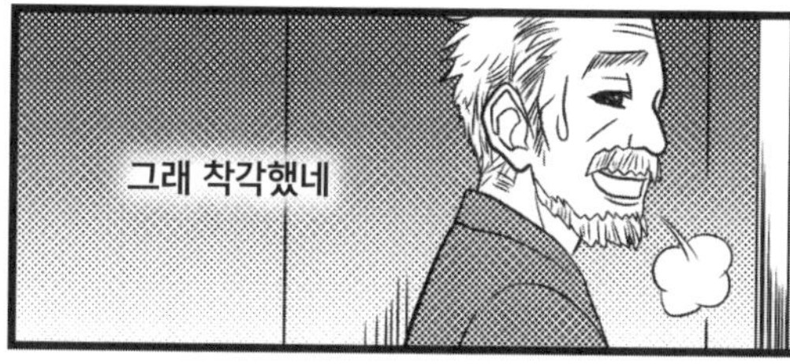

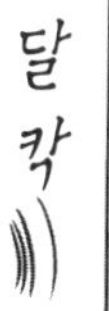

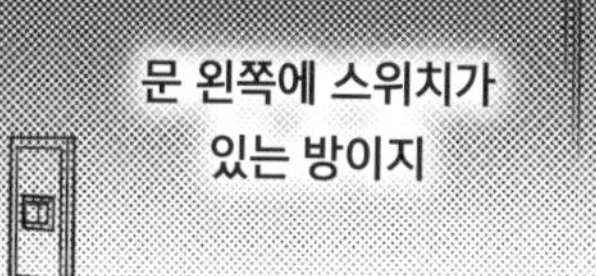

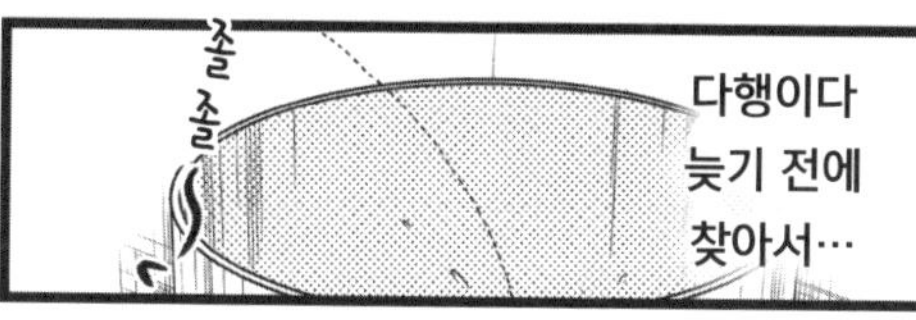

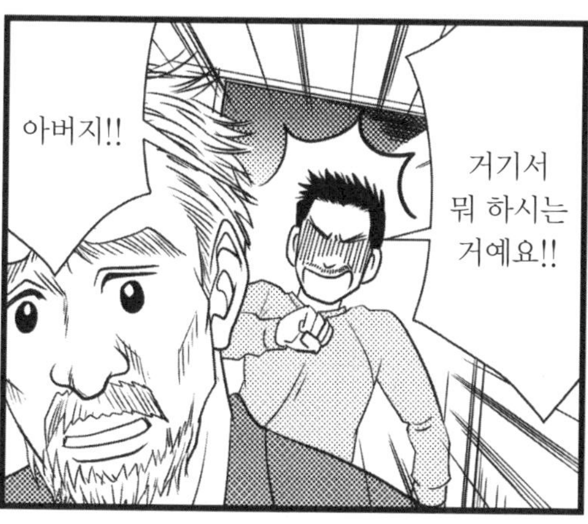

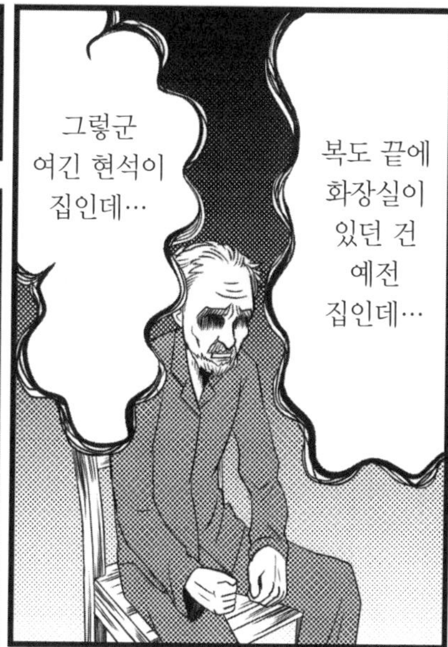

배설 실수를 해도 자존심이 다치지 않게, 비난은 삼갑시다

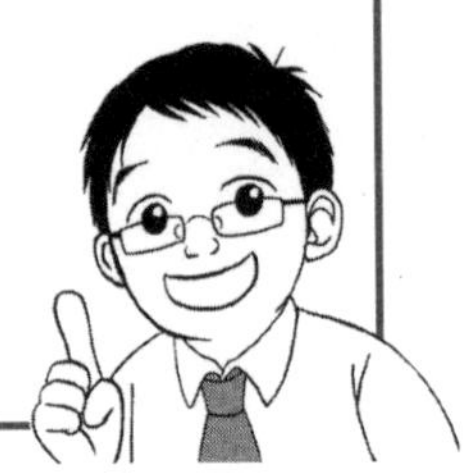

돌봄에서 배설 문제는 심각한 요소 중 하나입니다. 특히 자녀는 자신의 부모가 배설 실수를 하는 걸 보면 큰 충격을 받습니다. 더구나 고령으로 당뇨나 요로감염증이 있으면 소변 냄새가 강해지기 때문에 뒤처리 부담도 커집니다. 배설 문제 때문에 재택 돌봄에 한계를 느끼는 사람이 적지 않습니다.

치매가 있는 사람은 기억력이 약해져도, 희로애락과 관련된 '감정기억'은 남아있습니다. 배설 실수를 하면 본인의 자존감은 크게 떨어집니다. 비난은 최대한 삼가주세요.

화장실을 찾았지만 늦었거나, 지남력장애指南力障礙 · Disorientation[시간·장소·사람을 제대로 인식하지 못하는 증상]가 생겨 다른 장소를 화장실로 오인하거나, 쓰레기통을 변기로 오인해 소변을 보는 등 배설 실수의 원인은 다양합니다. 실금[소변을 조절하지 못함-옮긴이 주]으로 속옷이 더러워지면, 더러워진 속옷을 옷장이나 이불 틈새에 숨기기도 하니 이것도 염두에 두는 것이 좋습니다.

앞의 사례는 화장실 위치를 모르게 돼 일어난 상황입니다. 부모에게 치매가 생기면 돌봄 편의를 위해 자녀의 집으로 이사하는 경우가 있습니다. 이때 치매가 있는 사람은 익숙한 집을 떠났기 때문에 일시적으로 혼란을 겪기도 하고, 인지기능이 떨어지기도 하지요. 앞에서는 자녀의 집이지만 본인은 지남력장애 때문에 전에 살던 집을 떠올리며 화장실을 찾았습니다. 그 결과 방 쓰레기통을 변기로 오인하고 만 것이고요.

이런 경우, 화장실 위치를 알기 쉽게 하는 게 중요합니다. 화장실 문을 열어둬서 변기가 한눈에 들어오게 하는 것도 방법이지요. 또 화장실 문에 '화장실'이라고 써 붙이거나, 방 조명을 가능한 한 밝게 하는 것도 효과적입니다. 약물이나 비뇨계 질환 때문에 요실금이 생겼을 때는 치료를 통해 개선되기도 합니다. 이런 때는 비뇨기과 의사에게 상담을 받는 것을 권장합니다.

대응 포인트

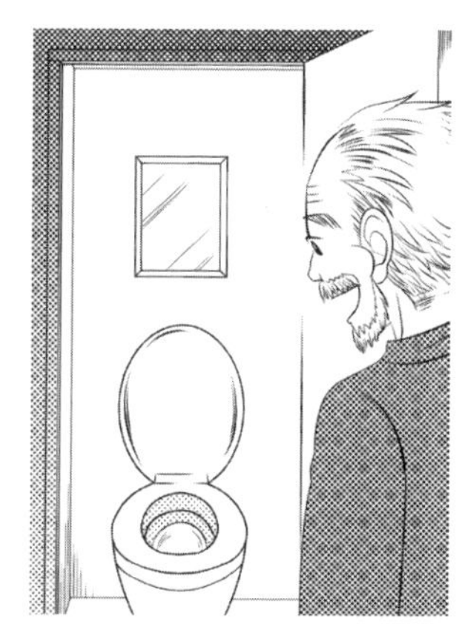

- ▶ 화장실 위치를 모르게 되었을 때는 변기가 눈에 잘 보이게 문을 열어두거나, 문에 '화장실'이라고 써 붙여서 알기 쉽게 한다.
- ▶ 약이나 비뇨계 질환 때문일 수도 있으므로 비뇨기과 의사와 상담한다.

가족이나 요양보호사가 보는 세계

증상 9

비싸고 불필요한 물건을 잔뜩 산다

노인 대상 사기 문제

지숙아
엄마야
잘 지내니?
응
잘 지내요
미안한데
엄마 지금 좀
바빠서
나중에
걸게요

뚜 뚜
요즘 전화가
자주 오네
…

몇 개월 뒤
지숙아!
들어와 들어와
엄마 자주
못 와서 죄송해요

쿵
허리 튼튼
요통 개선
허리 튼튼

친절한 사람이
있더라고~
허리에
좋은 거라는데
비싼 걸
특별히 싸게
해줬어
헉!!
이게
다
뭐예요!?

어…
그게
그래서
얼마
인데요?

200만 원?
어떡하지?
청구서
₩ 2,000,000

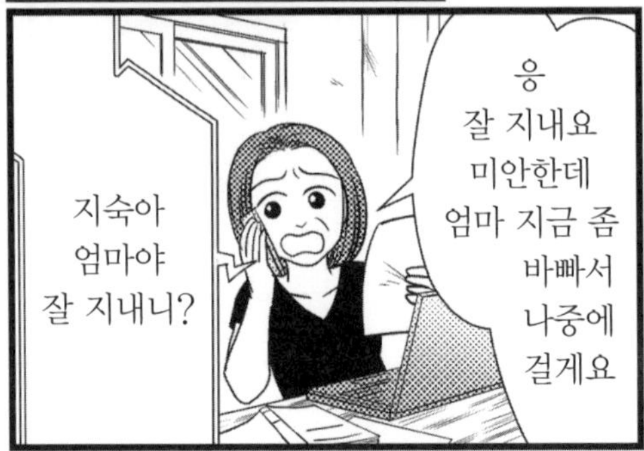

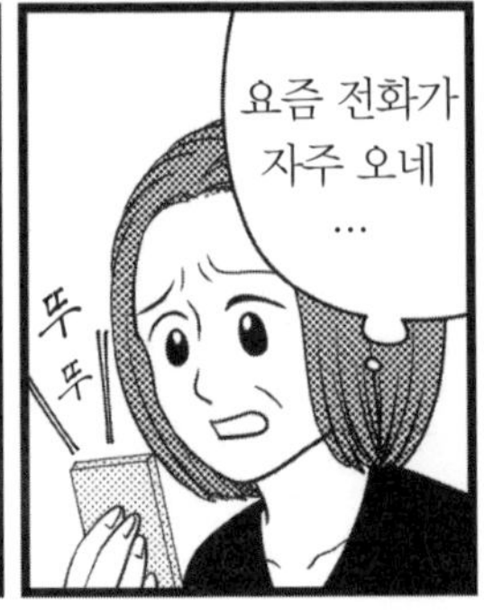

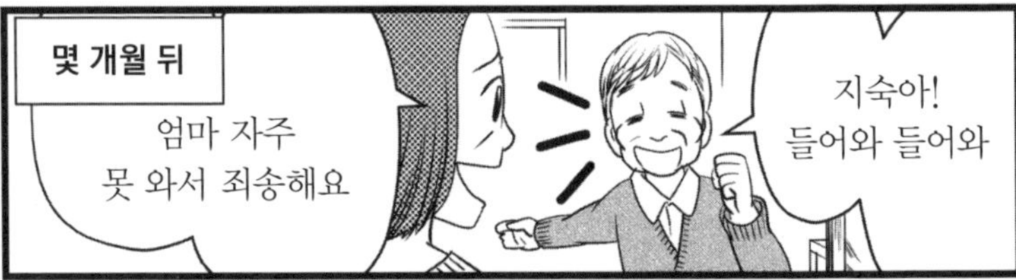

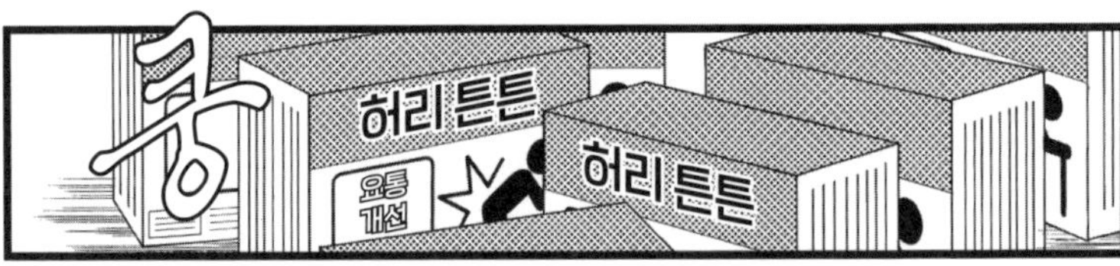

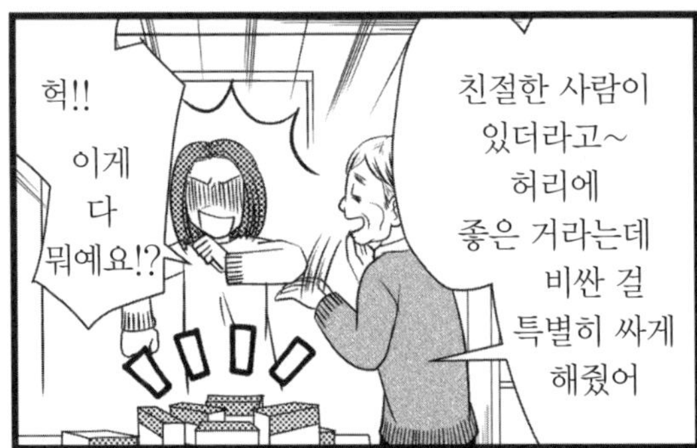

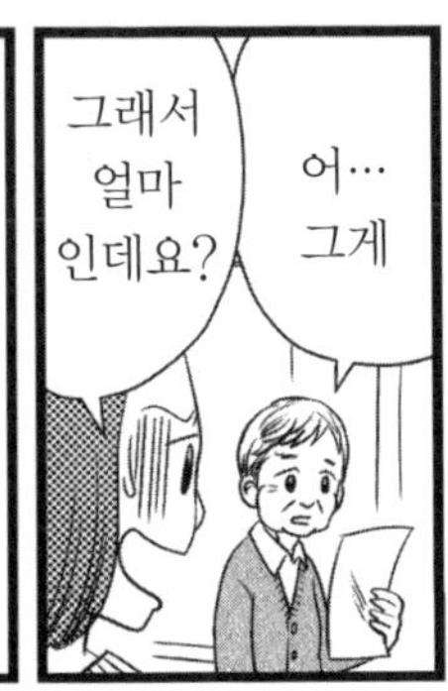

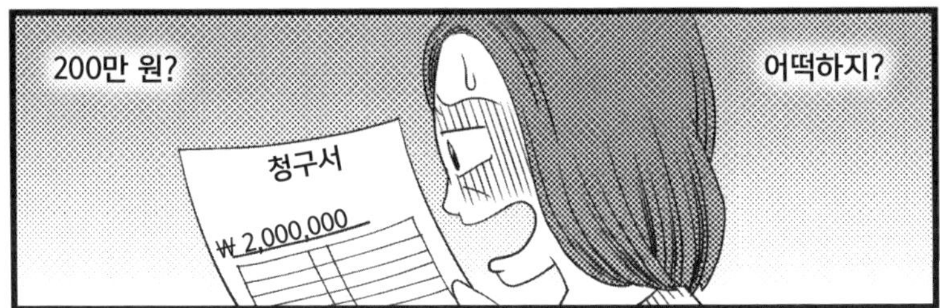

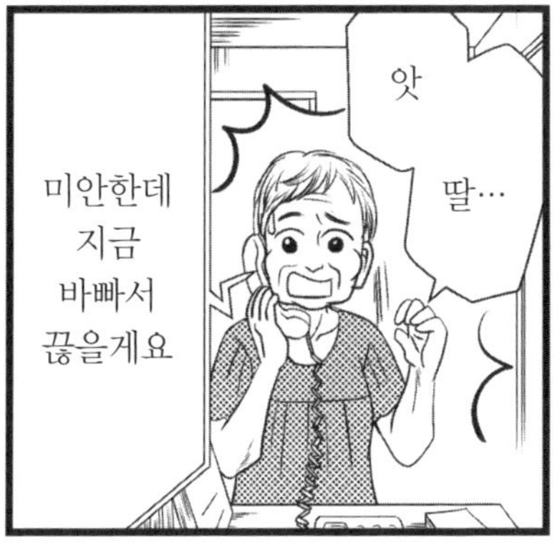

앗
딸…
미안한데
지금
바빠서
끊을게요

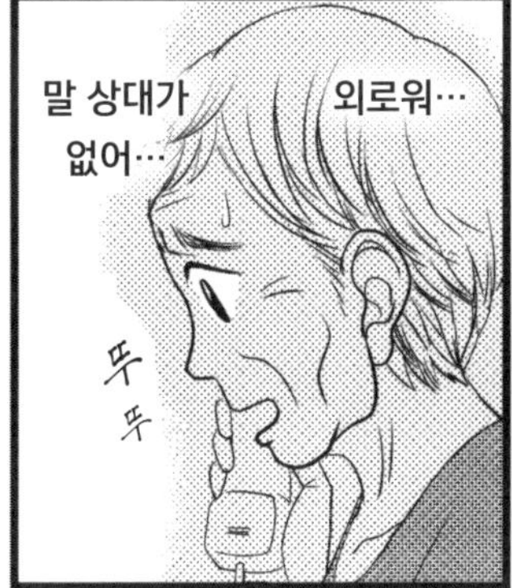

외로워…
말 상대가
없어…
뚜
뚜

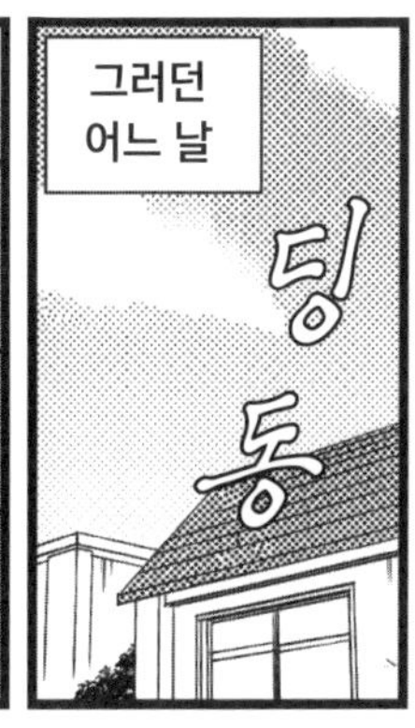

그러던
어느 날
딩
동

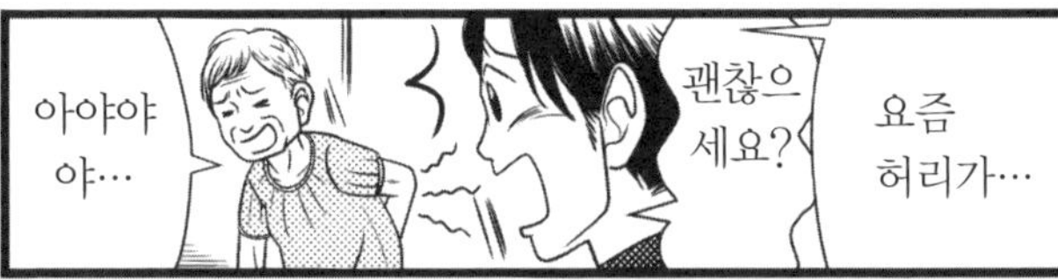

요즘
허리가…
괜찮으
세요?
아야야
야…

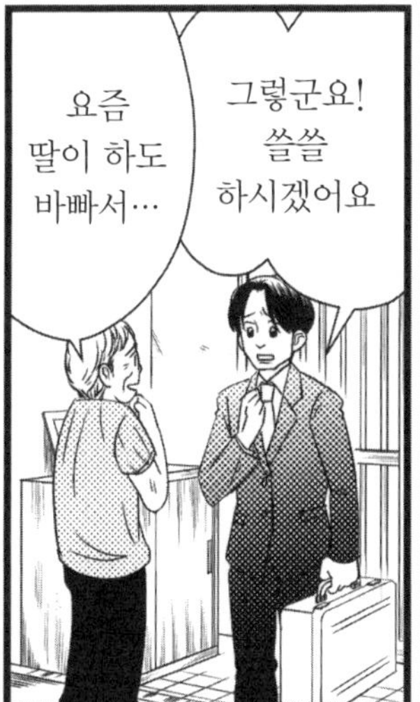

그렇군요!
쓸쓸
하시겠어요
요즘
딸이 하도
바빠서…

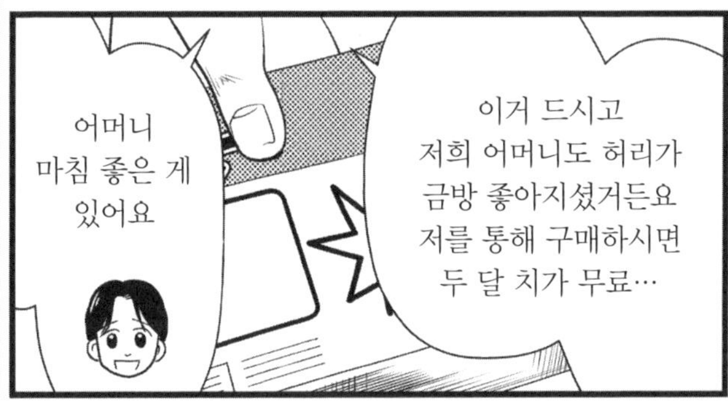

이거 드시고
저희 어머니도 허리가
금방 좋아지셨거든요
저를 통해 구매하시면
두 달 치가 무료…
어머니
마침 좋은 게
있어요

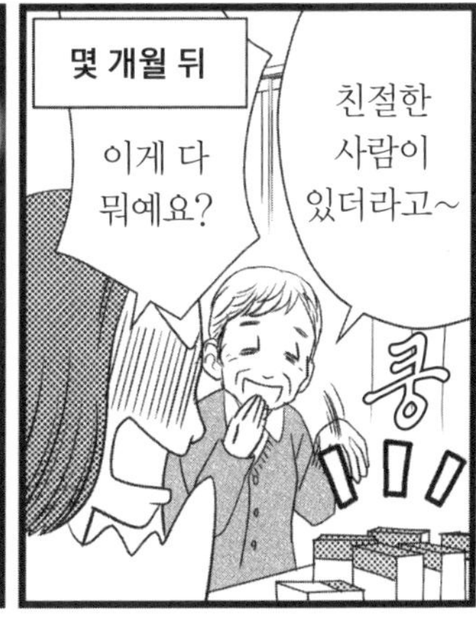

몇 개월 뒤
친절한
사람이
있더라고~
이게 다
뭐예요?
쿵

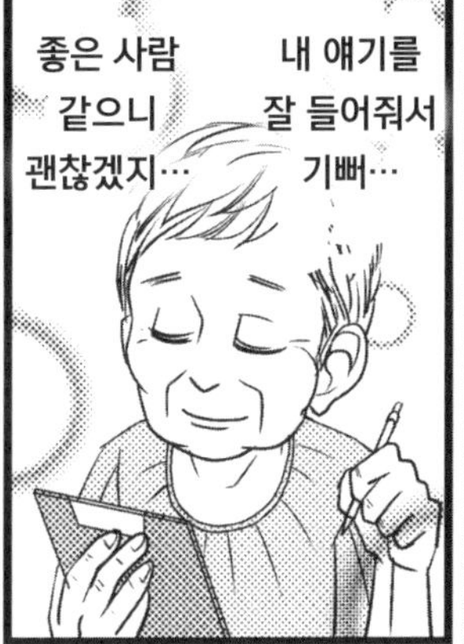

내 얘기를
잘 들어줘서
기뻐…
좋은 사람
같으니
괜찮겠지…

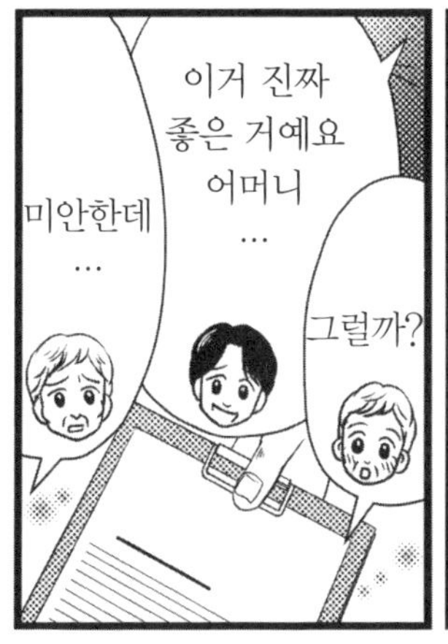

이거 진짜
좋은 거예요
어머니
…
미안한데
…
그럴까?

사기꾼이 친절을 가장해 접근할 때, 불안하고 쓸쓸할수록 휘말려들 위험이 커집니다

최근 몇 년간 노인을 대상으로 한 리모델링 사기나 악질적인 판매 사기가 사회문제로 대두되고 있습니다. 한동안은 조금 잠잠한가 싶더니 코로나 이후 다시 증가 추세를 보이고 있습니다. 판단력이 저하되고 고독한, 치매가 있는 노인은 사기 피해를 당할 가능성이 큽니다. **사기꾼은 그런 고독감을 이용해 친절하게 접근합니다. 그렇기에 외부와의 접촉이 부족한 사람일수록 사기에 걸려들기 쉬운 것이지요.**

미국에서도 노인을 대상으로 한 사기 피해 문제가 심각한 상황입니다. 2020년 특수 사기 건수는 약 1만 3천550건. 그중 노인의 피해가 전체의 약 85%를 차지합니다. 서던캘리포니아대학에서는 평균연령 65세인 26명을 대상으로 '심신의 건강상태'나 '인지기능' '과거의 사기 피해 경험' '거절당해 고독감을 느끼는 빈도' '인간관계가 좋아지길 바라는 빈도' 등의 관계를 조사해 사기당하기 쉬운 사람의 심리 상태를 연구했습니다. 그 결과 인간관계에 문제가 많고 고독감이 커질수록 사기에 당할 확률이 높아지는 것으로 나타났습니다.

가족이 사기를 당한 것을 발견하면, 할부거래에 관한 법률(할부거래법), 방문판매 등에 관한 법률(방문판매법), 전자상거래 등에서의 소비자보호에 관한 법률(전자상거래법) 등의 청약 철회 기간에 해당하는지 확인하고 신속히 철회해야 합니다. 사기 피해를 막기 위해서는 성년후견제도[질병·장애·노령 등으로 인한 정신적 제약으로 사무를 처리할 능력이 결여되거나 부족한 성인을 보호하는 제도-옮긴이 주]를 이용해 재산을 보호하는 방법도 있습니다[일본에는 청약을 철회하거나 계약을 해지할 수 있는 '쿨링 오프 제도'가 있다. 거래의 종류에 따라 8일, 20일 안에 철회가 가능하고, 우리나라는 7일, 14일, 30일, 3개월 안에 철회가 가능하다-옮긴이 주].

가족이 사기 피해를 당했더라도 혹독하게 질책하지는 말아주세요. 본인은 심신이 쇠약해지고 일상의 고독을 견디는 중에, 이야기를 들어주는 사람을 만나 위로받았을지도 모릅니다. 책망하면 '외로움을 알아주지 않는다'며 마음의 문을 닫을 위험이 있습니다. 이럴 때는 지역 치매안심센터나 주간보호센터의 치매 프로그램에 참여하게 해드리고, 안부 전화 횟수를 늘리는 게 좋습니다. 고독감이 줄어들면 사기 범죄에 휘말릴 가능성도 줄어들 것입니다. 또 평소에 가족이나 주변 사람들과의 신뢰 관계를 유지해 두면 사기 피해를 당하더라도 대처하기 쉬워집니다.

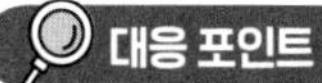

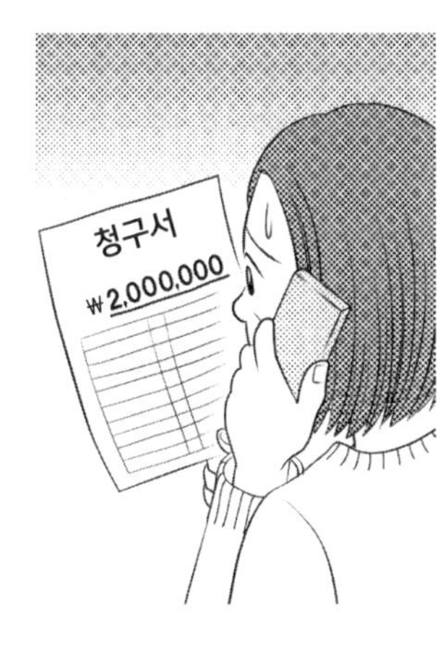

- ▶ 가족이 사기 피해를 당하면 할부거래에 관한 법률(할부거래법), 방문판매 등에 관한 법률(방문판매법), 전자상거래 등에서의 소비자 보호에 관한 법률(전자상거래법) 등의 청약 철회 기간에 해당하는지 확인하고 즉시 철회한다.
- ▶ 사기 피해를 막기 위해 성년후견제도를 이용하는 방법도 있다.
- ▶ 안부 전화 횟수를 늘리고, 주변 사람들과 연계해 본인이 고독감을 느끼지 않도록 한다.

증상 10

물건을 훔치고도 태연하다

노인의 좀도둑질 ①

가족이나 요양보호사가 보는 세계

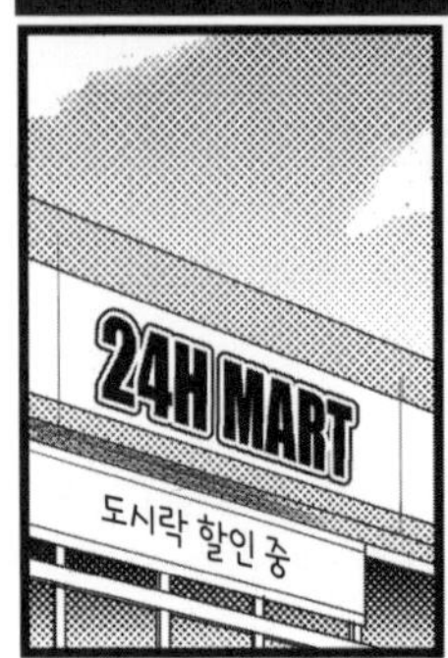

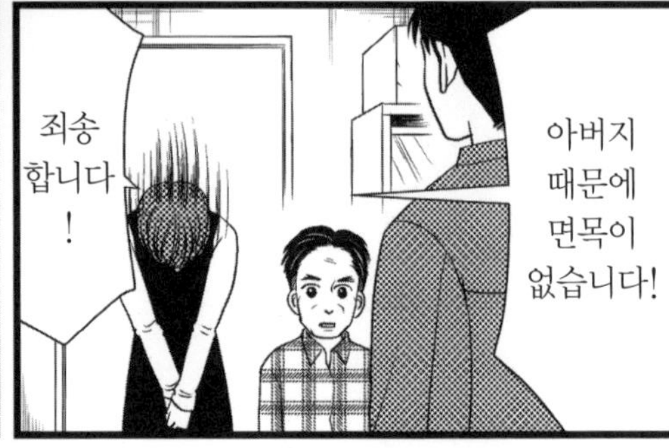

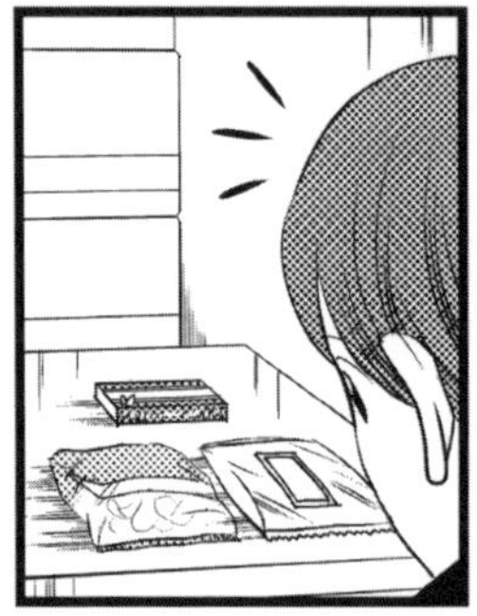

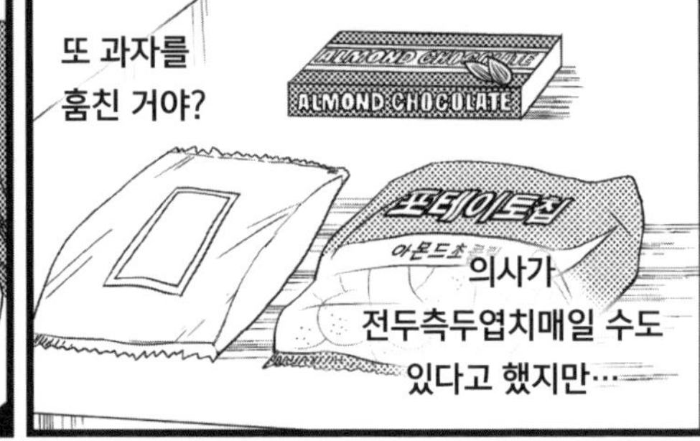

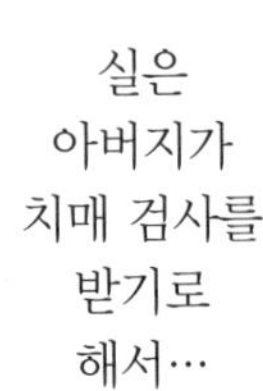

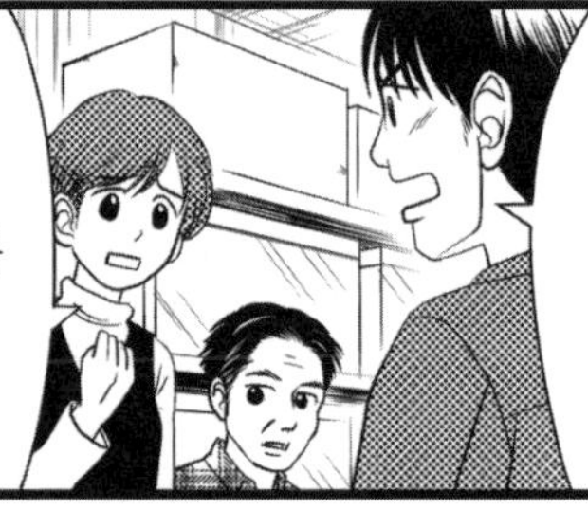

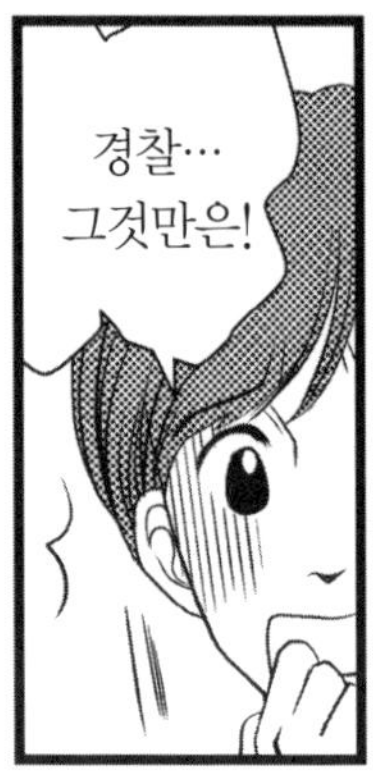

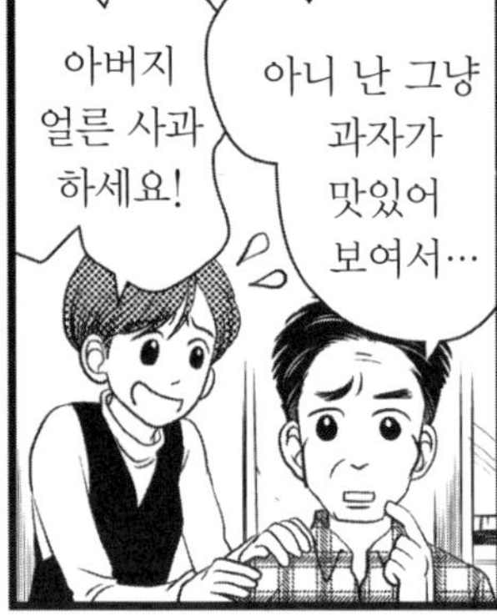

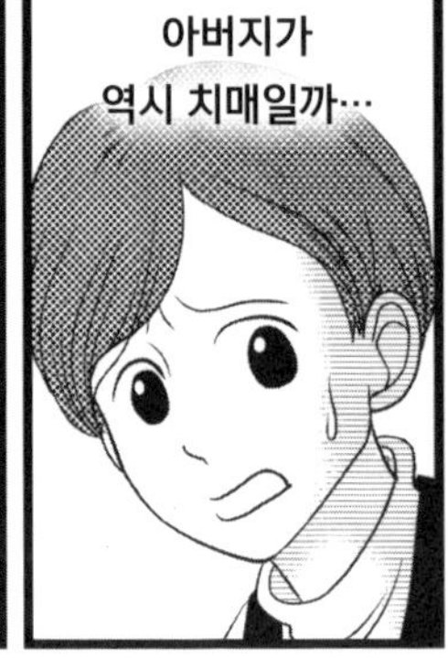

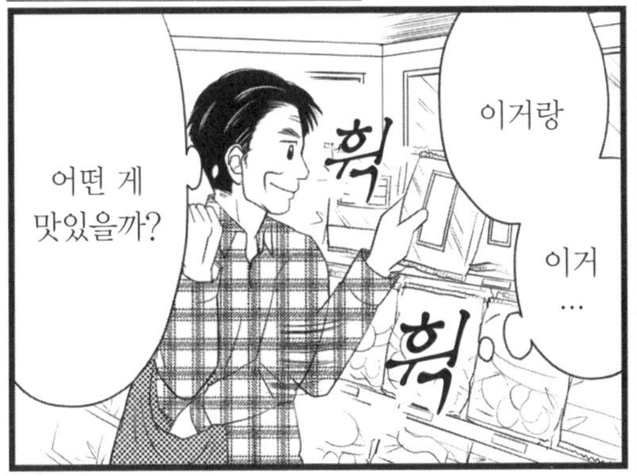
어떤 게
맛있을까?
이거랑
이거
…
훽
훽

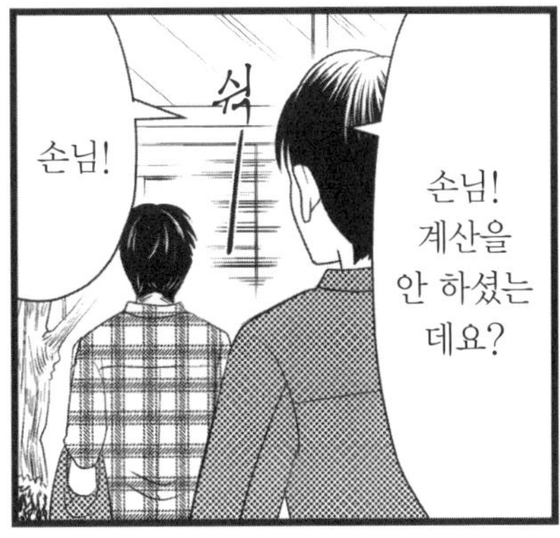
쉭
손님!
손님!
계산을
안 하셨는
데요?

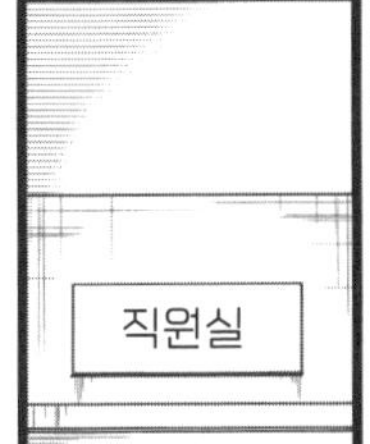
직원실

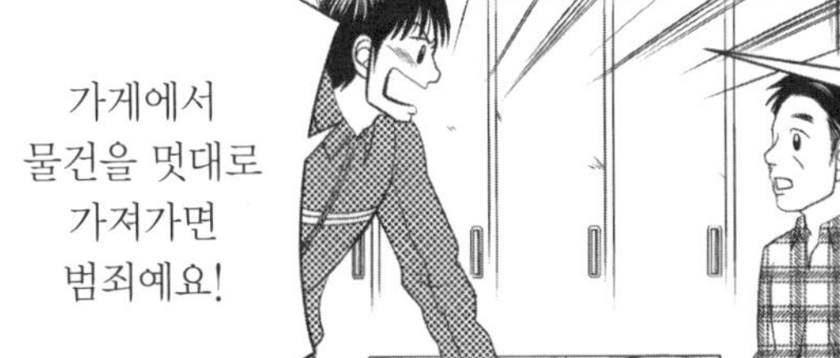
가게에서
물건을 멋대로
가져가면
범죄예요!
왜 그걸
모르는
겁니까?

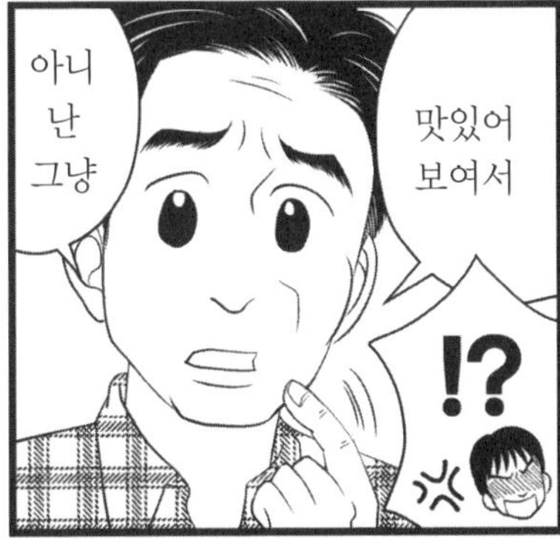
아니
난
그냥
맛있어
보여서
!?

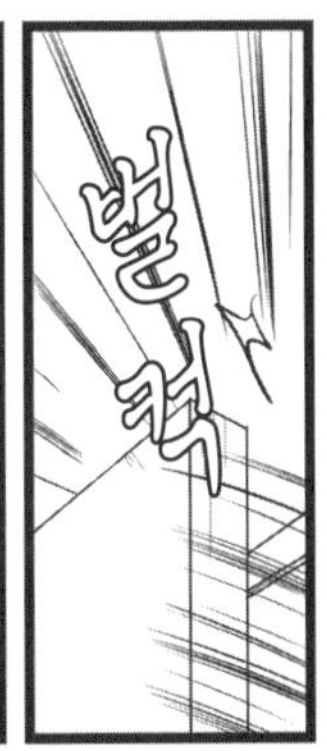
벌컥

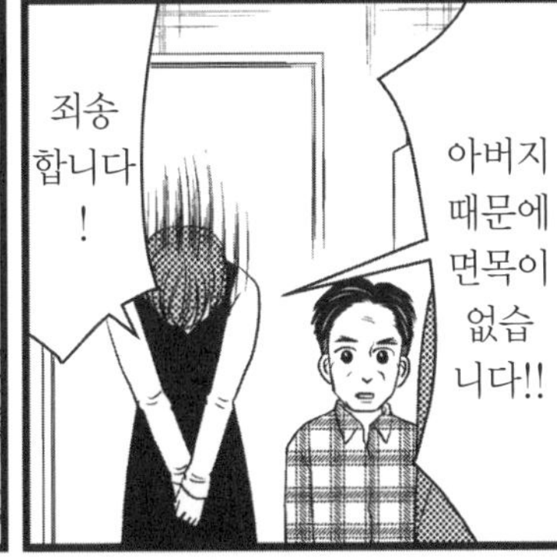
죄송
합니다
!
아버지
때문에
면목이
없습
니다!!

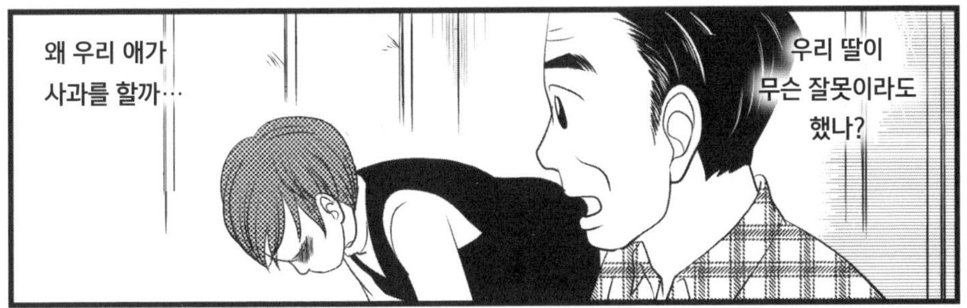
왜 우리 애가
사과를 할까…
우리 딸이
무슨 잘못이라도
했나?

고도의 판단·사고를 관장하는 전전두엽 피질*이 손상되면 반사회적인 행동을 할 수 있습니다

좀도둑질은 젊은이의 경범죄라는 이미지가 있습니다. 하지만 최근 몇 년간 노인의 좀도둑질 건수가 증가해 문제가 되고 있습니다. 일본 경시청[도쿄를 관할하는 경찰 조직-옮긴이 주] 조사를 보면, 2010년 좀도둑 검거에서 노인(65세 이상)이 차지하는 비율은 26%였는데, 2019년에는 40%를 차지하고 있습니다. 그 배경으로는 고령자 인구 증가와 빈곤으로 인한 생활고, 또 경제적인 어려움으로 식품을 훔치는 경우도 있었습니다.

하지만, 치매 증상으로 좀도둑질을 하는 사람도 있습니다. 우선 '전두측두엽치매'로 인한 좀도둑질입니다. 전두측두엽치매는 뇌의 전전두엽과 측두엽側頭葉·Temporal Lobe[뇌의 양쪽 측면에 자리하고 있으며, 언어나 소리의 인식, 기억을 담당한다-옮긴이 주] 부위가 위축되어 일어나는 것으로, 65세 미만의 비교적 젊은 남성에게 나타나기도 합니다. 전전두엽은 고도의 판단력, 사고력, 감정을 관장하고 있으며 이 부위가 위축되면 감정 조절이 어려워지고, 좀도둑질·무임승차·공격적 언행 등 반사회적 행동을 하기도 합니다. 알츠하이머치매와 달리 기억장애나 지남력장애 같은 증상은 두드러지지 않기 때문에, 치매라고 눈치채지 못한 사이에 좀도둑질에 이르는 경우도 적지 않습니다.

앞의 만화에서도, 계산을 하지 않고 가게 밖으로 나간 것을 본인도 알고 있지만 그게 나쁘다고 생각하지 않습니다. 좀도둑질한 것을 지적받아

* 전전두엽 피질前前頭葉皮質·Prefrontal Cortex: 대뇌 앞쪽에 자리한 전두엽의 앞부분을 덮고 있는 부위로, 충동을 억제하고 사회적 행동을 조율한다고 알려져 있다-옮긴이 주

도 태연자약하거나, 도리어 정색을 하거나, 뭐가 문제인지 모르겠다는 태도를 보입니다. 나쁜 짓을 했다는 의식이 없기 때문에 사죄를 표하는 일도 없습니다. 손자에게 과자를 갖다주겠다고 가게에서 물건을 가져가 버리는 등 치매가 있는 사람이 도둑질을 거듭해 재판에 이르는 사례가 종종 있습니다. **하지만 잊지 말아주세요. 이런 좀도둑질은 치매 증상 때문입니다. 체포해서 죗값을 치르게 하는 것보다는 돌봄을 통해 재범을 막는 것이 중요합니다.** 당사자를 비난하는 대신, 도둑질을 하지 않도록 보살펴 주세요. 물건을 살 때 같이 따라가서 돕고, 가게에서 이미 물건을 가져왔다면 얼른 가서 사정을 설명하고 물건값을 지불해 주세요.

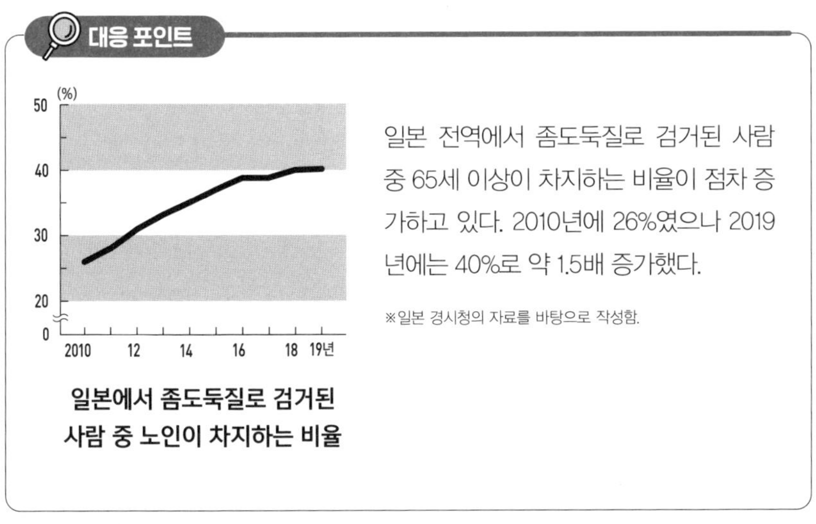

일본에서 좀도둑질로 검거된 사람 중 노인이 차지하는 비율

증상 11

계산대를 거치지 않고 상품을 가져가려고 한다

노인의 좀도둑질 ②

가족이나 요양보호사가 보는 세계

청춘마트

저희
엄마
때문에
!!
죄송
합니다!

엄마!
왜
도둑질을
해~
돈이
없었어?

지갑
있잖아

죄송해요
돈을
드릴 테니
제발
경찰에는
…

귀가 후

다시는
그러지
말아요
!!
쇼핑도
이제 내가
할 테니!!
미안…

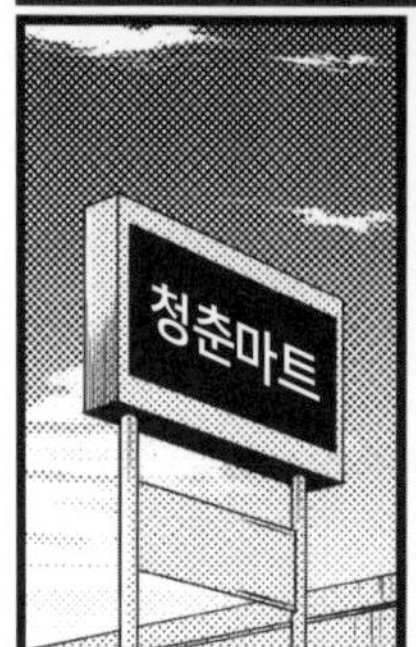

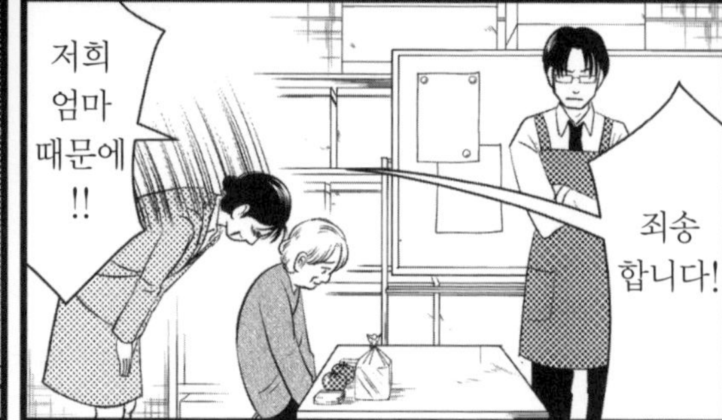

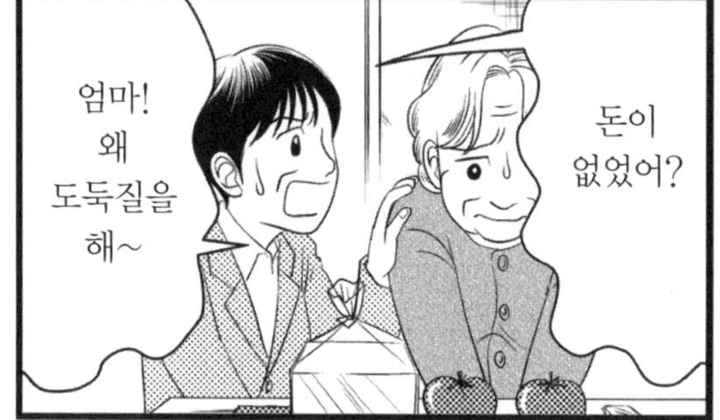

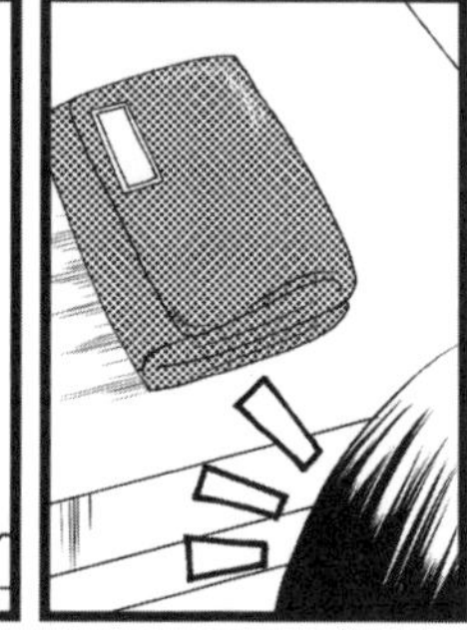

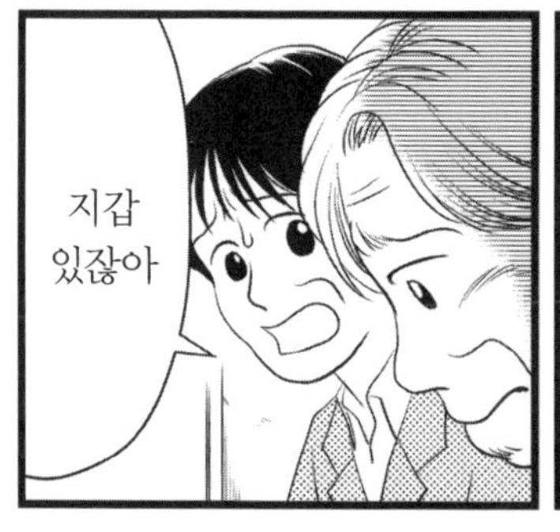

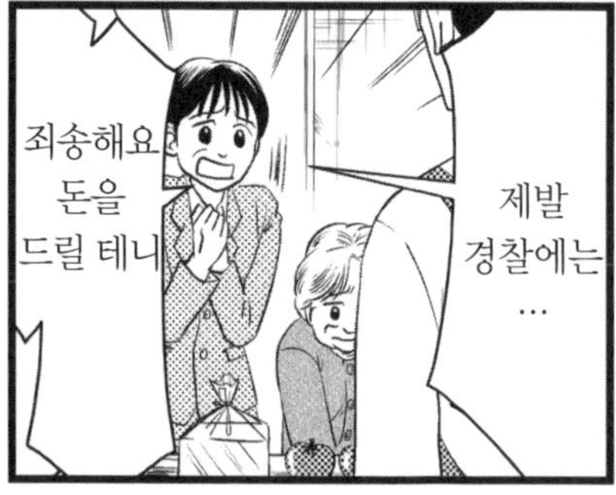

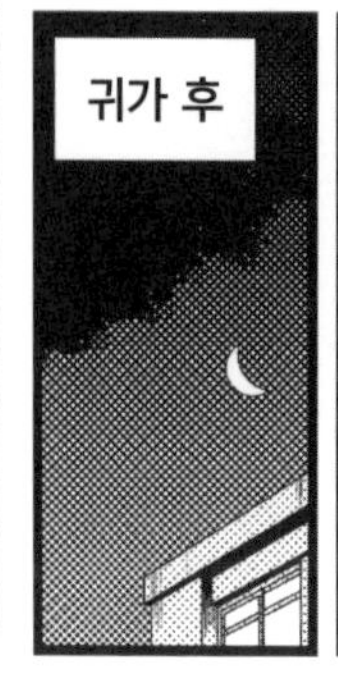

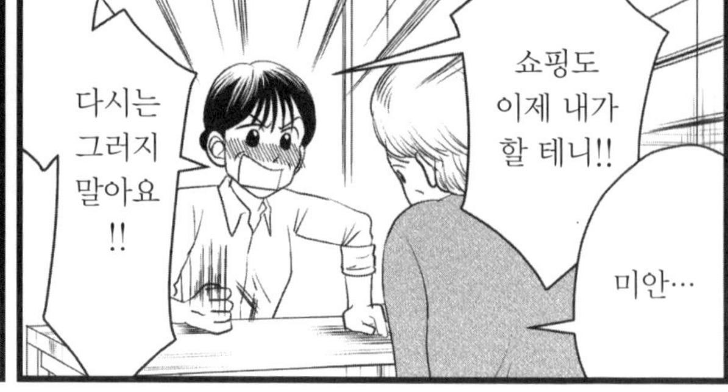

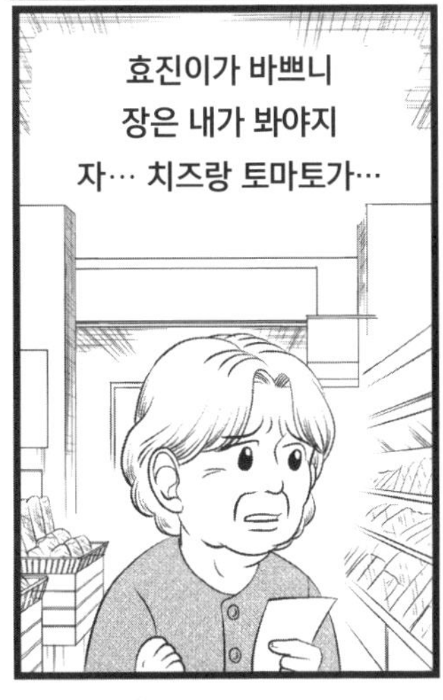
효진이가 바쁘니
장은 내가 봐야지
자… 치즈랑 토마토가…

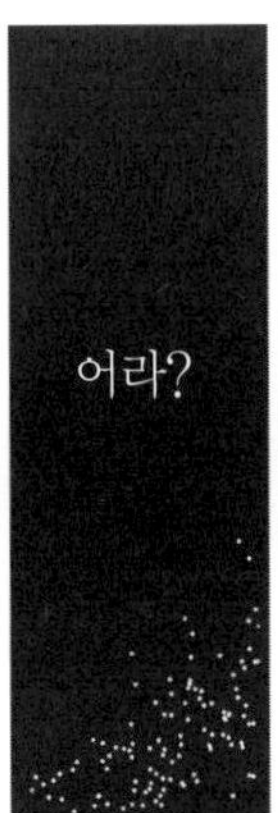
어라?

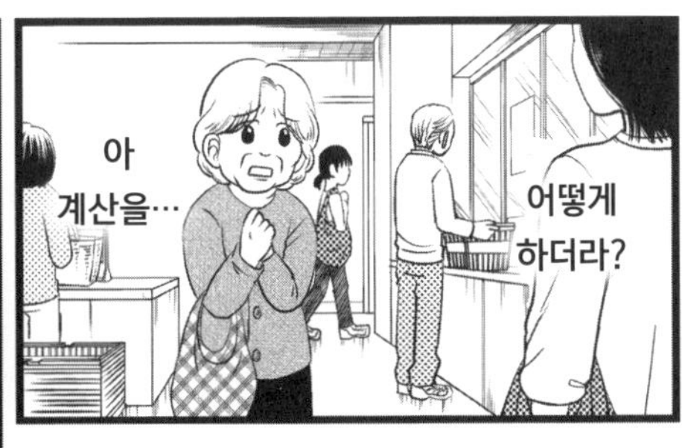
아
계산을…
어떻게
하더라?

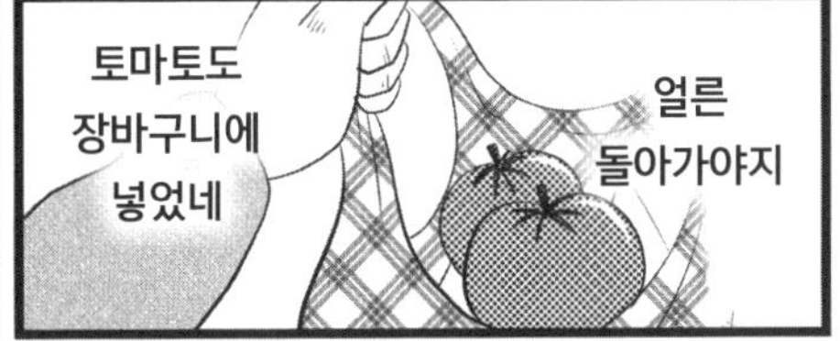
토마토도
장바구니에
넣었네
얼른
돌아가야지

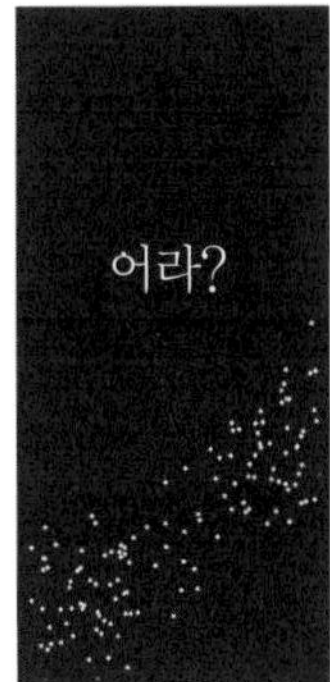
어라?

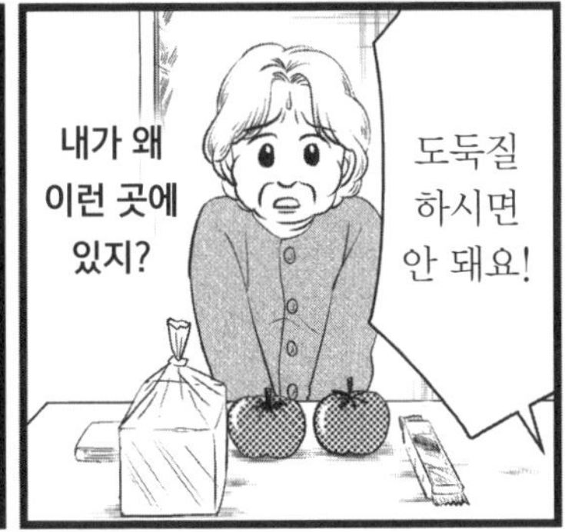
도둑질
하시면
안 돼요!
내가 왜
이런 곳에
있지?

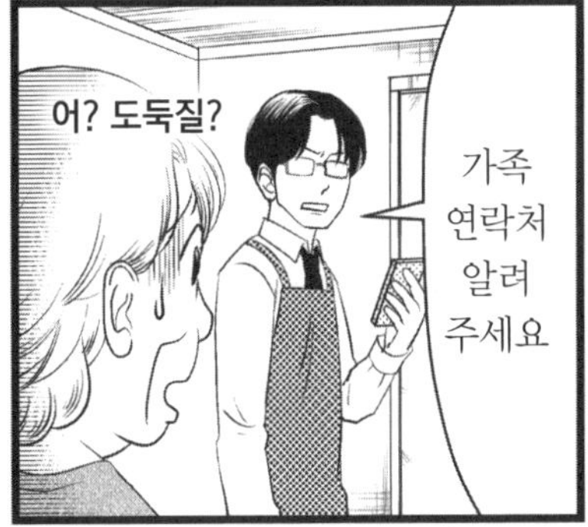
가족
연락처
알려
주세요
어? 도둑질?

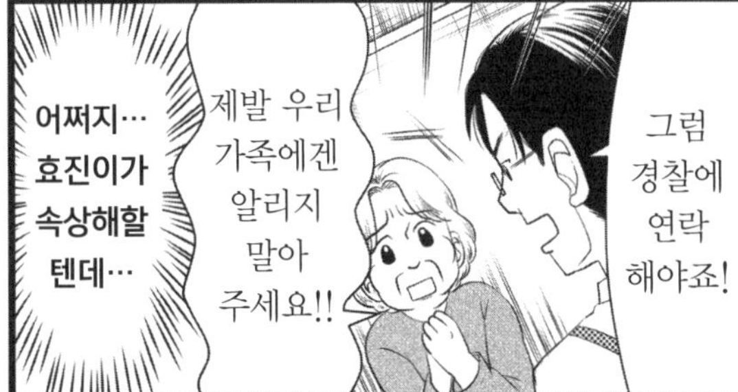
그럼
경찰에
연락
해야죠!
제발 우리
가족에겐
알리지
말아
주세요!!
어쩌지…
효진이가
속상해할
텐데…

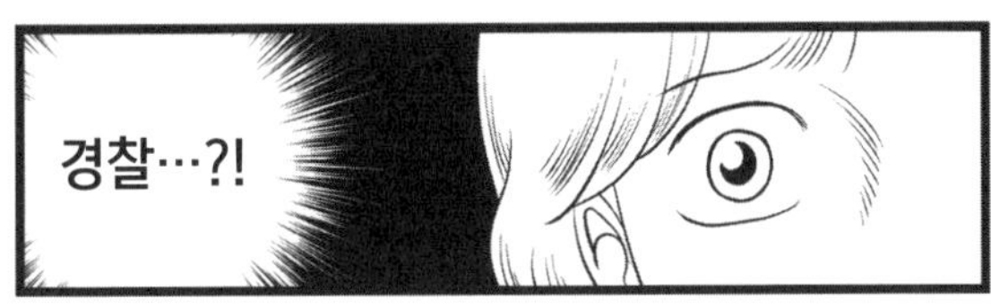
경찰…?!

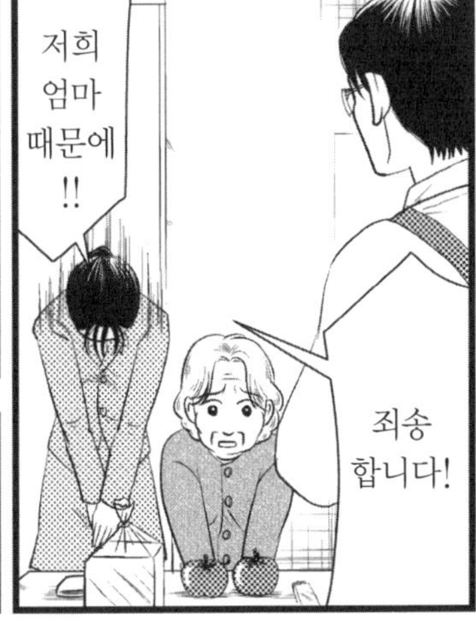
죄송
합니다!
저희
엄마
때문에
!!

매장에서 개인 장바구니를 들고 쇼핑하는 노인은 쇼핑 순서에 혼동이 오기도 합니다

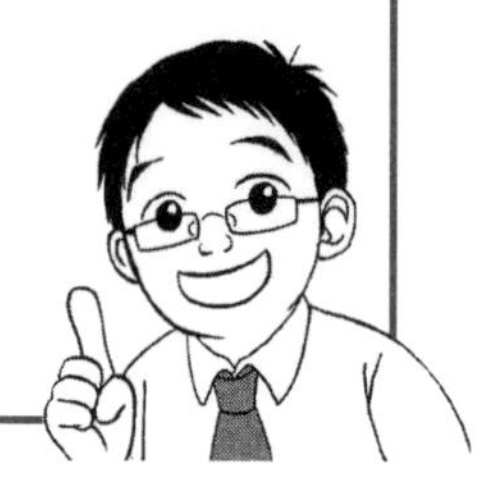

앞의 이야기는 쇼핑 중 매장 안에서 기억이 끊겨, 계산하지 않고 그대로 물건을 갖고 나갔다가 점원에게 걸린 사례입니다. 알츠하이머치매 증상 중에는, 절차대로 일을 수행할 수 없는 실행 기능장애가 있습니다. 실행 기능장애가 있으면 '상품을 고르고, 계산대를 통과하고, 계산한 상품을 들고 간다'와 같은 순서를 잘 알 수 없게 됩니다. 머릿속이 혼란스러워져 이따금 가격을 지불하는 걸 잊기도 하지요. 특히 비닐 봉투 지급이 규제돼 개인 장바구니를 사용하게 된 이후 쇼핑 도중 장바구니에 상품을 넣고 그대로 매장을 나오는 사례가 늘고 있습니다. 본인은 그럴 생각이 아니었다 해도 가게 쪽에서 보면 분명 도둑맞은 것이지요.

치매로 인해 도둑질을 하게 된다는 걸 아는 사람이 많지 않기에 가족끼리 대응하는 데는 한계가 있습니다. 그러니 우선 주변의 이해를 구하고, 치매가 있는 사람이 계산하지 않고 물건을 가져오면 가족은 얼른 매장으로 가서 물건값을 치르고 사정을 이야기합시다. 대형마트나 백화점이라도 사정을 이야기하면, 치매가 있는 사람이 방문할 때 쇼핑을 도와줄지도 모릅니다. 실행 기능장애가 있는 노인이 선불카드를 들고 가면 점원이 말을 걸고 도와줘서 혼자서도 쇼핑을 할 수 있게 되고, 계산하지 않고 물건을 가져오는 행동도 사라진 사례가 있습니다.

또한 노인이 좀도둑질을 하는 배경에는 사회적인 고립도 있다고 합니다. 배우자와의 사별이나 이별 후 고독감과 스트레스를 달래기 위해 좀도둑질을 시작해 상습화되기도 하지요. 혹시 좀도둑질을 통해 만족감이나 안도감을 느꼈다면 치매가 아니라 '병적도벽病的盜癖 · Kleptomania'이라는 마음의 병일 수도 있으니 이런 경우 정신과 등에서 진찰을 받고 전문의나 전문가의 치료를 받도록 합시다.

대응 포인트

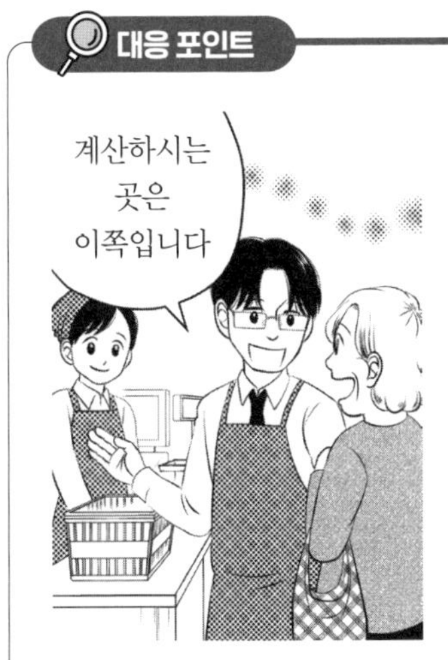

- ▶ 가족이 좀도둑질을 하면 직원에게 설명하고 물건값을 지불한다.
- ▶ 도둑질이 반복된다면 매장에 가족의 치매에 대해 이야기한 뒤, 정보를 공유하고 대책을 세운다.
- ▶ 쇼핑할 때 어려움을 겪으면 매장에 도움을 청해본다.

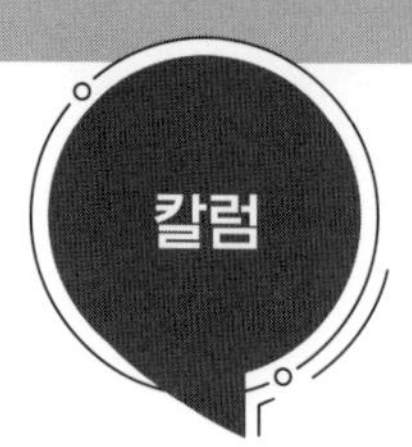

치매가 있는 사람을 돌보는 가족의 네 가지 심리적 단계

치매 돌봄이 시작되면, 배회(또는 '혼자 걷기')[배회는 목적 없이 돌아다닌다는 뜻이지만, 실제 치매 당사자는 목적을 갖고 걷는 경우가 많기 때문에 일본에서는 '혼자 걷기'라는 표현을 권장하고 있다-옮긴이 주]나 환각, 망상, 앞뒤가 맞지 않는 언행 등 치매로 인한 이해할 수 없는 증상 때문에 고민하게 됩니다. 가족들은 이에 당황하며 24시간 긴장을 풀지 못하고 심한 스트레스를 받게 되지요. 이렇게 치매가 있는 사람을 돌보는 가족이 겪는 심리 상황에 대해, 가와사키 사이와이클리닉의 스기야마 다카히로 원장은 아래와 같이 4단계로 정리하고 있습니다.

▶ 단계① '당황' '부정'

인지기능이 저하되면 가족의 이름을 모르게 되거나 음식 맛이 이상해지고, 간단한 작업에도 시간이 걸려 가족으로서는 '어라?' 하고 생각할 때가 많아집니다. 그리고 기이한 언행이 나타나면 당혹감을 느끼지요. '치매가 생겼을지도 몰라'라고 생각하다가도 '아니야, 그럴 리가 없어' '오늘은 어쩌다 컨디션이 나빴던 거야' 하고 부정하기에 이릅니다. 이 단계에서는 다른 가족이나 친척과 상담도 하지 못하고, 고립된 듯한 느낌으로 괴로워합니다.

▶ 단계② '혼란' '분노' '거절'

치매로 인한 알 수 없는 언행이 계속되고, 주위 사람들은 서서히 혼란스러워져 어떻게 대응해야 할지 모르게 됩니다. 설득과 설명에 이어 주의를 줘도 당사자의 이해할 수 없는 언행은 멈추지를 않고, 자신을 알아주지 않는다며 분노하기에 이릅니다. 그렇게 초조한 나날을 보내는 동안 심신은 피폐해지고 '이 사람만 없다면'이라는 생각이 들어 돌보기 싫어집니다. 이 단계가 정신적·신체적으로 가장 힘듭니다. 여기서 적절한 의료나 돌봄 서비스를 받지 않으면 치매 증상은 더욱 심해지고, 최악의 경우에는 학대에 이를 수도 있습니다.

▶ 단계③ '결단' '포기'

계속 설득하고 설명하고 화를 내도 수수께끼와 같은 언행이 호전되지 않으면, 이윽고 '치매니까 화를 내도 소용없어' '설명을 해도 더 악화되네' 하고 판단을 내릴 수 있는 단계에 진입합니다. 주의를 줘도 의미가 없다는 '체념의 경지'라고도 할 수 있지요. 치매에 대한 이해가 깊어지면서 점차 치매가 있는 사람을 대하는 방법을 알게 되기도 하고요. 단, 병세가 진행되면서 새로운 증상이 나타나기도 하고, 단계①②로 돌아가는 경우도 많습니다. 이렇게 ①~③단계를 반복하면서 ④단계로 넘어갑니다.

▶ 단계④ '수용'

최종적으로는 치매를 이해하게 됩니다. 마치 종교적 수행 끝에 깨달음에 이른 사람처럼 치매가 있는 가족을 있는 그대로 수용할 수 있습니다. 이 단계에 이르면 당사자의 어떤 언행도 받아들일 수 있고, 돌보는 사람의 마음도 평온해집니다.

치매 당사자를 돌보는 사람은 이와 같은 심리 단계를 경험합니다. 그 과정에서 격심한 스트레스를 겪으며 '돌보기 싫다' '가족이 밉다'고 괴로워하게 되지요. 그런 감정은 누구에게나 일어날 수 있습니다. 그러니 무엇보다 자신을 탓하지 말아주세요. 돌봄 서비스를 받고, 정보를 취합해서 치매를 깊이 이해해 봅시다. 단계③④로 옮겨가서 치매 당사자의 이해할 수 없는 언행에 적응하면 돌봄이 편해집니다.

치매 당사자의 가족이 겪는 심리적 단계

단계	심리	내용
단계 1	당황·부정	알 수 없는 언행이 늘어남. 다른 가족에게 털어놓지 못하고 고뇌하는 시기
단계 2	혼란·분노·거절	어떻게 하면 좋을지 혼란스러워하며 정신적·신체적으로 몰리는 시기
단계 3	결단·포기	'화내고 초조해 봐야 별수 없다'고 결단을 내리는 시기
단계 4	수용	치매가 생긴 가족을 있는 그대로 받아들이게 되는 시기

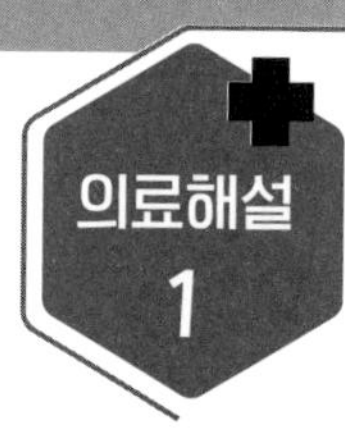

치매 증상·4대 치매·약물요법

– 엔도 히데토시

▶ 치매 증상

'치매'라는 말은 병명이 아닙니다. 원인이 되는 질병 때문에 후천적으로 뇌에 장애가 생겨, 인기지능[기억, 사고, 판단, 언어, 학습, 계산, 지남력 등 자립해서 생활하기 위해 필요한 주요 기능]이 저하되어, 사회생활·일상생활에 지장을 주는 상태를 통칭하는 표현입니다.

치매 증상은 크게 핵심 증상과 행동·심리증상 두 가지로 나눌 수 있습니다. 핵심 증상은 뇌의 위축이 직접적인 원인이 되어 일어나는 증상입니다. 치매가 생기면 누구에게나 나타날 가능성이 있지요. 한편, 행동·심리증상은 본인의 생활이나 인생, 환경 등에 좌우되므로 발현까지는 개인차가 있습니다.

이제, 각각의 증상에 대해 살펴봅시다. 대표적인 핵심 증상으로는 다음과 같은 것이 있습니다.

- **기억장애:** 기억력이 저하되면, 건망증이 늘고 새로운 것을 익히기 힘들어진다. 노화로 인한 기억장애는 체험 일부를 잊어버릴 뿐, 계기가 있으면 나중에라도 떠올릴 수 있을 때가 많지만 치매로 인한 기억장애는 체험 자체가 누락되어 떠올리기 어렵다는 점이 다르다.
- **지남력장애指南力障礙:** 시간·장소·인물에 대해 바르게 인식하기 어렵다.
- **실행 기능장애:** 절차를 마련하거나, 계획을 세우지 못해 일을 실행하기 어렵다.
- **판단력 저하:** 상황에 맞지 않는 행동을 하고, 정확한 판단을 내리는 게 어려워진다.
- **실행증失行症·행위상실증行爲喪失症:** 운동기능에는 장애가 없지만, 옷을 갈아입기나 도구를 사용하는 등 한 번 습득한 동작을 수행하기 힘들다.
- **실인증失認症:** 사물의 이름이나 원근감, 사람의 얼굴 등 다양한 것을 인식하는 데 어려움을 겪는다.

■ **실어증失語症**: 언어를 듣고 이해하고, 문자를 읽고 쓰고, 말하는 것이 어려워진다.

■ **계산불능증計算不能症**: 간단한 계산을 못 하게 된다.

행동·심리증상은 핵심 증상이 정신상태나 행동에 악영향을 끼치기 때문에 일어나는 2차 증상이며 종류로는 다음과 같은 것들이 있습니다.

■ **배회**: 산만하게 실내외를 돌아다닌다. 집에 찾아오지 못하기도 한다.

■ **폭언·폭력**: 주위 사람에게 큰소리로 욕하고, 때리고, 걷어차는 등 폭력을 휘두르기도 한다.

■ **망상**: 환각을 보기도 하고 일어나지 않은 일을 현실로 착각한다.

■ **돌봄 거부**: 목욕이나 옷을 갈아입을 때 가족이나 요양보호사의 손을 뿌리치거나 폭언을 한다.

■ **농변·실금**: 손에 묻은 변을 벽이나 수건에 문지르거나 화장실에 제때 도착하지 못해 실금을 함으로 바닥을 더럽힌다.

■ **우울감**: 의욕이 저하되어 잘 움직이려 하지 않는다. 증상이 심한 경우에는 우울증으로 판별되기도 한다.

■ **이식증**: 식품이 아닌 것을 입에 넣는다.

▶ 4대 치매

치매의 원인이 되는 질병은 70종류 이상으로 알려져 있습니다. 이 중 가장 대표적인 것이 알츠하이머치매이고, 여기에 혈관성치매, 루이소체치매, 전두측두엽치매를 더해서 '4대 치매'라고 합니다[우리나라는 치매 유형을 크게 알츠하이머치매, 혈관성치매, 그리고 기타로 나눈다. 2022년 중앙치매센터 자료에 따르면, 2020년 기준 65세 이상 추정 치매환자 중 알츠하이머치매는 75.5%, 혈관성치매는 8.6%, 기타가 15.8%였으며, 성별에 따른 환자 수는 여성이 62.3%, 남성이 37.7%로 여성이 남성보다 훨씬 많은 것으로 나타났다-옮긴이 주]. 4대 치매는 각각 장애를 일으키기 쉬운 뇌의 영역이 다릅니다. 그에 따라 증상이 나타나는 방식이나 변화되는 생활상도 다르지요. 각각의 특징을 정리해 봅니다.

■ **알츠하이머치매**: 뇌신경 세포에 아밀로이드 베타라는 단백질이 축적된 노인성 반점

Senile Plaque이 생겨, 단기기억을 담당하는 해마 부위부터 점차 위축된다. 초기부터 기억장애나 지남력장애가 나타나며 10년 이상에 걸쳐 천천히 진행되다가, 나중에는 천천히 옷을 갈아입거나 식사를 하는 등의 일상생활수행능력도 어려워진다. 70세 이상의 여성에게 많이 나타나며 전체 치매의 약 67%를 차지하는 것으로 알려져 있다.

- **혈관성치매:** 뇌혈관이 막히거나 파열하는 뇌졸중[뇌경색·뇌출혈·지주막하출혈 등의 총칭]에 의해 일어나는 치매로, 장애가 생기는 곳과 그렇지 않은 곳이 섞여 있어서 '얼룩 치매'라고도 불린다. 알츠하이머치매와 함께 나타나는 것도 자주 볼 수 있으며 전체 치매의 약 19%를 차지한다.
- **루이소체치매:** '루이소체'라는 병변이 대뇌피질에 생겨, 신경전달물질의 일종인 도파민이 부족해져 일어난다. 초기부터 환시나 망상 같은 정신 증상이나, 근육이 굳어 동작이 느려지는 파킨슨 증상이 두드러지는 것이 특징이다. 기억장애, 지남력장애, 판단력 저하도 나타나지만 알츠하이머치매만큼 증상이 현저히 드러나지는 않는다.
- **전두측두엽치매:** 고도의 판단과 사고, 감정을 관장하는 전두엽이나 언어나 소리의 인식·기억을 담당하는 측두엽이 위축되어 일어나는 치매로, 기억장애나 지남력장애는 그다지 나타나지 않는다. 한편 성질이 급해지거나 도둑질·무임승차·공격적인 언행 등 반사회적인 행동을 하기 때문에 돌보기 어려운 치매이기도 하다. 또 상동행동常同行動이라고 하는, 매일 같은 패턴의 행동을 되풀이하는 증상도 나타난다.

▶약물요법

현재 치매를 근본적으로 치료하는 약은 개발되지 않았습니다. 하지만 증상의 진행을 늦추고, 안정된 생활을 할 수 있도록 약물요법을 시행하고 있습니다. 주로 알츠하이머치매, 루이소체치매에 대해 시행하고 있으며[국내에서도 사용 중-옮긴이 주] 일본에서는 도네페질Donepezil, 갈란타민Galanthamine, 리바스티그민Rivastigmine, 메만틴Memantine 이렇게 약 4종의 약을 사용합니다.

도네페질, 갈란타민, 리바스티그민 3종은 아세틸콜린에스터레이스 억제제(AChEIs Acetylcholinesterase Inhibitors)라고 부릅니다. 알츠하이머치매는 기억 전달물질인 아세틸콜린의 감소가 일어나기 때문에, 그 감소를 조금이라도 억제하여

기억력 저하를 막으려는 약입니다. 이중에서 도네페질과 갈란타민은 먹는 약이지만, 리바스티그민은 패치로도 나와있습니다. 먹는 약은 본인이 먹는 걸 잊거나 삼키는 힘이 약해지면 복용이 어려워지는 단점이 있지만, 붙이는 패치 형태는 그럴 염려가 없습니다. 리바스티그민은 효과도 무난하고 '사용하기 편하다'는 평가를 받고 있습니다. 메만틴은 신경세포를 보호하고 신경세포 간에 정보 전달이 잘 되도록 돕는 약으로, 중등도 치매와 중증 치매인 사람에게 사용됩니다. 신경세포를 보호한다는 의미에서는 다른 약보다 강력하며, 증상이 악화되지 않도록 도와줍니다. 현재는 이 4종을 조합, 선택해 사용하도록 권장하고 있습니다. 단, 약물요법은 식욕부진, 구토 외에도 쉽게 분노하고 배회나 폭력이 심해지는 부작용도 보고되고 있다는 것을 기억해 두시길 바랍니다.

또한 예전에는 배회와 폭언·폭력 등의 행동·심리증상이 심할 때 안정제, 진정제를 처방했지만 노인에게 투여하면 사망이나 낙상, 골절의 위험이 높아질 수 있기 때문에 요즘은 돌봄이나 재활 등의 치료법을 우선하도록 하고 있습니다. 치매 진단을 받더라도 적절한 돌봄과 약물요법을 실시함으로써 인지기능 저하를 막고 경도 상태를 오래 유지할 수 있습니다. 혹시 건망증 때문에 걱정되시는 분들이 있다면 뇌신경외과나 신경과 전문의에게 상담을 받아보시길 바랍니다.

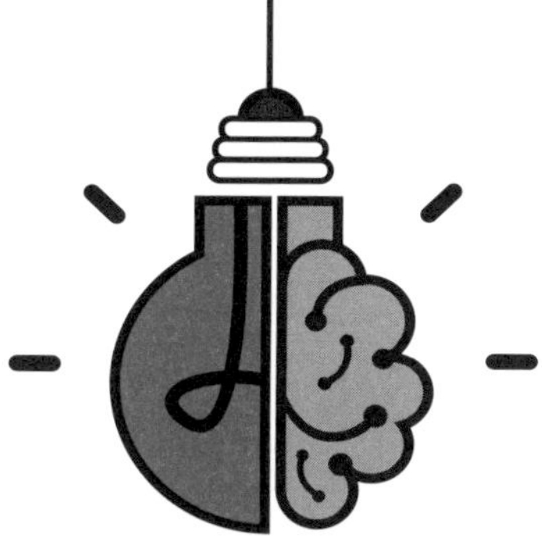

제 2 장

팬데믹 경험에서 배우기!

_ 코로나 사태 속 「치매로 인해 곤란했던」 사례 모음

「새로운 생활양식」은 치매가 있는 사람에게 부담이 크다

코로나바이러스 감염예방을 위해 손소독과 마스크 착용 철저히 하기 등 우리 주변에는 새로운 생활양식이 도입되었습니다. 시설에서도 면회와 외출이 제한되고, 가림막이 설치되는 등 다양한 변화가 있었습니다. 이러한 변화 속에서 시설에서는 불안한 눈으로 직원을 바라보는 이용자들이 많아졌습니다. 치매가 있는 사람은 생활이 바뀌면 몸과 마음에 큰 타격을 입습니다. 우리는 시각·청각·촉각·후각·미각이라는 오감을 이용해 새로운 환경에 적응하는 것이 어렵지 않습니다. 이사한 새집에서 방의 위치와 가구, 도구 사용법 등을 학습하는 것처럼 말이지요.

하지만 치매가 있는 사람은 새로운 것을 기억하고 학습하는 것에 어려움을 겪습니다. 익숙한 환경에서는 인지기능이 떨어지더라도 직관이나 본능에 의지해 생활할 수 있지만, 환경이 달라지면 새롭게 학습해서 환경에 적응하는 것이 어렵고, 불안이 심해져 인지기능이 더욱 저하되며, 우울증이 생기기도 합니다. 요양 시설에서는 저녁이 되면 집으로 돌아가려는 입주자가 많이 보입니다. 직관과 본능으로 생활할 수 있는 익숙한 환경에 마음이 놓이기 때문이겠지요.

치매가 있는 사람은 새로운 환경에 적응하기 어렵다

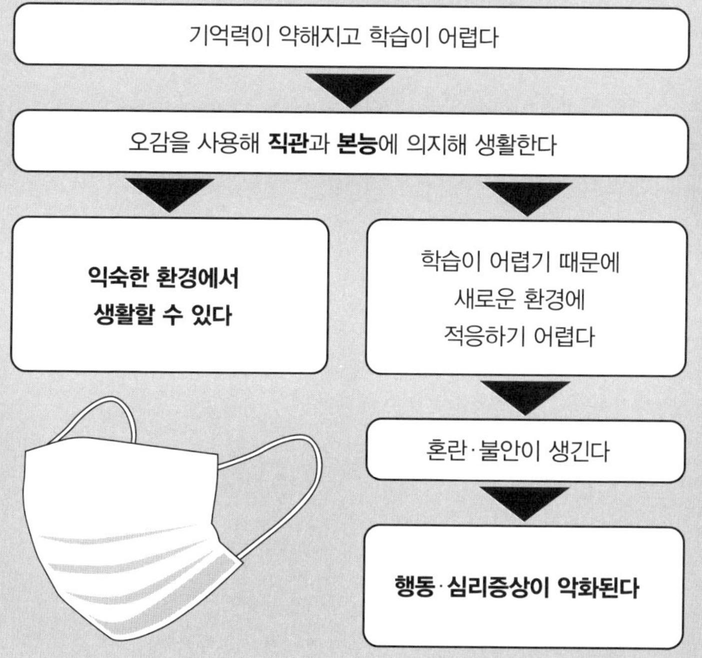

치매 돌봄에서는 대상자의 손을 만지는 등 적절한 스킨십으로 안도감을 주는 것이 효과적이지만, 감염예방 차원에서 신체접촉은 삼가게 되었습니다. 접촉 후 바로 손을 씻으면 감염 위험을 최소한으로 줄일 수 있다고 생각하지만, 요양 시설에서 매번 그렇게 하기도 어려운 것이 현실입니다. 감염예방이 중요한 것은 말할 것도 없습니다. 하지만 치매가 있는 사람이 그로 인해 몸과 마음에 타격을 입었다는 것도 잊어서는 안 됩니다.

팬데믹으로 달라진 생활양식은 치매가 있는 사람에게 어떤 변화를 불러왔을까요? '돌보는 사람이 보는 세계'와 '치매가 있는 사람이 보는 세계'를 네 컷 만화로 비교하며 살펴봅시다.

사례 1

마스크를 쓰지 않고 씌워도 바로 벗는다

코로나 사태로 외출할 때나 이야기 나눌 때, 감염예방을 위해 마스크를 착용하게 되었습니다. **그러나 치매가 있으면, 코로나 감염 확산을 막기 위해 애쓰는 상황을 이해하지 못하고 마스크를 왜 써야만 하는지 모를 때가 많습니다.**

감기에 걸린 것도 아닌데 마스크를 쓰니 답답하고 성가시겠지요. 처음에는 착용하더라도, 착용해야 하는 이유를 도중에 잊어버리거나, 위화감이 들어서 벗어버리는 사람도 있습니다. '마스크를 쓰고 계실 수 없는 분은 주간보호 등 돌봄 서비스 이용을 자제해 달라'고 해서 곤란했던 가정도 많았습니다.

대응 포인트

'신종 코로나바이러스감염증'이라는 생소한 단어로 설명해도 이해시키기 어렵다. '무서운 감기가 유행하고 있다' '독감 예방을 위해서' 등 치매가 있는 사람이 알고 있는 쉬운 표현으로 설명하면 납득하기도 한다.

돌보는 사람이 보는 세계

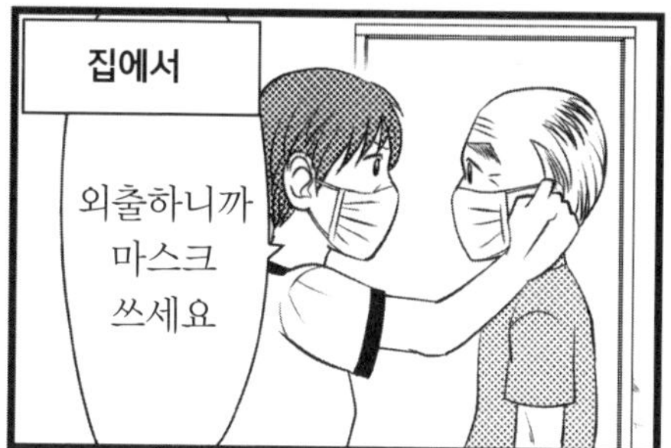

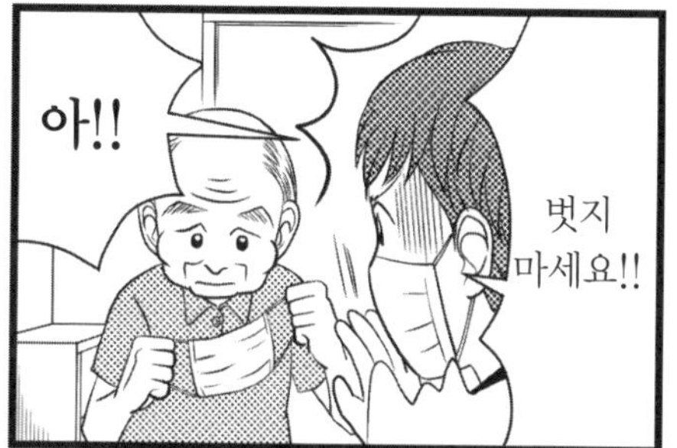

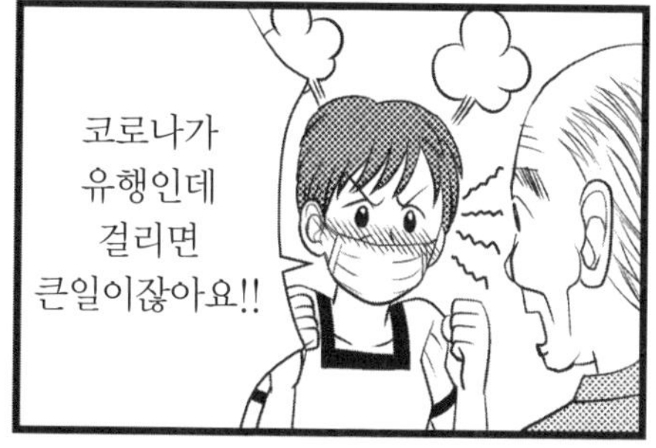

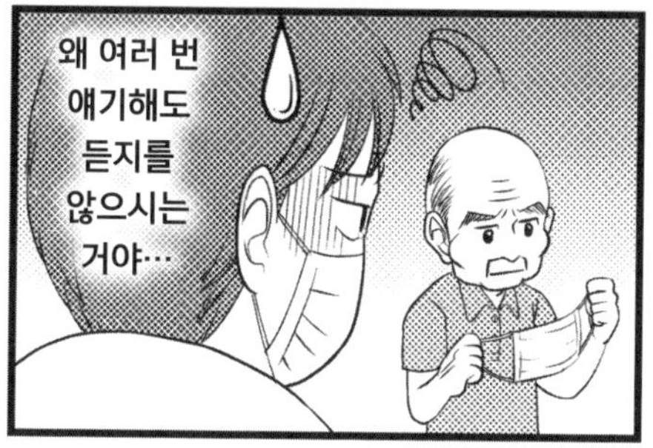

치매가 있는 사람이 보는 세계

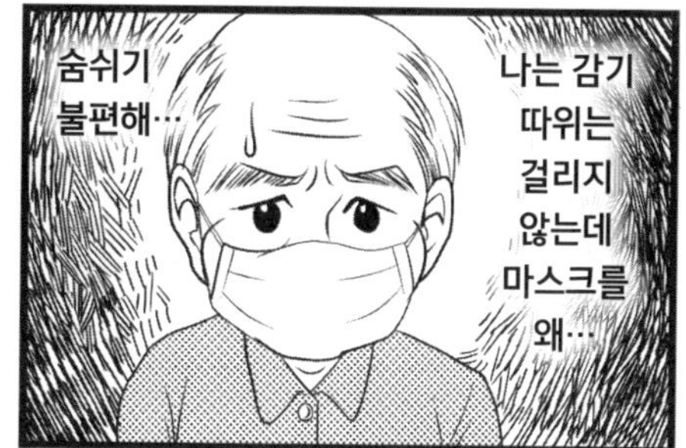

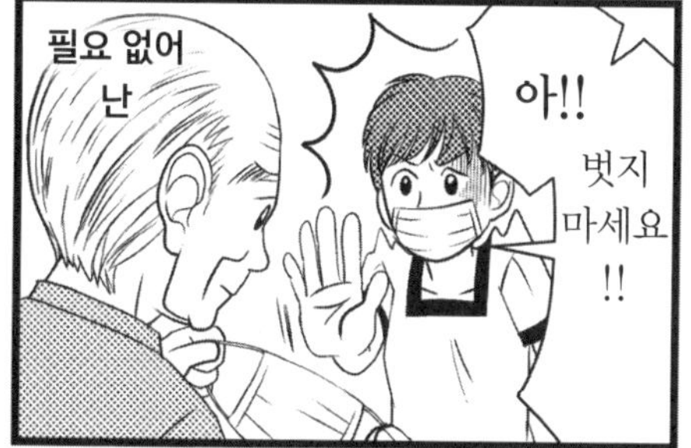

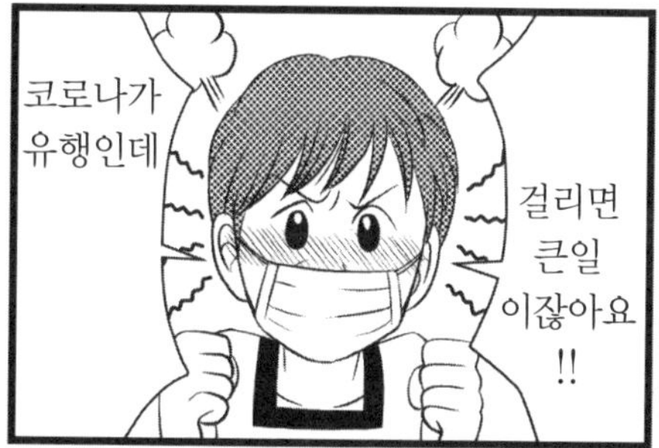

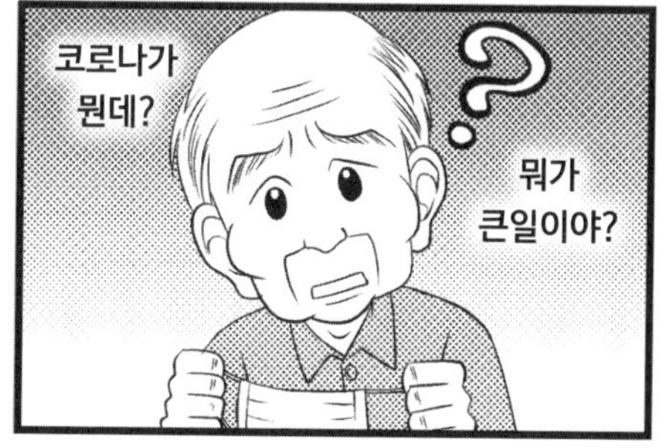

사례 2

마스크 때문에 의사소통이 어렵다

마스크 착용은 새로운 생활양식 중에서도 특기해야 할 커다란 변화입니다. 감염 확대를 막기 위해 시설에서도 요양보호사가 반드시 마스크를 착용하게 되었습니다. 문제는 마스크 때문에 요양보호사의 표정이 잘 보이지 않거나 소리가 잘 들리지 않게 된 것입니다.

치매가 있는 사람과의 의사소통에서는 '어떻게 말을 건네느냐' 하는 것이 매우 중요합니다. **사실 치매가 있는 사람은 언어 못지않게 표정이나 말투에 영향을 받습니다**. 마스크 때문에 얼굴이 반 이상 보이지 않으면 요양보호사가 화난 것처럼 보일 수 있어서, 치매가 있는 사람은 불안해집니다. 그러면 인지기능이 계속 저하되거나, 의사소통 자체를 피하게 될 수도 있으니, 이럴 땐 다음과 같이 대응하는 게 좋습니다.

대응 포인트

치매가 있는 사람과 대화할 때는 천천히 정확하게 이야기하고 웃을 때는 눈을 가늘게 접으며 확실하게 표정을 지어주도록 하자.

돌보는 사람이 보는 세계

치매가 있는 사람이 보는 세계

시설에서
달각
아! 김옥자님

치우지
않으셔도 돼요

어?
죄송해요 잘못했어요

왜 이렇게 사과하시는 거지…?
그런 게…

다 먹었으니 치워야지
달각
아! 김옥자님

치우지
않으셔도 돼요

어?
화났나?
내가 해서는 안 될 일을 했나?

어?
죄송해요 잘못 했어요
왠지 무서워…

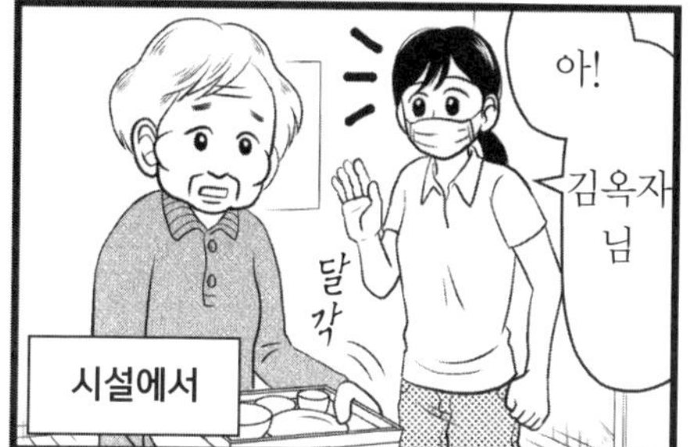

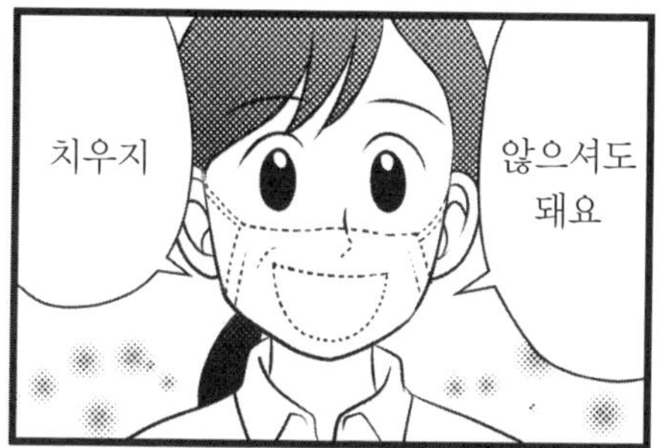

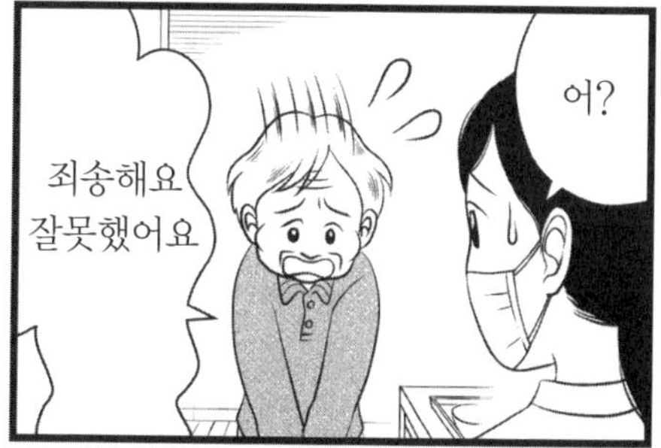

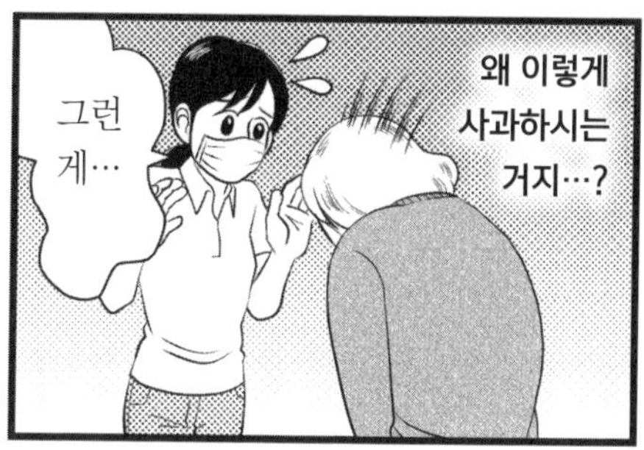

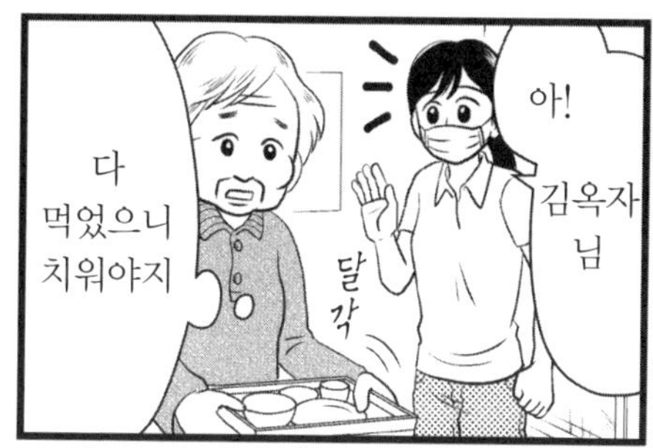

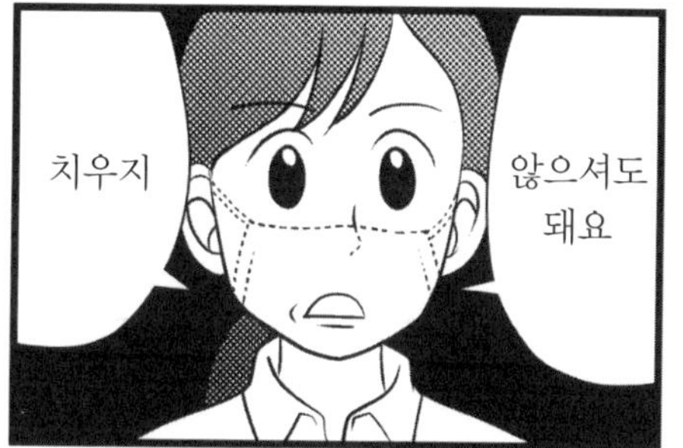

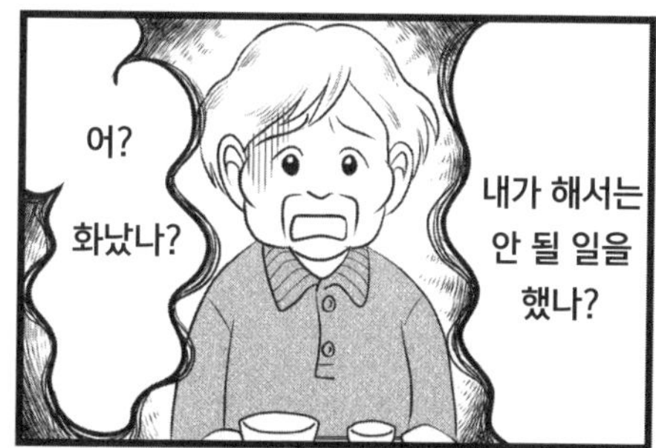

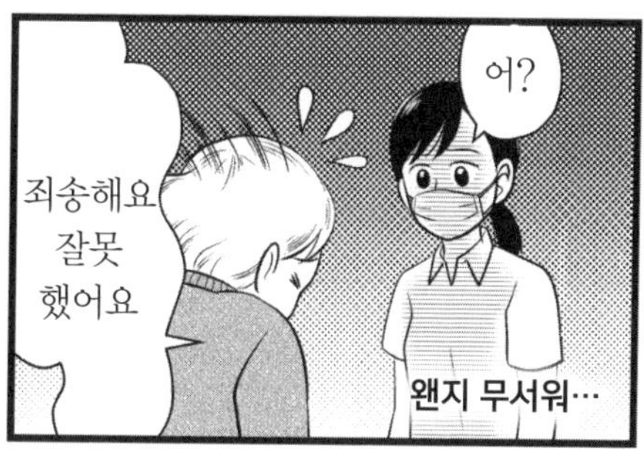

사례 3

행동반경이 좁아지니 사소한 일로 짜증이 난다

코로나로 인해 원격으로 일하는 사람들이 늘면서, 가족들 역시 치매가 있는 사람과 함께 보내는 시간이 길어졌습니다. 그러다 보니 여유가 사라지고, 치매가 있는 사람, 돌보는 사람 모두 스트레스가 쌓이게 되었지요. **돌보는 사람이 한숨을 쉬거나 어조가 강해지면, 치매가 있는 사람도 반발해서 짜증을 내고 맙니다. 돌보는 사람에게는 치매가 있는 사람이 사소한 일로 짜증을 내는 것처럼 보일 수도 있지요. 하지만 치매가 있는 사람은 주위 사람의 태도와 기분에 매우 민감해서 한숨이나 말투에도 상처를 입습니다.**

치매가 있는 가족을 열심히 돌보면서 거리두기도 하고 집에서 일도 하고 있는데, 불만을 들으면 무척 괴롭겠지요. 그럴 땐 다음과 같이 대처해 주시면 좋겠습니다.

대응 포인트

짜증이나 스트레스가 쌓이면 서로 적당히 거리를 두고 떨어져 보는 것도 좋다. 또, 다른 가족이나 친척에게 돌봄 고민을 공유하고, 지역 치매안심센터에 가서 상담도 받도록 하자[국내에서는 중앙치매센터에서 24시간 운영하는 치매상담콜센터를 이용할 수 있다 – 옮긴이 주]. 상담을 받으면 지금 자신이 무엇 때문에 짜증스러운지 정리할 수 있다. 돌봄 서비스를 이용해 휴식을 취하는 것도 매우 중요하다.

돌보는 사람이 보는 세계

집에서
날마다 거리두기
친구도 못 만나고 이래저래 스트레스가 쌓이네
한숨

밥 안 주냐?
지금 해요!
아버지도 짜증을 내니 피곤해…

자… 이 버튼은 …
됐어요!
한숨
아버지는 안 하셔도 돼요!

너 부모한테 말투가 그게 뭐냐!
뭐라구요? 내가 얼마나 고생하고 있는데!

치매가 있는 사람이 보는 세계

밥 안 주냐?
지금 해요!
윤경이가 요즘 짜증을 내…

그래 밥 정도는 내가 하자
자… 이 버튼은 …
어떻게 하는 거지?

아버지는 안 하셔도 돼요!
뭐야 한숨이나 쉬고
한숨

매일 쏴대면서 날 바보 취급하고
너 부모한테 말투가 그게 뭐냐!

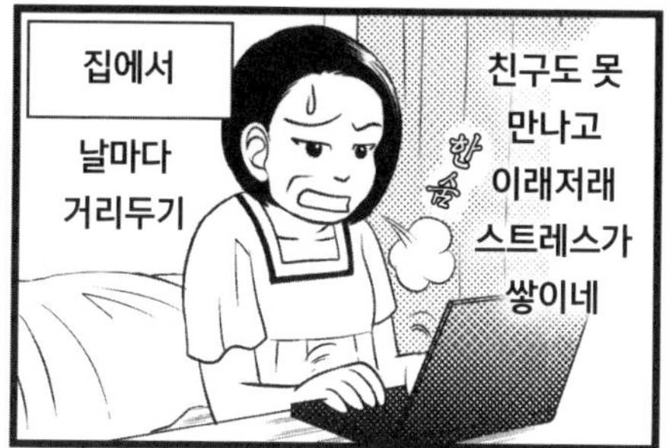

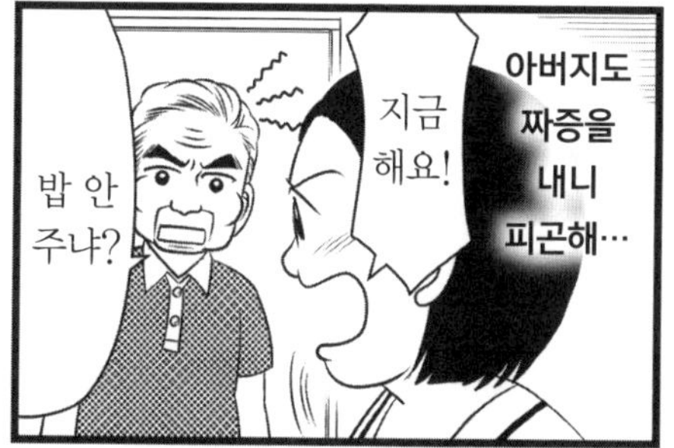

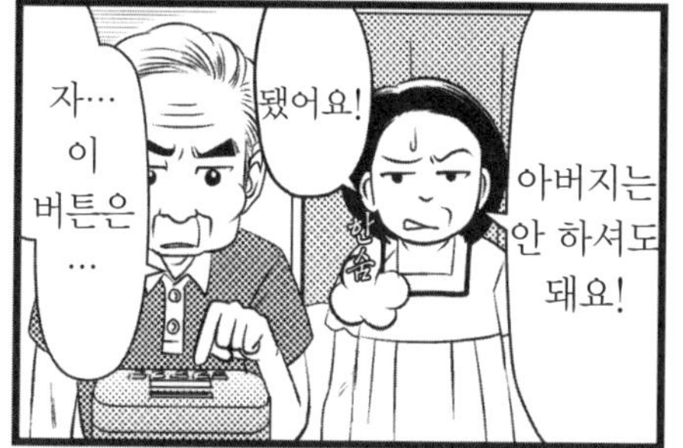

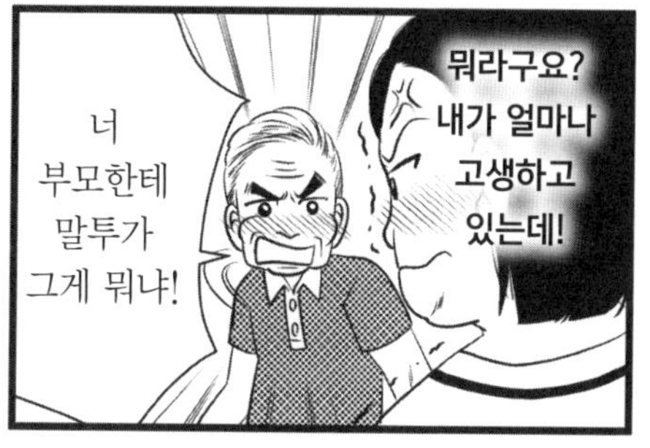

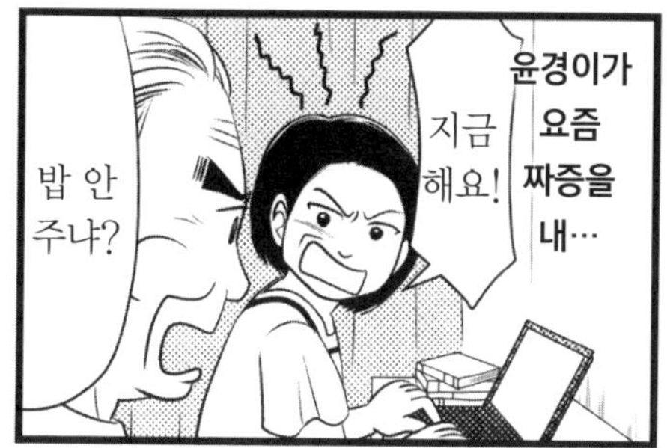

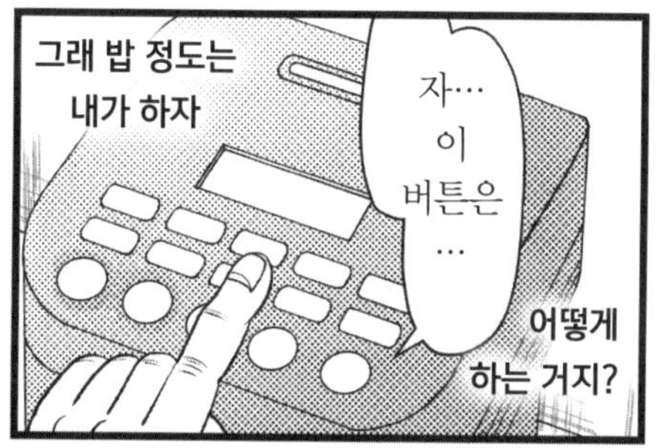

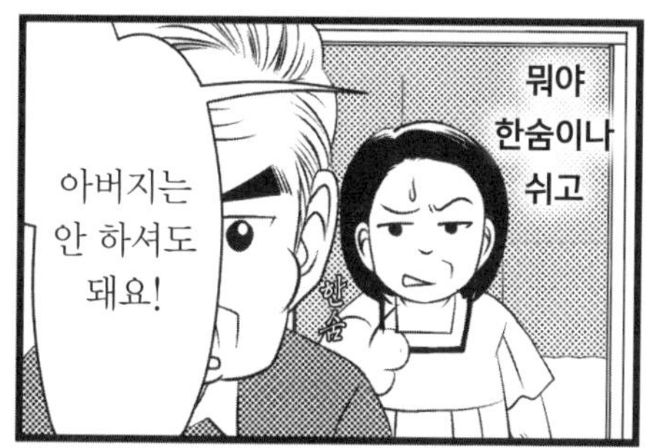

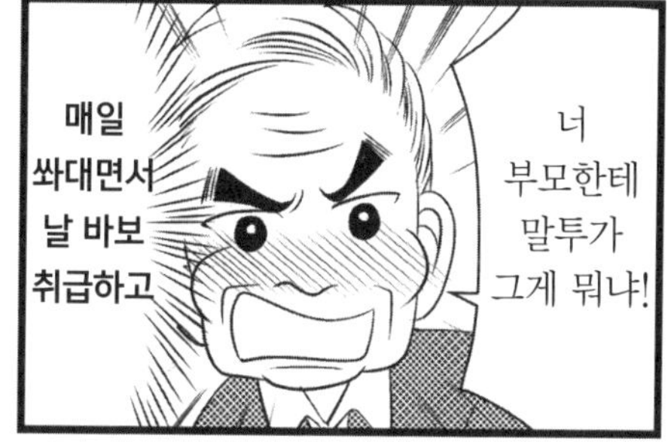

사례 4

「살아있어 봐야 소용없다」고 울어버린다

사람과 만나 즐겁게 이야기하면 뇌에 자극도 되고 생기가 돕니다. 하지만 코로나 사태로 주간보호센터나 관련 프로그램이 잇달아 중지되면서 치매가 있는 사람들 또한 교류가 줄고, 사회적으로 고립돼 우울감에 빠지는 일이 늘었습니다.

주위에 작은 일로 심하게 울적해하는 사람을 보면 당황스러울 수 있습니다. 하지만 치매가 있는 사람은 본래 자신이 남에게 도움이 되고 있다는 느낌이 부족하고, 불안해지기 쉽다는 것을 기억해야 합니다. **외출의 기회가 줄어 생기와 의욕을 잃으면, 불안감이 늘거나 불면증이 생기기 쉽습니다. "살고 싶지 않다" "빨리 죽고 싶다"라며 눈물을 흘리고 우울감이 한층 심해지는 것도 흔히 있는 일입니다.** 그밖에도 외출이 줄어드니 운동기능이 저하되는 것도 문제입니다.

대응 포인트

치매 당사자를 돌보는 가족으로서는 가슴 철렁할 소리이지만, "바보 같은 소리 하지 마" 하고 그대로 관심을 돌려버리면 치매가 있는 사람에게는 부정당한 기분만 남게 된다. 대화를 늘려서 괴로운 심경에 귀를 기울여 주도록 하자.

돌보는 사람이 보는 세계

치매가 있는 사람이 보는 세계

신종 코로나 감염자 수가 늘면서
오늘 모임은 쉽니다
많은 프로그램이 중지 되었습니다

그러던 어느 날
예?
살아봤자 소용없어

나 따위 아무 도움도 안 되고
왜 그러세요?

어쩌면 좋지…
엄마
코로나 사태 이후 계속 이런 상태

요즘 통 밖으로 나가질 않네…

제가 할 테니 앉아 계세요!
집에 있어도 짐만 되고 …

이제 다들 날 잊었겠지?
전엔 친구들도 만나고 즐거웠는데

나 같은 건 없어지는 게…
폐만 끼칠 뿐이야

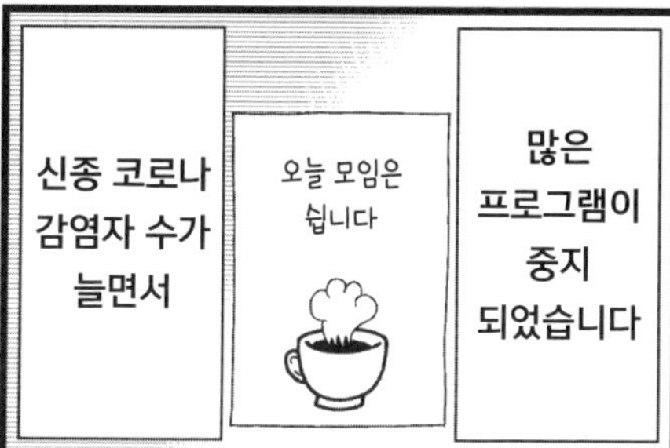

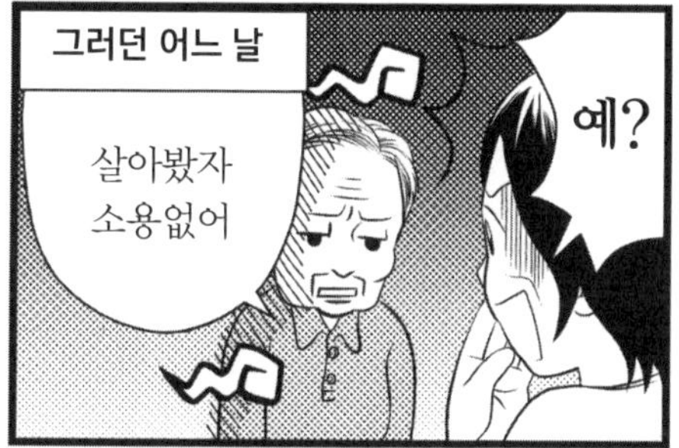

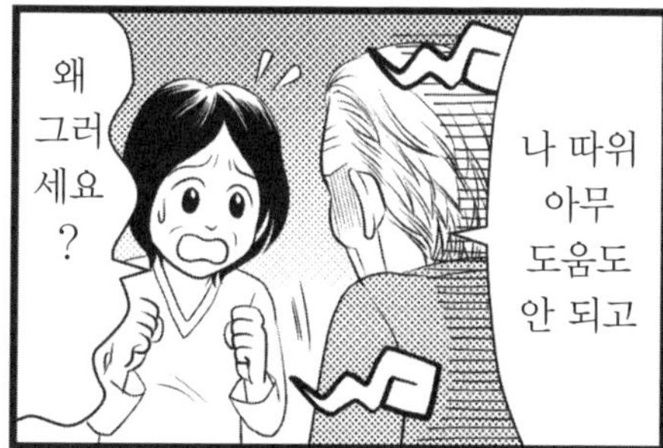

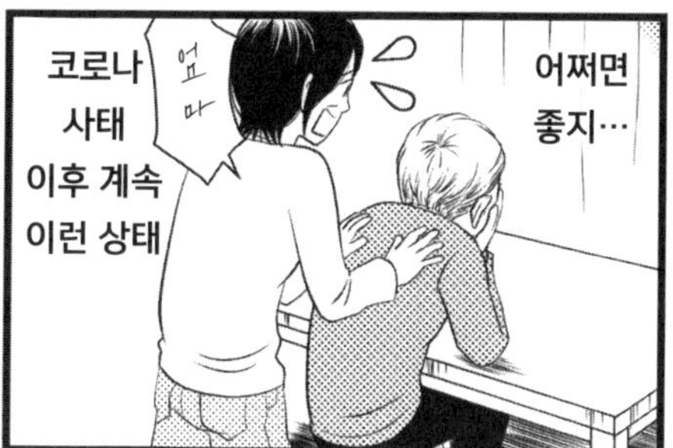

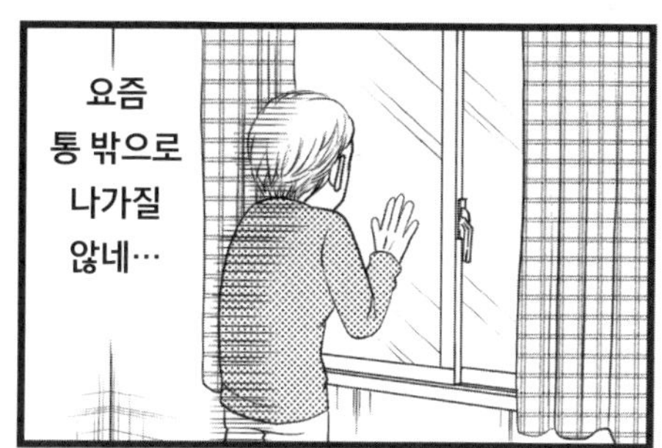

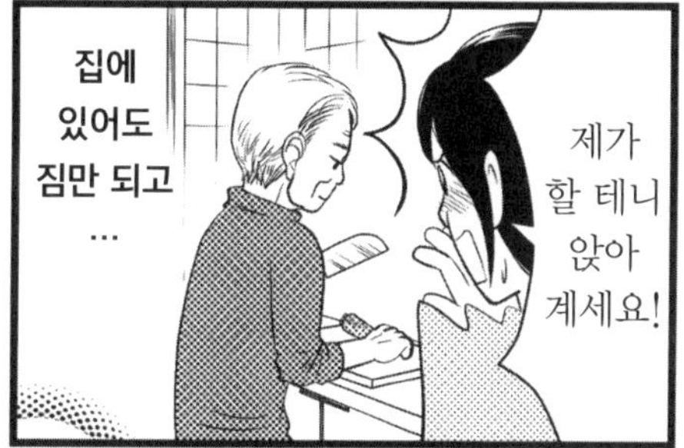

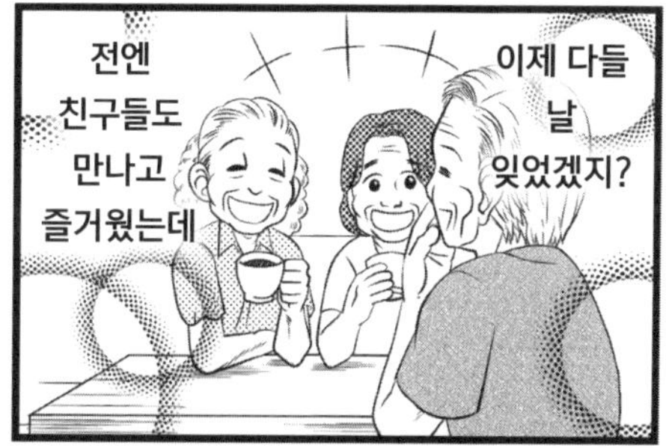

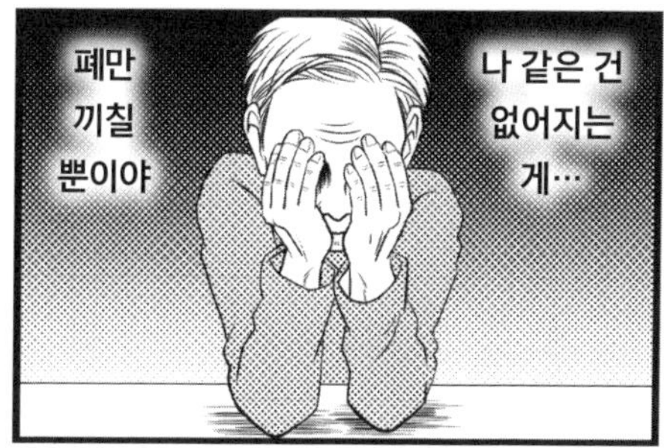

사례 5

감염예방을 위한 가림막에 자꾸 부딪친다

신종 코로나바이러스는 비말감염[감염자의 침이나 콧물 등이 다른 사람의 입과 코로 들어가 일어나는 감염-옮긴이 주] 가능성이 큽니다. 그래서 시설에서는 식탁 등에서 비말감염을 막기 위해 투명한 가림막을 설치했습니다. 여러분도 한때 음식점이나 회의실 등에 설치된 투명한 가림막을 보셨을 겁니다. 그리고 시간이 지나면서 점차 적응을 하셨겠지요.

하지만 치매가 있는 사람은 새롭게 도입된 양식에 익숙해지려면 시간이 걸립니다. 더욱이 투명한 가림막을 인식하는 것이 쉽지가 않지요. 치매 당사자가 팬데믹 상황을 이해하지 못할 경우 왜 이런 곳에 투명한 판이 있는지 알 수 없습니다. 설명을 들어도 기억하기 어렵고요. 손을 뻗어 가림막 너머의 물건을 잡으려다 부딪치는 사람이 늘자, 시설에서는 다음과 같이 대응했습니다.

대응 포인트

가림막에 구분되는 테이프를 붙이거나, 옅게 색을 입혀서 치매가 있는 사람이 '가림막이 있다'고 인식할 수 있도록 조치하자.

돌보는 사람이 보는 세계

치매가 있는 사람이 보는 세계

시설 안에서
쾅
아얏!

왜 이런 데
가림막이
있어!!
죄송해요!
코로나
감염을
막으려고
설치했어요

저녁 시간
쾅
아얏!

죄송해요
코로나
감염예방
…
자꾸
부딪치시는데
어쩌면 좋지?

콧물이
나네
티슈가…
있다!

쾅
아얏!

저녁 시간
간장이
…
쾅
아얏!

죄송해요
코로나
감염예방
…
왜
이런 데
가림막이
있어!!

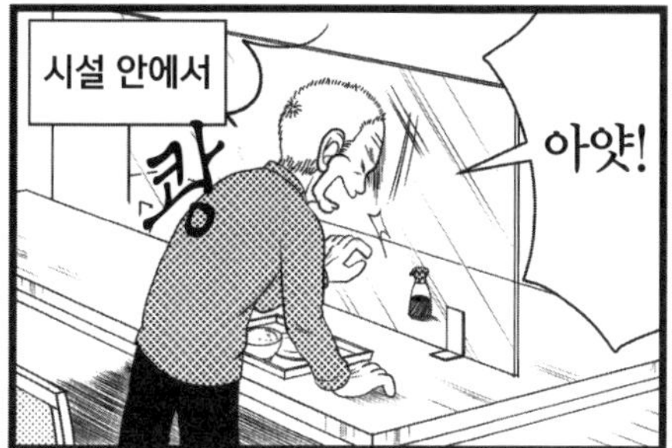

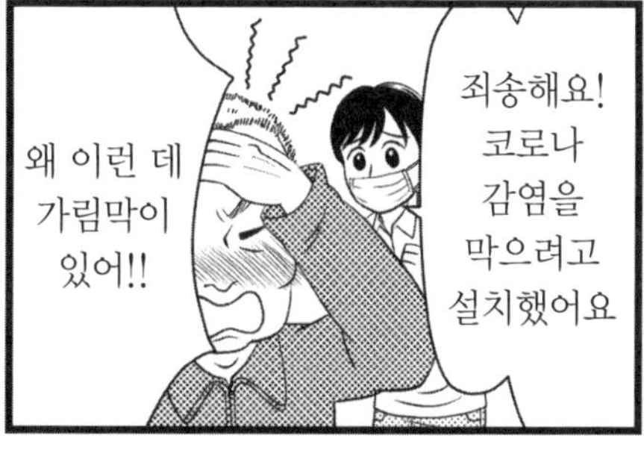

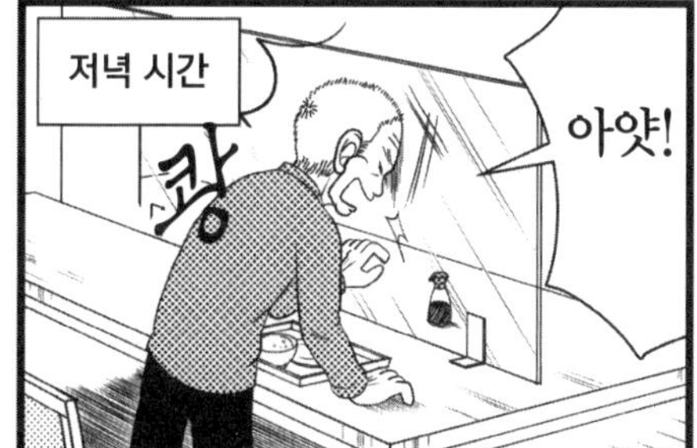

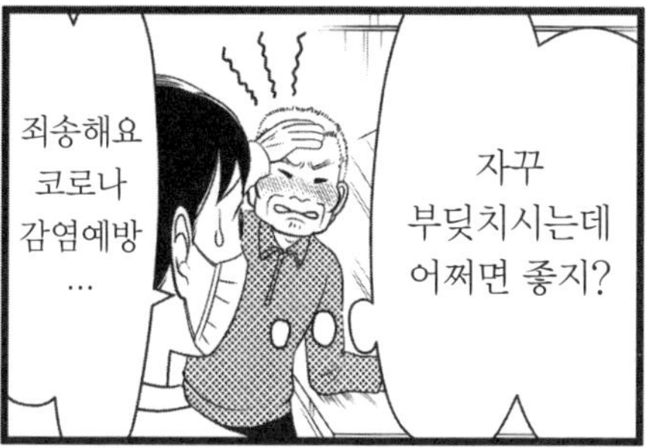

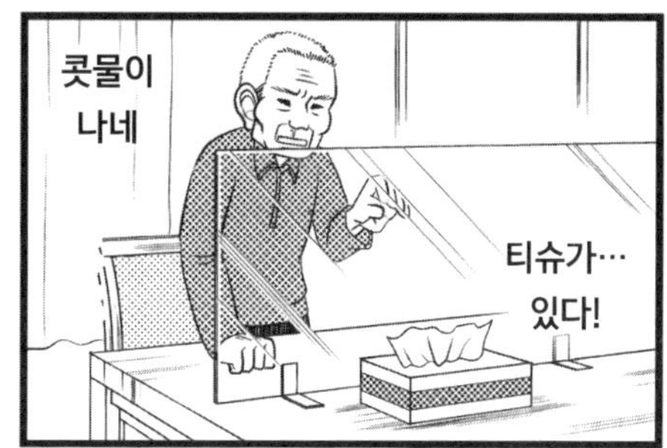

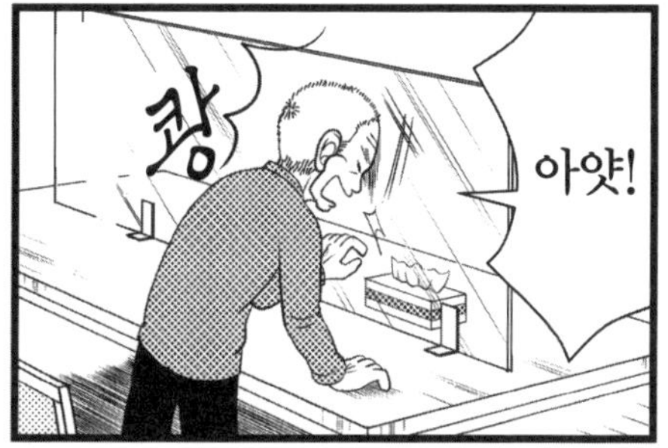

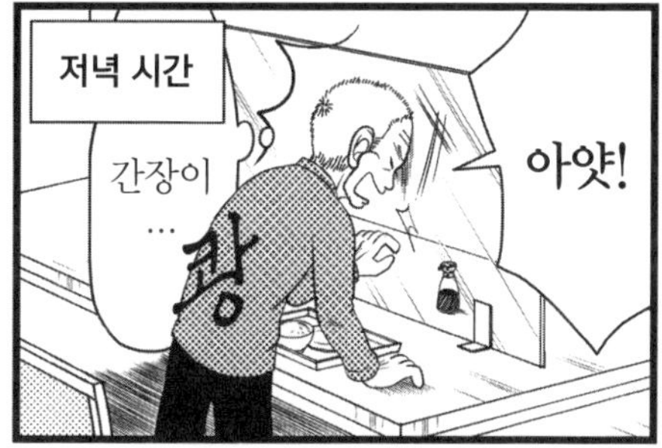

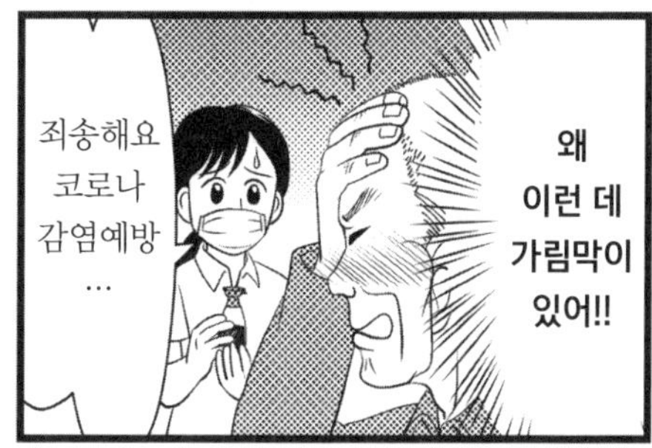

사례 6

온라인 면회로는 가족을 인식하지 못한다

코로나 감염예방을 위해 시설에서의 면회가 엄격히 제한되었습니다. 가족과 만나지 못하면 본인의 불안감이 커지고 인지기능이 더욱 저하됩니다. 가족들도 오랫동안 얼굴을 볼 수 없으면 걱정이지요. **그래서 유리창 너머로 면회를 하거나 태블릿 PC 등을 이용해 온라인 면회(영상통화)를 하도록 했지만, 치매가 있는 노인은 대부분 경험이 없으시지요. 영상으로 만나도 'TV 프로그램인가?' '저장된 영상인가?' 하며 의사소통이 되지 않는 분이 많았습니다.** 이는 가족의 얼굴을 알아보지 못한다거나 잊어버렸다기보다는 상황을 이해하고 인식하는 데 시간이 조금 걸렸다고 생각합니다.

대응 포인트

"가족과 이야기할 수 있습니다"라고 설명해서 먼저 이해를 구해야 한다. 어려울 때는 영상통화보다는 익숙한 일반 통화로 더 원활하게 의사소통을 할 수 있다. 면회 대신 통화 횟수를 늘리는 것도 좋은 방법이다.

돌보는 사람이 보는 세계	치매가 있는 사람이 보는 세계

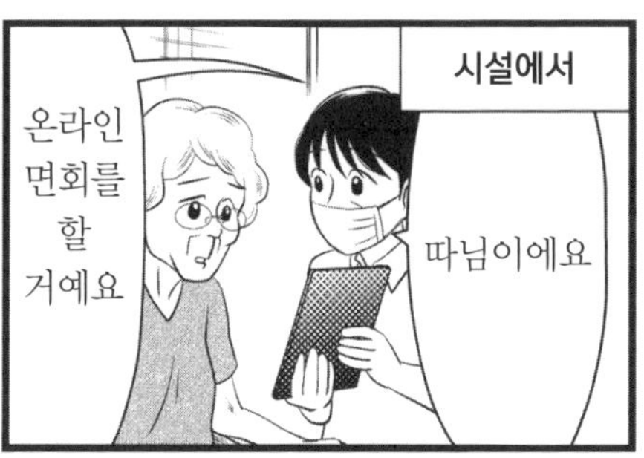

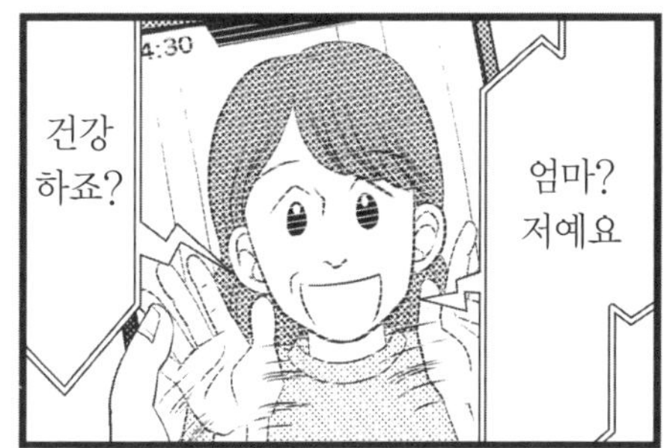

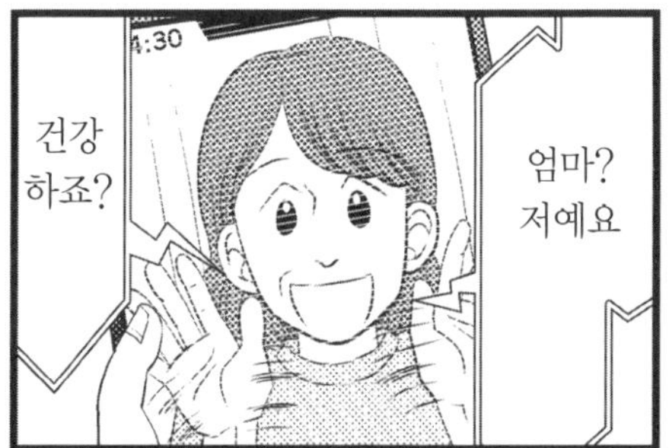

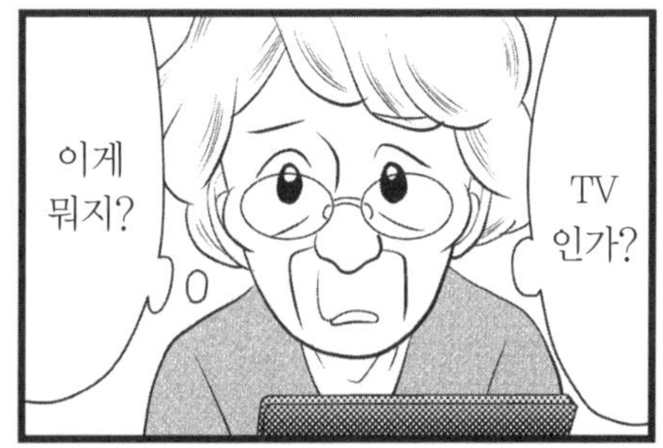

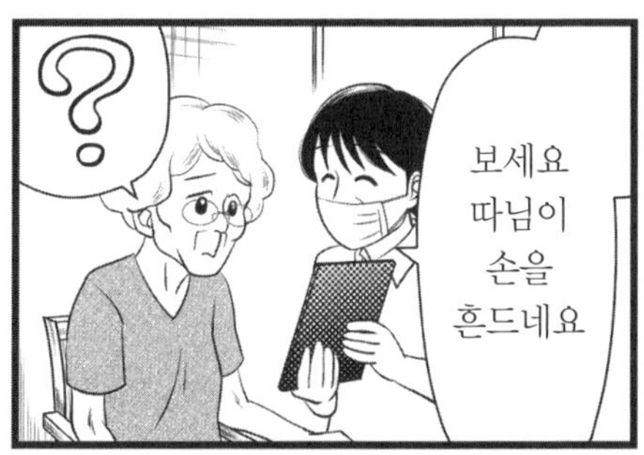

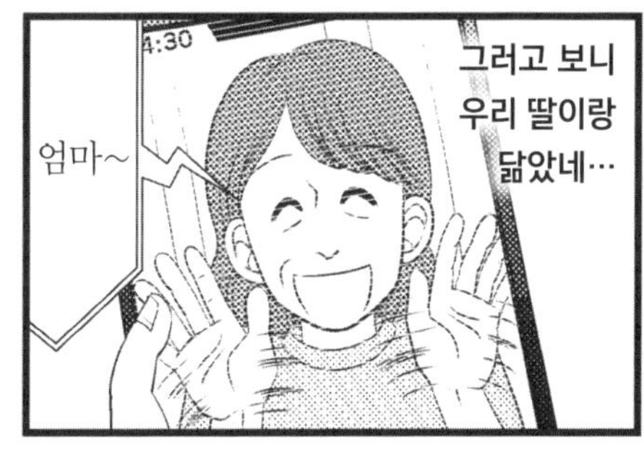

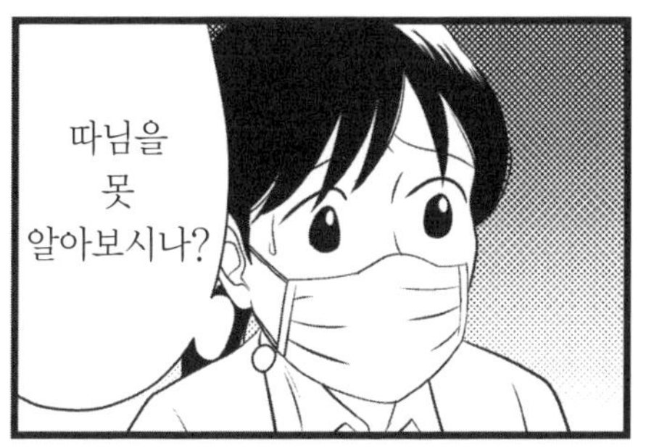

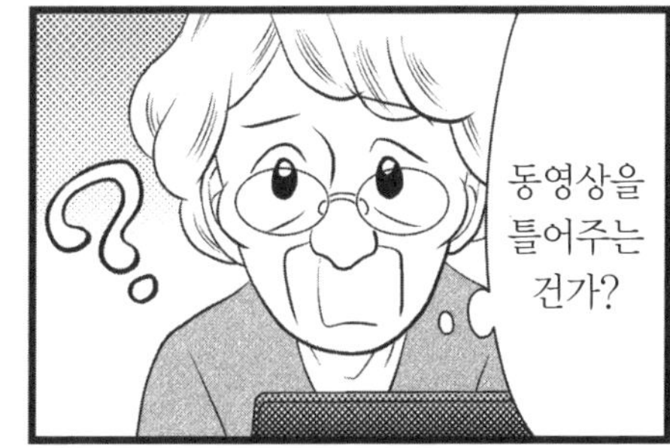

사례 7

말수가 줄어들고 점점 표정이 사라진다

코로나로 요양 시설에서는 감염예방을 위해 가족과의 면회가 엄격히 제한되었습니다. 하지만 치매가 있는 사람 중에는 팬데믹이라는 상황 인식이 어려워 왜 면회 제한이 필요한지 이해하지 못하는 사람들이 많았습니다. **그러니 '왜 가족과 만날 수 없는지' '왜 찾아오지 않는지' 알지 못하고 버림받은 느낌이 드는 것이지요.**

가족과 만나는 기회가 줄어들면 기력도 약해지고, 불안감과 고독감도 커지게 됩니다. 그러다 인지기능이 저하돼 "표정이 없어졌다" "말수가 줄었다" "식욕이 떨어졌다" "방에 틀어박히게 되었다" 하는 이야기가 끊임없이 들려왔습니다.

대응 포인트

평소에 불안하고 고독한 마음을 위로하는 말을 건네는 것이 중요하다. 가능한 범위에서 온라인 면회나 유리창 너머의 면회를 늘리고, 인지기능이 크게 떨어지면 철저하게 감염 예방책을 세운 뒤에 가족과 면회하게 하는 것이 필요하다.

돌보는 사람이 보는 세계

코로나 사태로

면회는 삼가 주십시오

시설에서의 가족 면회가 제한 되었습니다

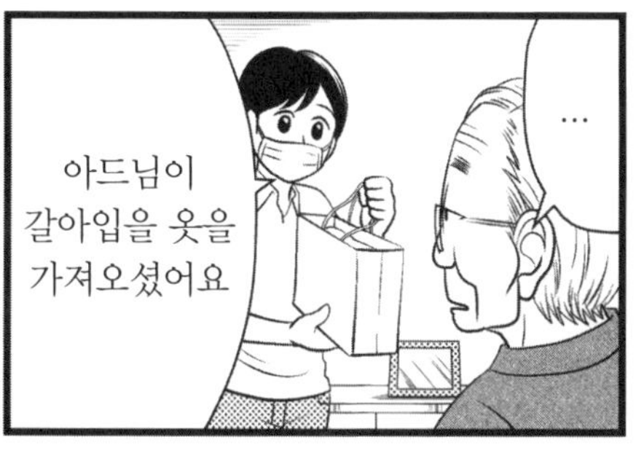

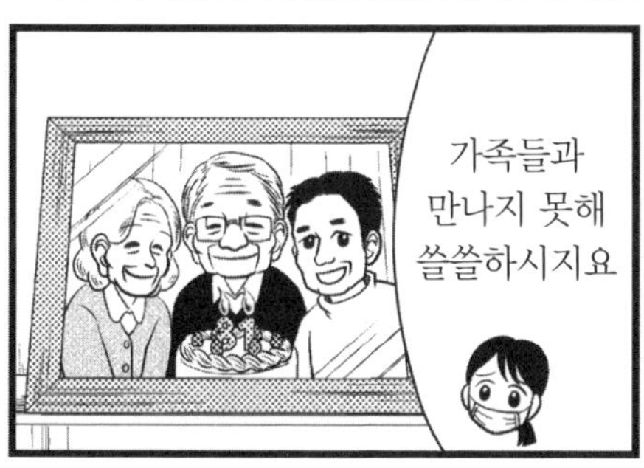

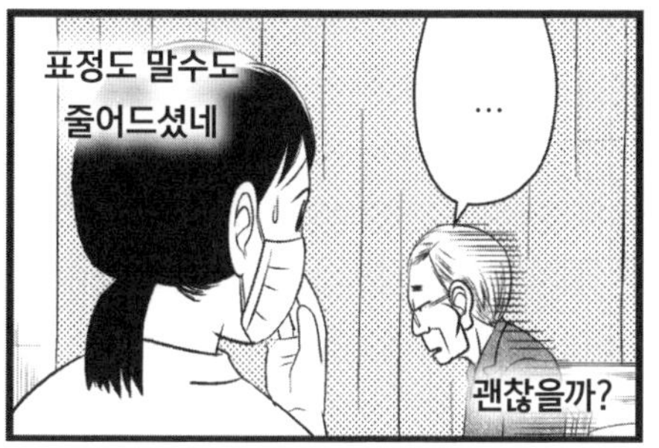

치매가 있는 사람이 보는 세계

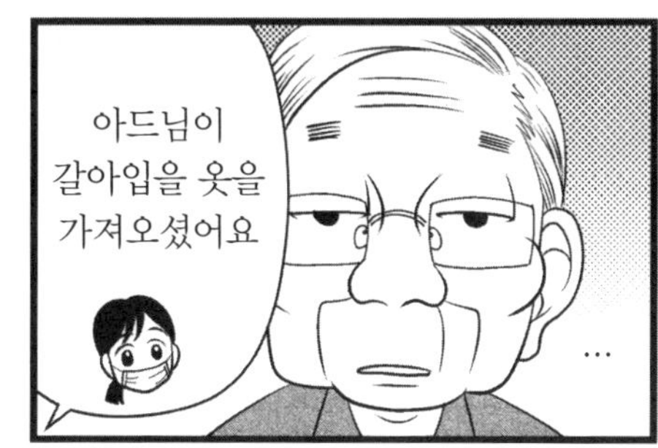

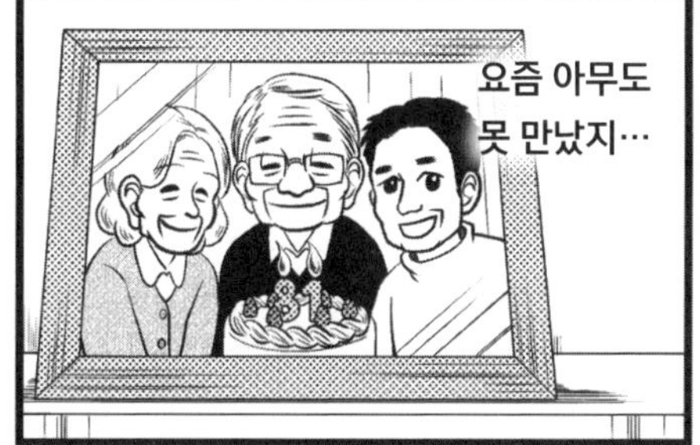

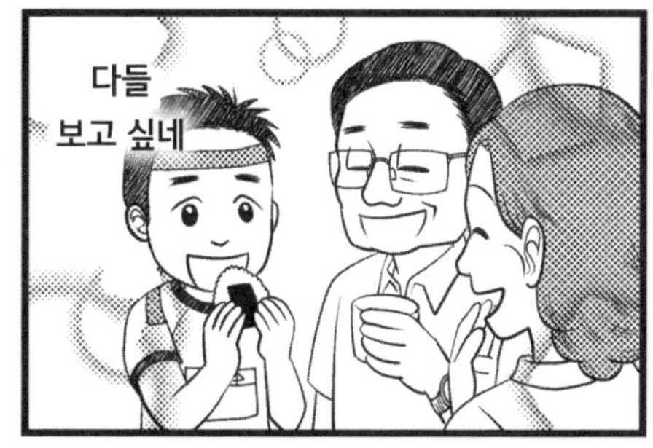

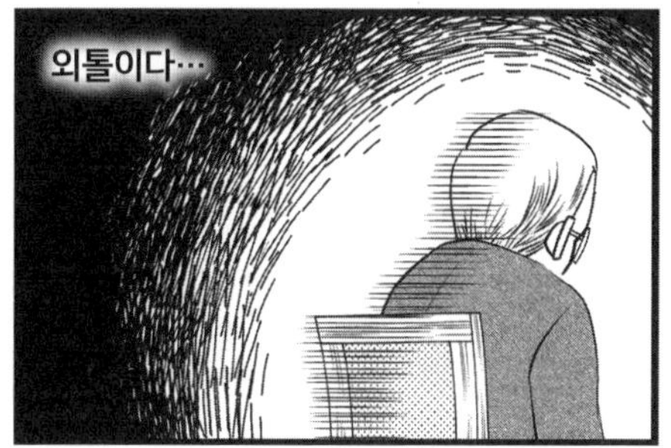

특별편1

지진으로부터 배운 치매가 있는 사람을 위한 재난 수칙

덜컹
덜컹
덜컹

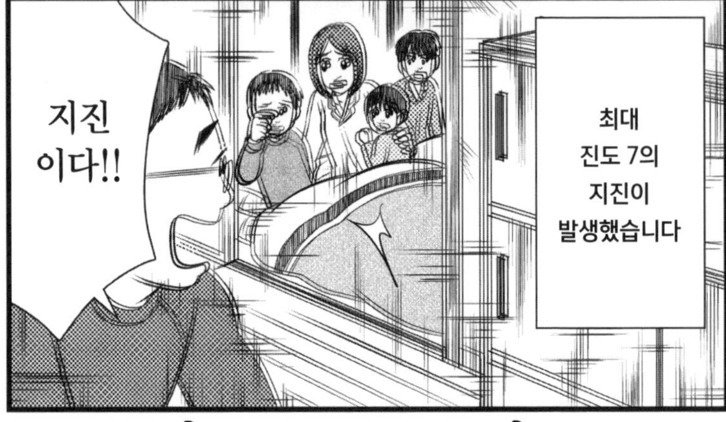

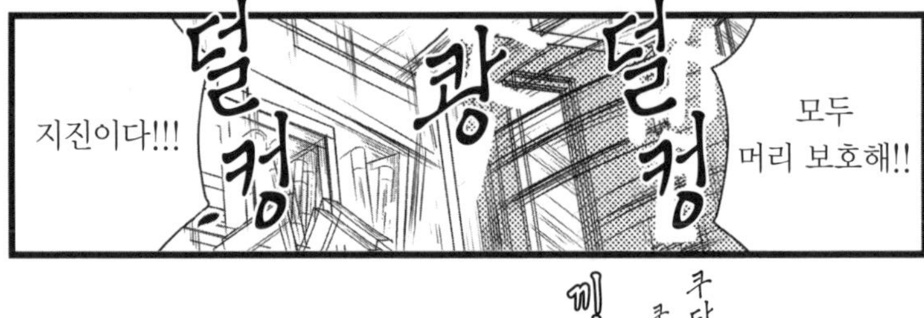

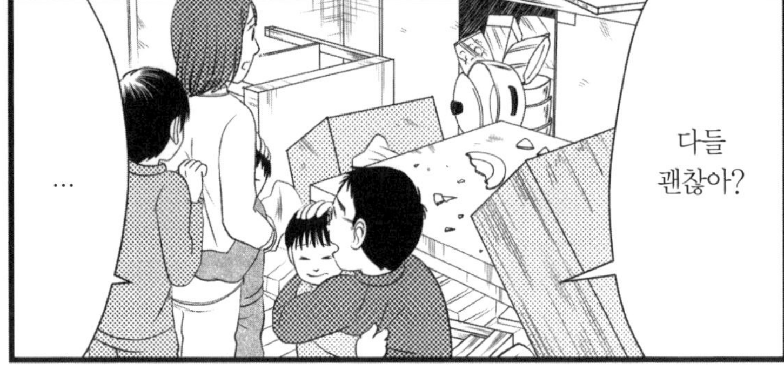

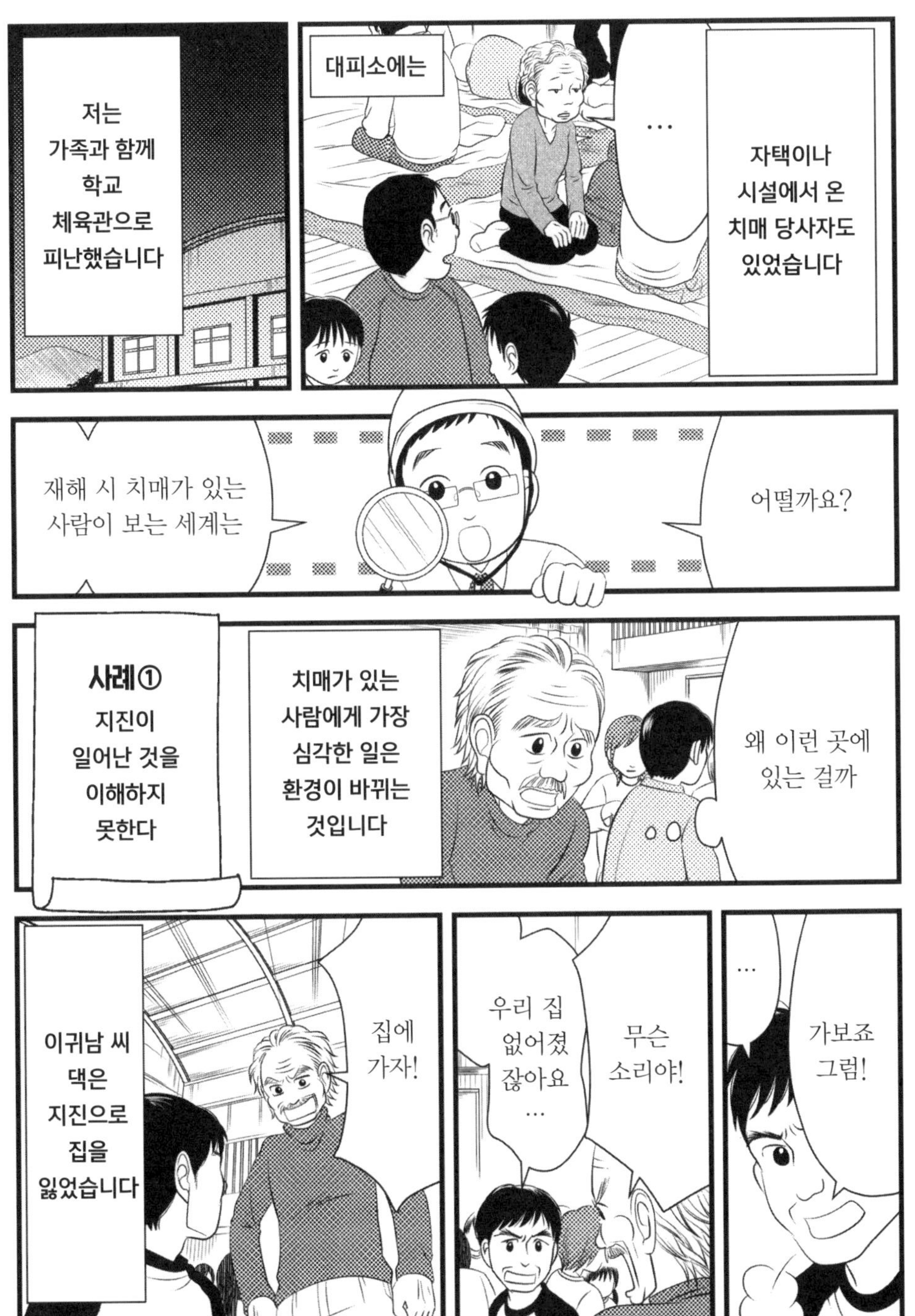
저는
가족과 함께
학교
체육관으로
피난했습니다
대피소에는
…
자택이나
시설에서 온
치매 당사자도
있었습니다
재해 시 치매가 있는
사람이 보는 세계는
어떨까요?
사례①
지진이
일어난 것을
이해하지
못한다
치매가 있는
사람에게 가장
심각한 일은
환경이 바뀌는
것입니다
왜 이런 곳에
있는 걸까
이귀남 씨
댁은
지진으로
집을
잃었습니다
집에
가자!
우리 집
없어졌
잖아요
…
무슨
소리야!
…
가보죠
그럼!

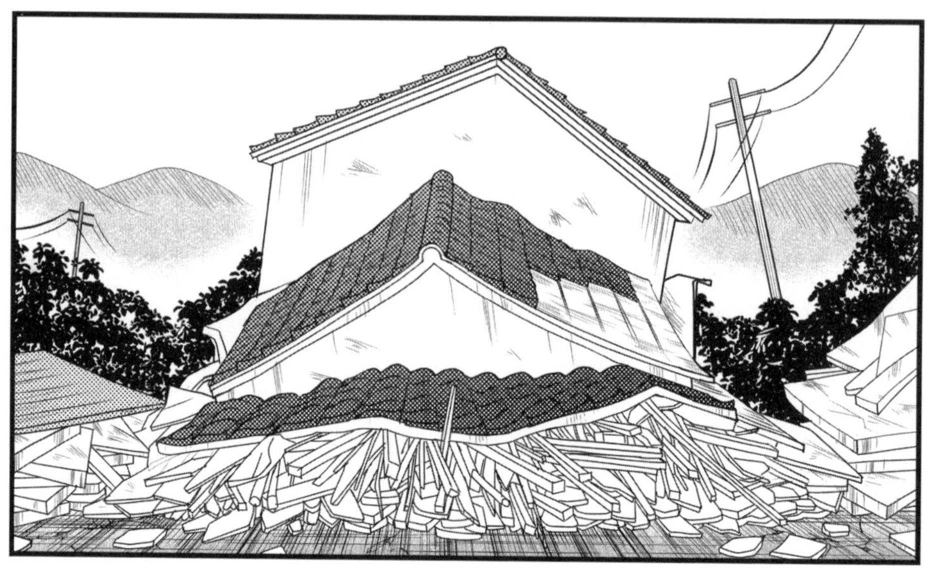

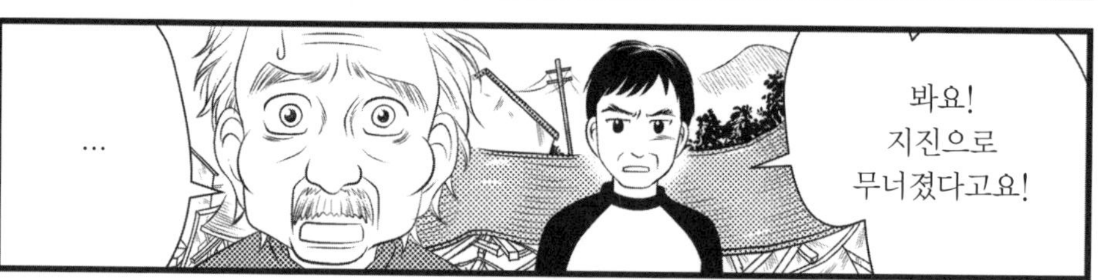
…
봐요!
지진으로
무너졌다고요!

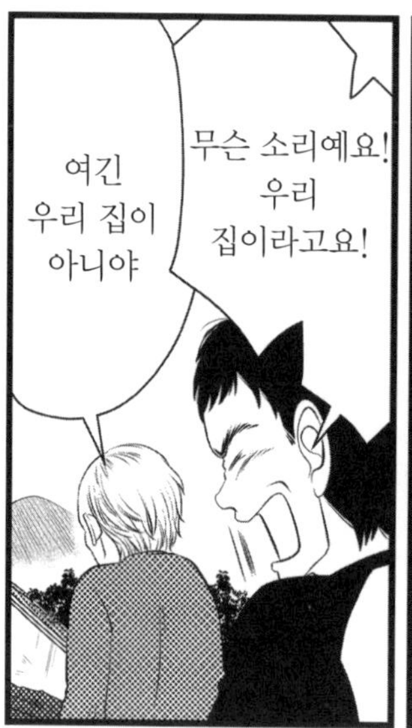
무슨 소리예요! 우리 집이라고요!
여긴 우리 집이 아니야

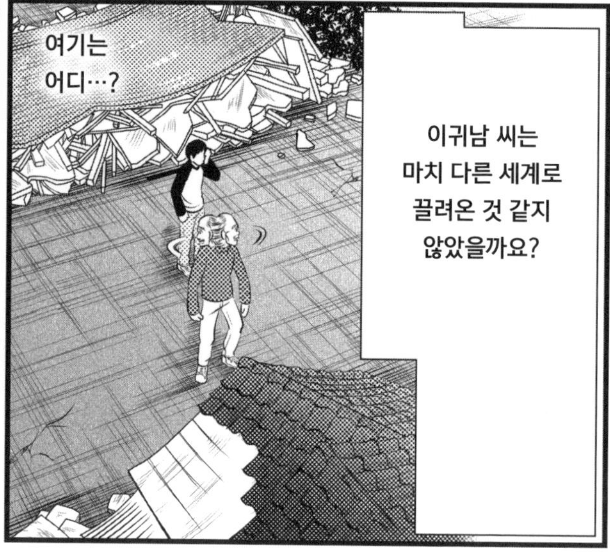
여기는 어디…?
이귀남 씨는 마치 다른 세계로 끌려온 것 같지 않았을까요?

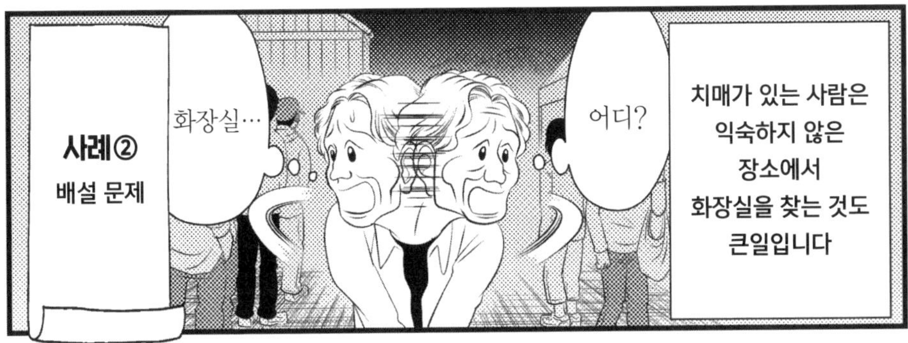
사례②
배설 문제
화장실…
어디?
치매가 있는 사람은 익숙하지 않은 장소에서 화장실을 찾는 것도 큰일입니다

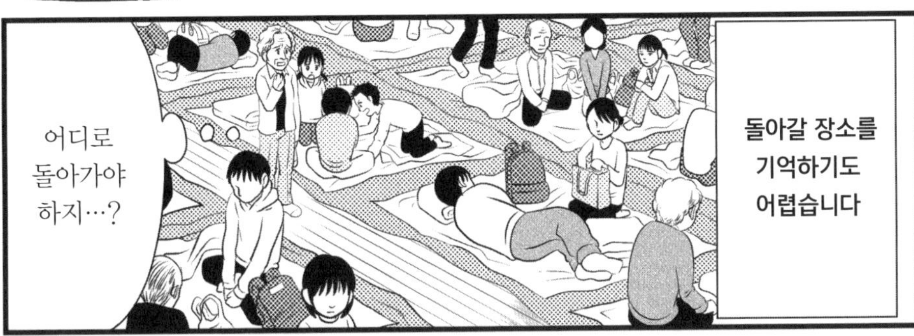
어디로 돌아가야 하지…?
돌아갈 장소를 기억하기도 어렵습니다

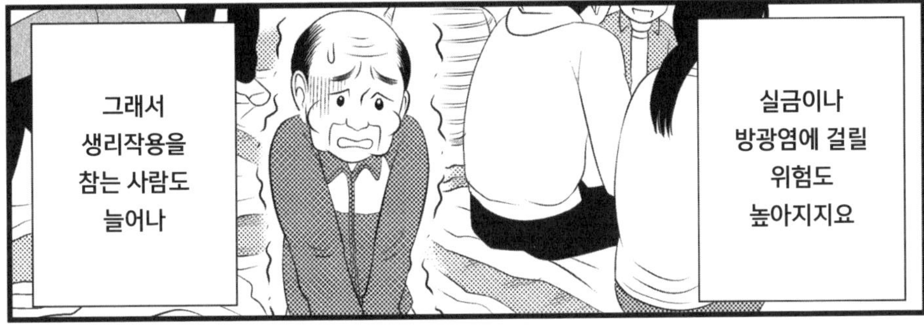
그래서 생리작용을 참는 사람도 늘어나
실금이나 방광염에 걸릴 위험도 높아지지요

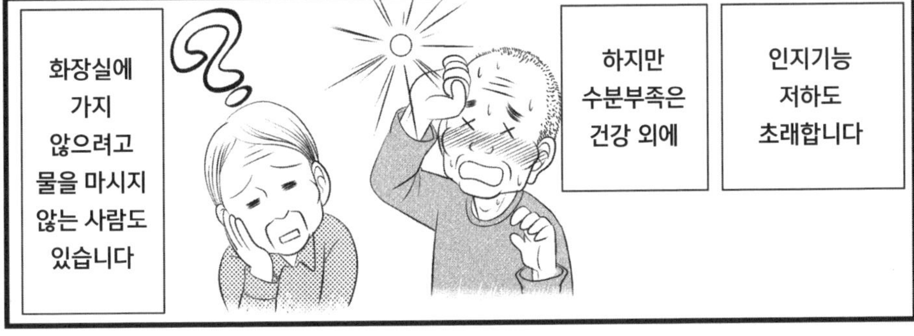
화장실에 가지 않으려고 물을 마시지 않는 사람도 있습니다
하지만 수분부족은 건강 외에
인지기능 저하도 초래합니다

이처럼
다양한 문제가
있다보니

치매상담콜센터

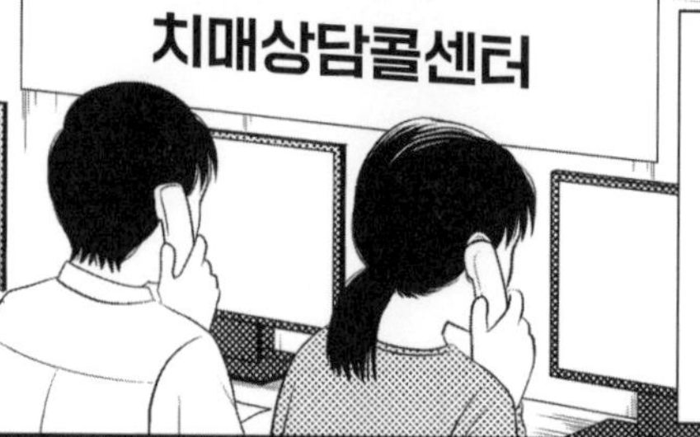

지진을 비롯한
자연재해 시에는
치매 상담 건수가
증가한다고 합니다

최근 몇 년간
곳곳에서
지진과 수해가
일어나고
있습니다

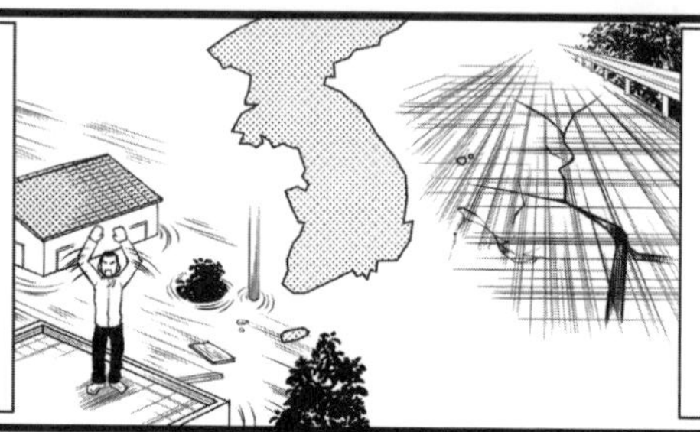

어느 지역에 있든
재해에 휘말릴
가능성이 있지요

재해 시에는
어느 대피소에
있게 될지 모르고
돌봄 전문가와
연락이 끊기기도 합니다

그러니 급할 때
연락할 수 있도록
미리 대비하는 게
좋습니다

치매가 있는 분을
보호하고 계시다면
재해가
일어날 때를 대비해
미리 준비해 두세요
이제 재해 시에
어떤 준비가 필요한지
상세히
알려드리겠습니다

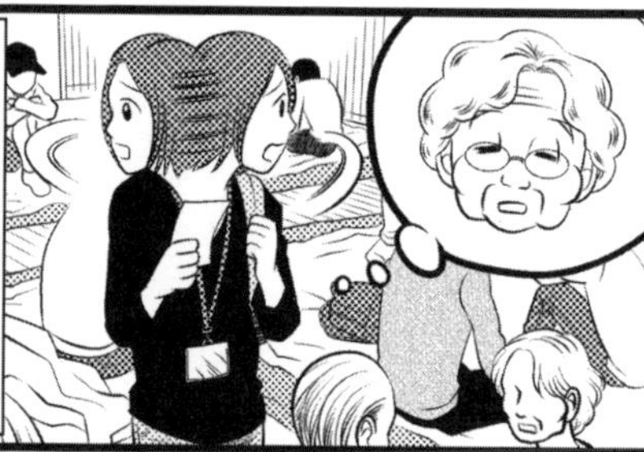

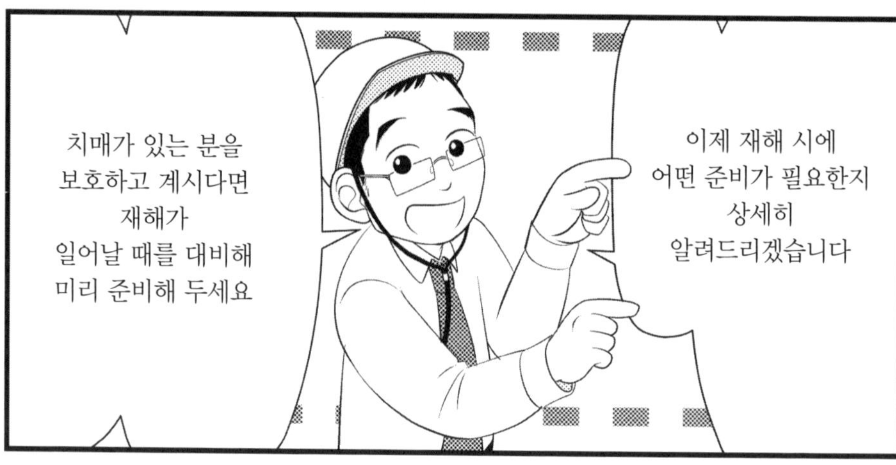

재해 시에야말로 돌봄 전문가와 연락하는 것이 중요합니다

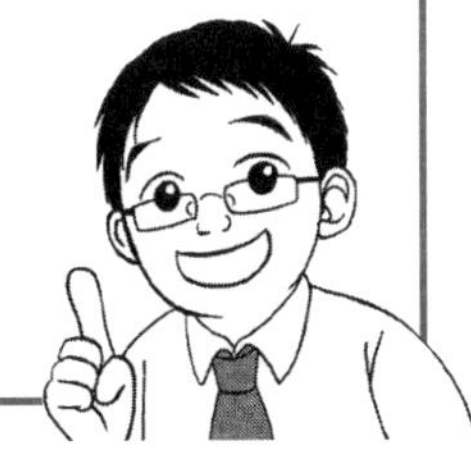

2016년 4월 14일 일본에서는, 구마모토현과 오이타현을 중심으로 무려 16일에 걸친 연쇄 지진이 일어났습니다. 14일 밤에 진도 7의 지진이 일어났고, 이어 16일 새벽에 7.3의 지진, 이후에도 진도 6 이상의 여진이 계속되었습니다.

저는 16일 새벽, 가족과 함께 지정 대피소로 옮겼습니다. 대피 직후 대피소는 무질서 상태로 큰 혼란을 빚었습니다. 식량이 부족해 배급이 들어와도 모든 인원에게 충분히 지급되지 않았고, 불만의 소리가 터져나왔습니다. 저는 대피소 관리자들과 함께 돌봄을 필요로 하는 분들이 얼마나 계시는지 파악했습니다. 그리고 식량을 분배하기 위해 배급표를 만들어 물자가 적절히 분배될 수 있게 조치했습니다.

둘째 날에는 정보 수집을 위해 관공서 직원들이 방문을 했고, 셋째 날에는 자위대가 와서 식수를 공급해 주었습니다. 다행히 구마모토 지진은 국지적인 지진이었기 때문에 피해가 적은 지역까지 차로 이동하면 물자를 조달할 수 있었습니다. 각처에서 내밀어 준 도움의 손길 덕에 대피소는 서서히 안정을 되찾았고, 우리 가족은 2주 후 집으로 돌아갈 수 있었습니다.

하지만 지진 피해는 매우 심각했습니다. 구마모토 지진에서 재해 관련 사망까지 포함하면 사망자는 276명에 이르렀고, 가옥은 오이타현을 포함해 4만 3천 동 이상이 파괴돼 피난민은 최대 20만 명 가까이 되었습니다. 몇 년이 흐른 지금까지도 임시 거주지에 머무는 사람이 있어 그 피해에서

완전히 벗어났다고 말하기 어려운 상황입니다.

이러한 경험을 바탕으로, 재해 시에 치매 당사자를 둔 가정이 준비할 것을 알려드리려고 합니다.

먼저 기억해야 할 것은, 피난 때일수록 돌봄 전문가의 도움을 받아야 한다는 것입니다. 큰 재난이 발생하면 많은 지자체에서는 돌봄 서비스 부담을 감면해 줍니다. 그래서 수용 가능한 시설에 치매가 있는 분을 맡기는 것이 바람직하며 지역 관공서와 의료보험공단, 지역 치매안심센터에 문의해 절차를 확인할 수 있습니다[일본에서는 '케어매니저', 다른 말로 '돌봄 지원 전문가 제도'를 두고 있다. 이들은 적절한 요양보험 서비스를 받을 수 있도록 서비스 계획서를 작성하고, 서비스를 필요로 하는 사람과 공급자를 연결해 주는 역할을 한다. 국내에서는 정확하게 이에 대응하는 전문가를 양성하고 있지 않으므로 '돌봄 전문가'로 옮겼으며 케어매니저의 도움을 받는 이야기는 국내 현실에 맞게 치매안심센터나 관공서로 변형했다–옮긴이 주].

일본에서는 거주지의 인근 대피소 정보를 미리 알아볼 수 있습니다. 큰 재해가 발생하면 회선이 혼잡해져 전화 연결이 잘되지 않기 때문에, 연락을 취하려면 직접 나서야 할 때도 있습니다. 대피소는 가장 가까운 곳 외에 세 군데 정도를 더 알아두면 좋습니다.

지진 피해가 클 경우에는 대피소 자체가 붕괴돼 미리 정해둔 곳에서 머물지 못하게 될 수도 있습니다. 그러니 인근의 다른 대피소를 알아두도록 합시다.

앞의 사례에서 소개했듯이 치매가 있는 사람은 지진과 대피소의 환경 변화를 따라가지 못해 화장실 문제가 생기기도 하고, 행동·심리증상이 악화되기도 하는 등 몸과 마음에 여러 악영향이 나타날 가능성이 있으니 가능한 한 빠른 시일 내에 요양 시설을 찾는 것을 추천합니다.

또 대피소에 도착하면 관리자에게 도움과 돌봄이 필요한 사람이 있다는 것을 신속하게 알려주세요. 재해 직후에는 대피소도 통제가 되지 않아 관

치매가 있는 사람을 돌보는 가족의 재난 시 수칙

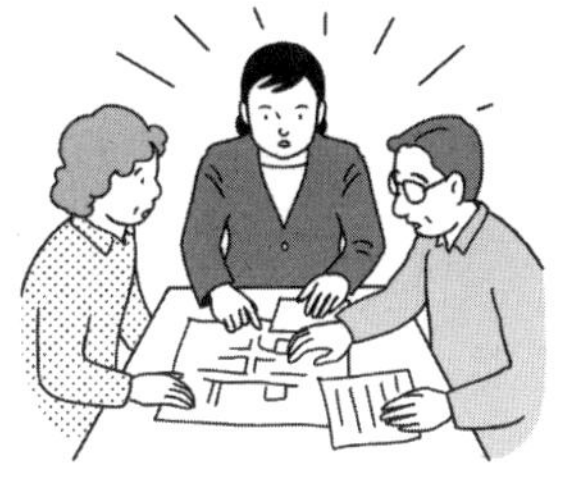

① 치매가 있는 사람을 대피소에서 요양 시설로 옮기기 위해서는 우선 재해 시에 어떤 곳으로 대피할지를 미리 확인해 둬야 한다. 이후 지역 치매안심센터의 돌봄 전문가와 재해 시에 연락할 수 있는 방법을 의논한다.

② 재해 직후에는 대피소도 혼란스럽다. 가능한 한 빠른 시기에 관리자에게 도움이 필요한 사람이 있다고 알려야 한다.

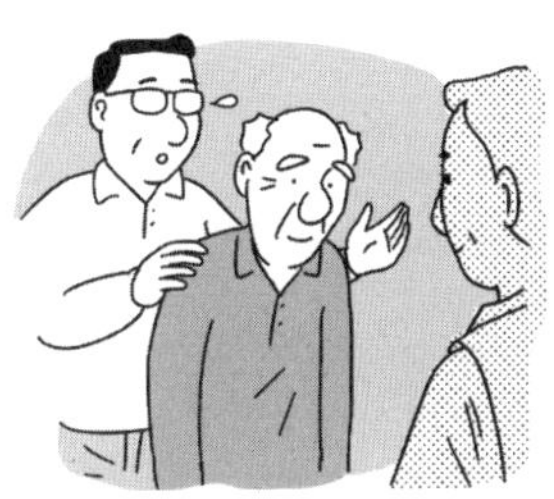

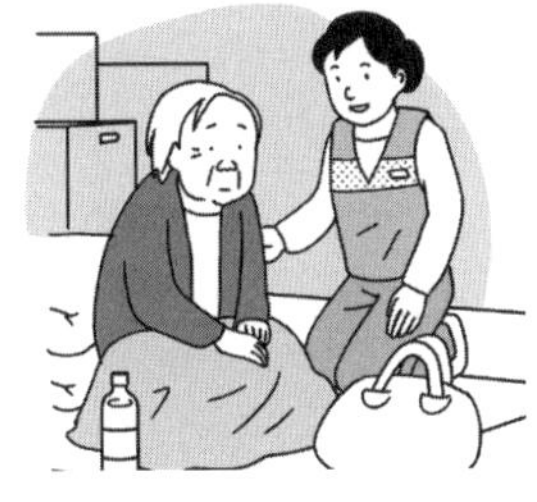

③ 피난할 때는 치매 당사자의 곁에 안심할 수 있는 사람이 있도록 한다. 안심이 되는 물건을 지참하는 것도 좋다.

리자 측에서도 어떤 사람들이 들어와 있는지 파악이 쉽지 않습니다. 도움을 필요로 하는 쪽에서 먼저 신고를 하면, 필요한 지원을 받는 것이 수월해지고 대피소에서 생길 수 있는 문제를 피할 수 있습니다.

그 밖에 치매가 있는 사람이 안심할 수 있도록 치매를 이해하는 가족이 곁에 있으면 좋습니다. 치매 당사자가 지니고 있으면 안심이 될만한 물건도 대피 시 지참하도록 합니다. 다만, 반려동물은 받아들이지 않는 대피소가 많으니 이 점은 꼭 확인해 두시기 바랍니다.

끝으로 돌봄을 담당하는 가족도 본인의 심신 건강을 소중히 여겨야 합니다. 재난이 닥쳤을 때 심신에 심각한 타격을 입는 것은 노인이나 젊은 사람이나 마찬가지입니다. 제가 있던 대피소에서도 몸과 마음의 균형이 깨져 차도로 뛰어들려던 사람이 있었습니다. 구마모토 지진 재해 때는 스트레스로 자살한 사람도 적지 않았습니다.

비상시에는 휴식을 취하는 것을 소홀히 하기 쉬우니 틈틈이 휴식을 취하고, 자신의 몸과 마음을 소중히 여기는 것을 잊지 말아주세요.

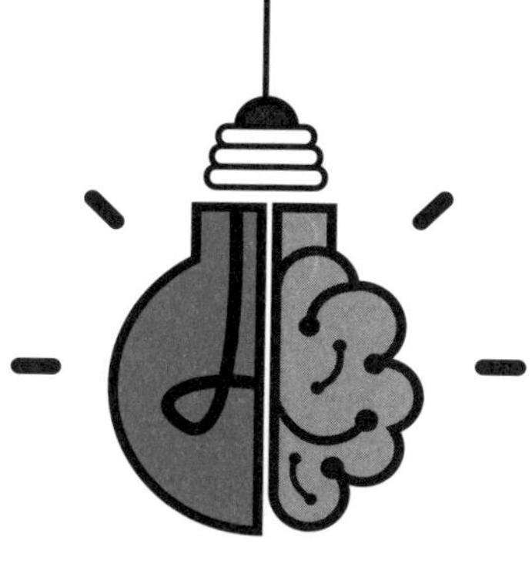

제 3 장

치매가 있는 사람이 보는 세계의 수수께끼를 풀면 성공한다!

_ 돌봄 성공 사례 10

치매가 있는 사람의 세계를 이해하려면, 본인의 생각에 귀를 기울여야 합니다

제3장에서는 제가 치매 돌봄 현장에서 만난 잊지 못할 사례와 대응 방법을 만화로 소개하겠습니다.

치매 증상이 나타나는 방식은 그 사람의 생활력과 습관에 따라 다양하며, 어떤 돌봄이 적절한 것인지도 사람에 따라 다릅니다. 치매가 있는 사람을 대할 때는 그 사람이 보고 있는 세계를 상상하고, 어떤 돌봄이 바람직할지 생각하는 것이 중요합니다. **하지만 상상만으로 대응할 수 없는 경우도 적지 않습니다. 그런 경우에는 당사자의 언행에 대한 이유나 바라는 것을 직접적으로 물어보는 것이 좋습니다. 가족이나 요양보호사 중에도 '치매니까 물어봐도 모르는 게 아닌가?' 하고 생각하는 사람이 있는데, 그렇게 단정 짓는 것은 잘못입니다. 치매가 있는 사람의 감정은 언제나 생생하게 남아있습니다.**

자신의 기분을 잘 전달하지 못하게 된 사람도 있지만, 그런 이의 말에 귀 기울임으로써 적절한 돌봄의 실마리를 잡을 수 있었던 사례가 많이 있습니다. 치매가 생겨도 그 사람이 걸어온 인생의 무게나 사람으로서의 존엄성은 변하지 않습니다. 치매가 있는 사람의 생각에 귀 기울이는 자세를 잊지 않으면 좋겠습니다.

돌봄은 상호 신뢰 관계에서 생겨납니다. '이 사람은 내 기분을 잘 알아차려 준다'라고 생각하게 되면, 본인도 안심하고 의사소통을 잘할 수 있습니다.

다음 장부터 나오는 만화에서 이중선을 두른 컷은, 치매가 있는 사람의 주관이나 과거의 기억, 즉 치매가 있는 사람이 보는 세계를 나타냅니다.

사례4에서

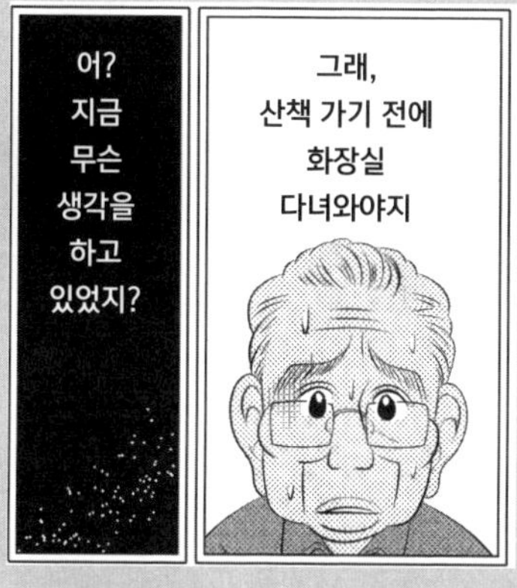

어?
지금
무슨
생각을
하고
있었지?
그래,
산책 가기 전에
화장실
다녀와야지

사례8에서

저 사람은
분명 또
무시하겠지…
말을
걸어도
혼자서
화장실
갈 수 있어
나도

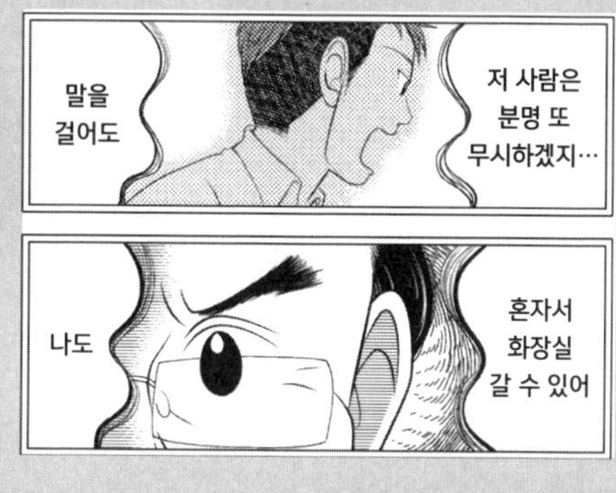

이중선으로 둘러싸인 컷은 치매가 있는 사람이 보고 있는 세계를 표현한 것이다.

치매라고 진단받으면 건강한 상태로 회복하는 것은 어렵습니다. 하지만 초기부터 적절한 돌봄이 이어지면 증상이 진행되는 속도가 완만해지고, 행동·심리증상도 완화됩니다. 경도의 치매 상태를 유지할 수 있기에 마지막까지 평온하게 지내는 사례도 많이 있습니다. 치매 돌봄에서는 사람의 역할이 약물 못지않게 대단히 중요하고 효과적입니다.

사례 1

인형에게 음식을 먹이려는 할머니, 그대로 둬도 될까?

권유복 씨(80세) 이야기

점심 식사 때의 일입니다
청춘 마을

선생님 권유복 씨 말이에요
응?
무슨 일이죠?

자~
맛있는 수프야~

착하네~
주르륵

비위생적이죠 이대로 두면 불안해요
그렇군 곤란하네

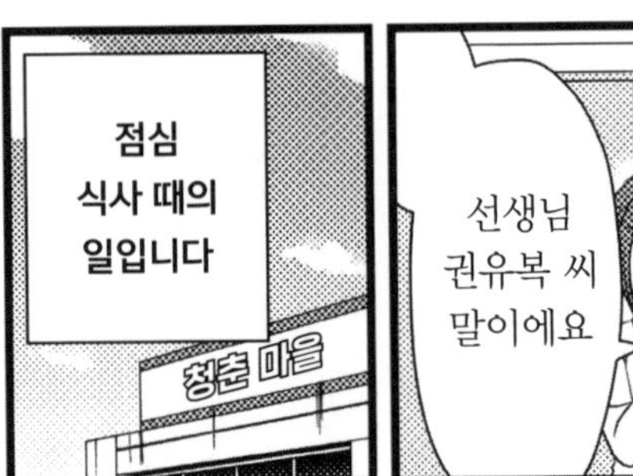

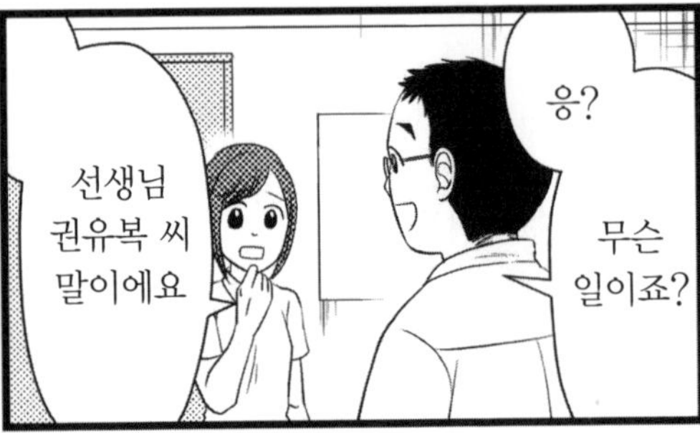

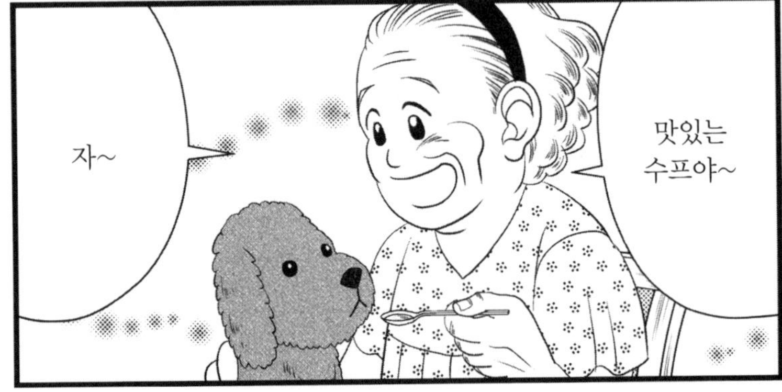

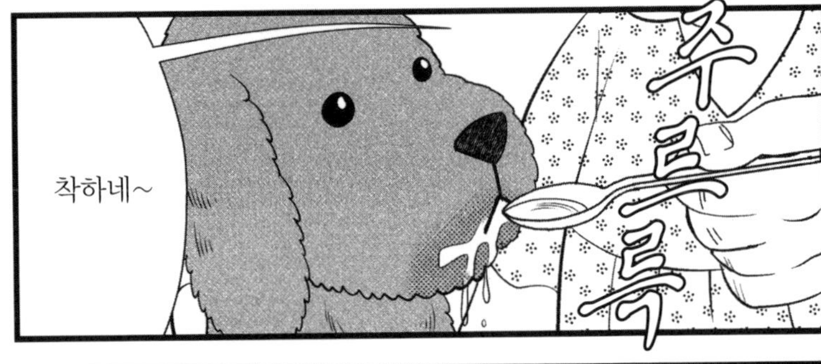

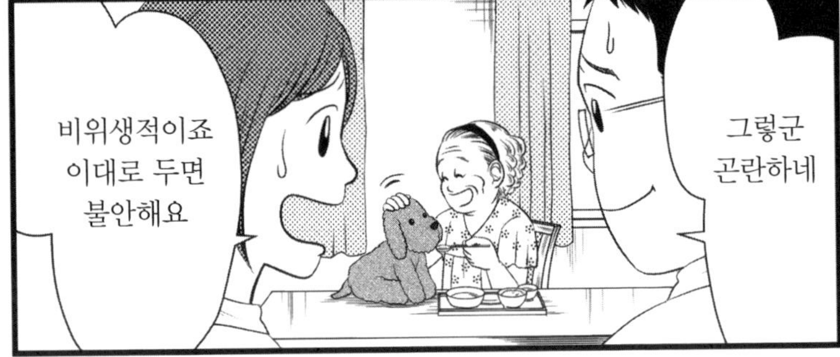

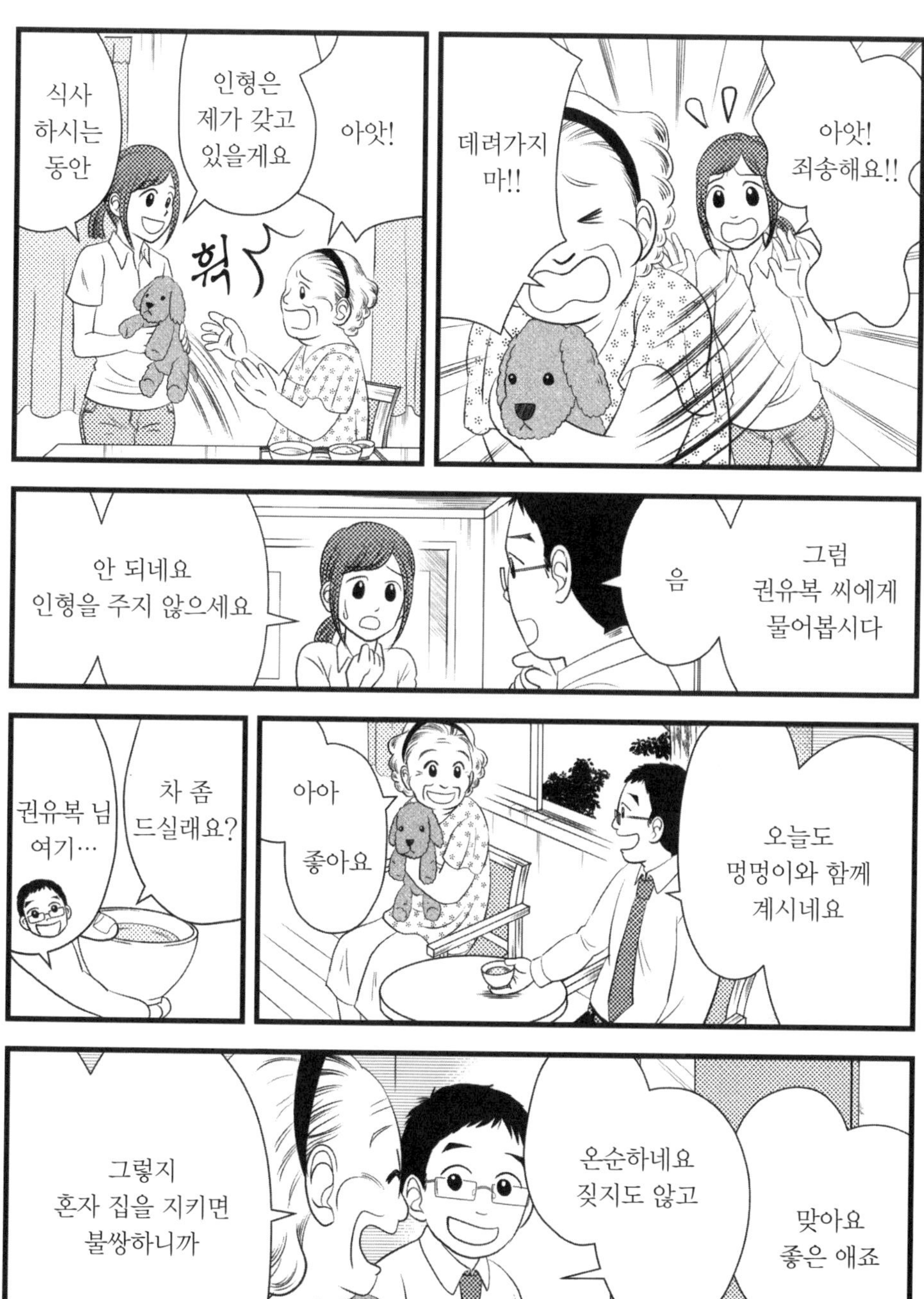
식사 하시는 동안
인형은 제가 갖고 있을게요
아앗!
휙
데려가지 마!!
아앗! 죄송해요!!
안 되네요 인형을 주지 않으세요
음
그럼 권유복 씨에게 물어봅시다
권유복 님 여기…
차 좀 드실래요?
아아 좋아요
오늘도 멍멍이와 함께 계시네요
그렇지 혼자 집을 지키면 불쌍하니까
온순하네요 짖지도 않고
맞아요 좋은 애죠

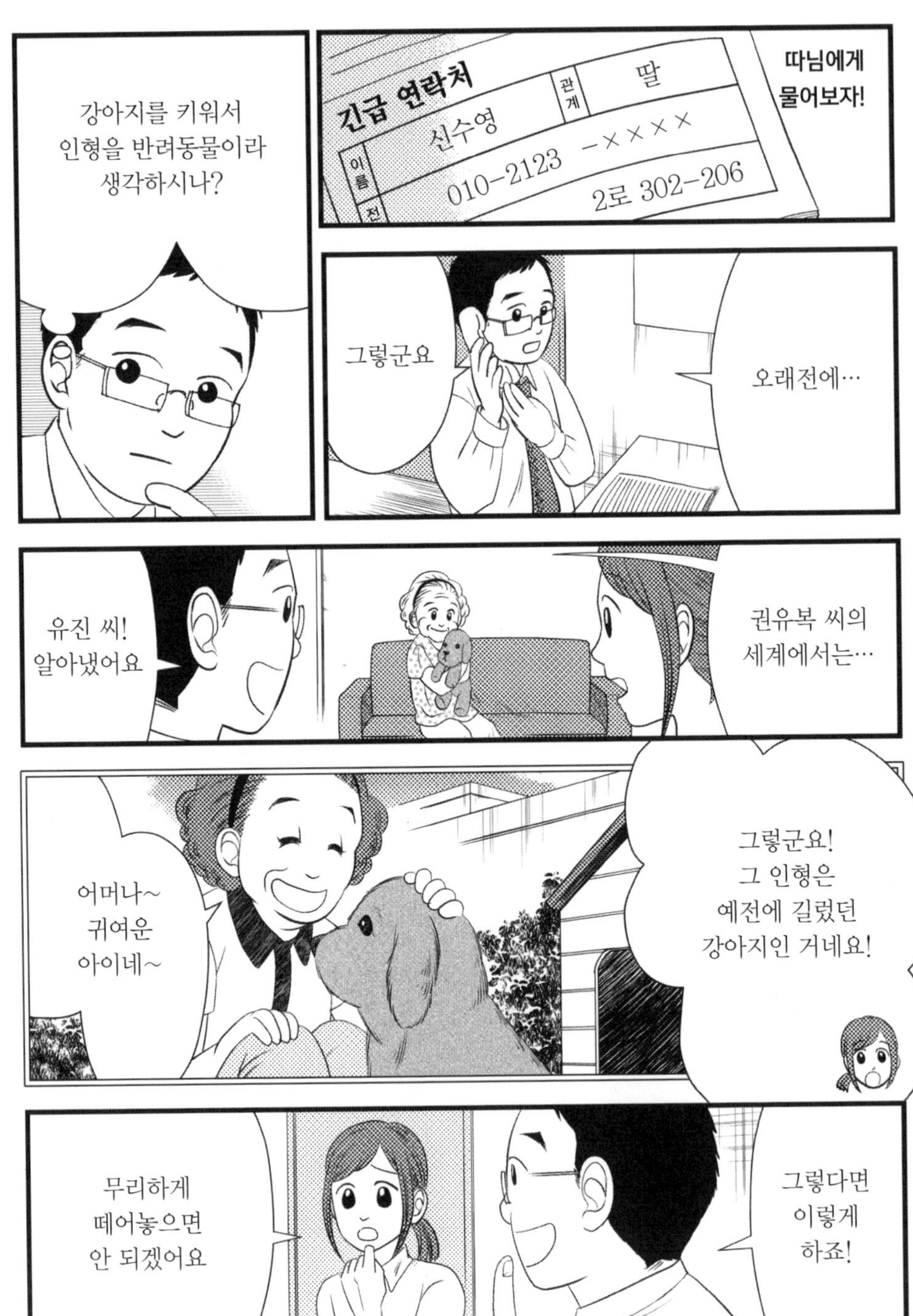
강아지를 키워서
인형을 반려동물이라
생각하시나?
긴급 연락처
관계
딸
이름
선수영
010-2123 -××××
2로 302-206
따님에게
물어보자!
그렇군요
오래전에…
유진 씨!
알아냈어요
권유복 씨의
세계에서는…
어머나~
귀여운
아이네~
그렇군요!
그 인형은
예전에 길렀던
강아지인 거네요!
무리하게
떼어놓으면
안 되겠어요
그렇다면
이렇게
하죠!

목욕실

권유복 님! 오늘도 멍멍이와 함께 계시네요 목욕 중엔 제가 보고 있을게요
어머 그래요?
그럼 부탁해요

목욕할 때나 주무실 때
칙 칙
인형의 입을 씻어주기로 했습니다

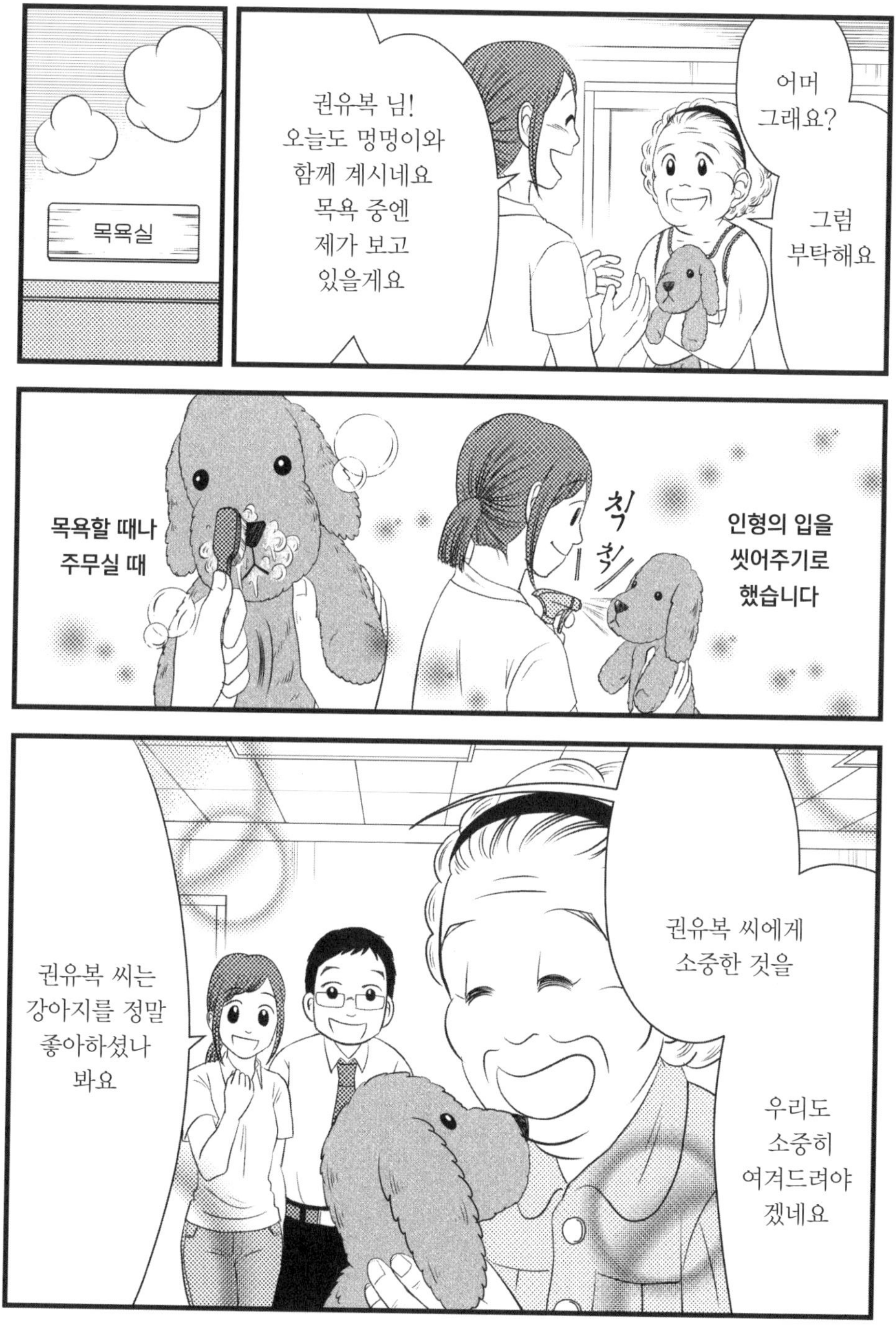

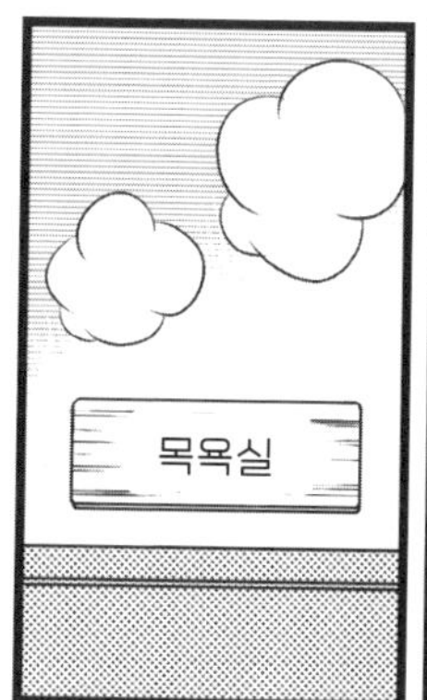

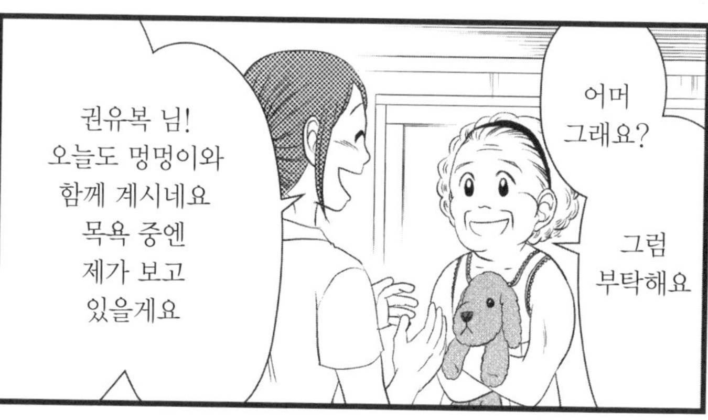

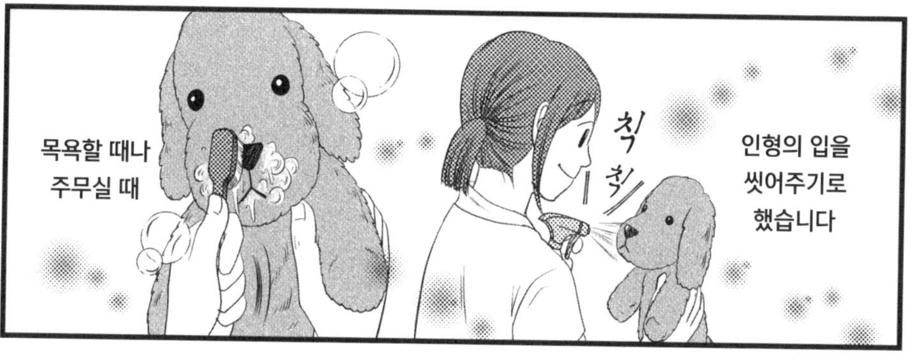

권유복 씨는 강아지를 정말 좋아하셨나 봐요

권유복 씨에게 소중한 것을

우리도 소중히 여겨드려야 겠네요

행복한 기억과 연결된 본인만의 보물은 돌보는 쪽에서도 똑같이 소중히 대해주세요

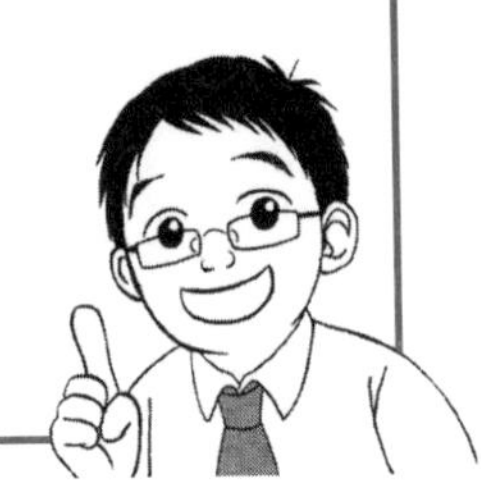

권유복 씨는 강아지 인형이 세상을 떠난 반려동물이라고 생각하고 한시도 손에서 놓지 않고 생활했습니다. 세상을 떠난 것은 잊었지만, 개와 함께 보낸 행복한 기억은 잊지 않았던 것이지요. 인형과 함께 있으면 그런 행복한 기억이 떠올라 안도할 수 있었던 겁니다.

치매가 있는 사람을 대할 때는 어떻게든 불안을 줄이고, 안도할 수 있는 시간을 늘리는 것이 중요합니다. 안도安堵할 수 있는 시간이 늘면 안심安心하게 되고, 안심이 정착되면 안착安着이 되며, 최종적으로 안온安穩한 상태가 되어 인지기능 저하를 막을 수 있습니다.

이 '안도→안심→안착→안온'이 증상 회복의 4단계입니다.

치매가 진행되더라도 희로애락이나 좋고 싫은 감정에 바탕을 둔 '감정기억'은 남습니다. '마음이 편하다' '기쁘다' '좋다'와 같은 긍정적인 기억이 자신의 보물로 남게 되는 것이지요. 하지만 그 보물은 사람마다 다릅니다. 가방을 놓지 않는 사람, 항상 모자를 쓰고 있는 사람 등 여러 경우가 있습니다. 치매가 있는 사람이 소중히 여기는 것은 돌보는 쪽에서도 소중히 여겨야 합니다.

참고로 인지기능이 저하되면, 타인과 능동적으로 의사소통하기가 힘들어져 외톨이가 되기 쉽습니다. 그러면 뇌에 자극이 부족해져 치매 증상이 악화되는 악순환에 빠지게 되지요.

치매가 있는 사람의 마음을 평온하게 하고, 인지기능 저하를 막기 위해

간혹 개·고양이와 접하는 '펫 테라피'나 인형에게 말을 거는 '인형 테라피'를 시행하기도 합니다. 인형이나 반려동물이라면 안심하고 이야기할 수 있고, 고독감도 줄어듭니다. 그러다 보면 주변 사람들과의 대화에도 활기를 띨 수 있고요.

그런 관점에서 권유복 씨의 인형을 소중히 여겨주는 것은 매우 중요합니다.

포인트
증상 회복 단계
① 안도
② 안심
③ 안착
④ 안온

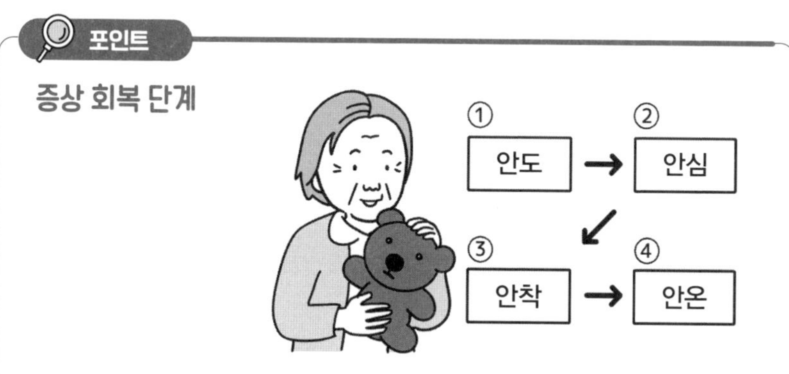

안도할 수 있는 시간이 늘면 안심하게 된다. 그러면 안착·안온한 상태가 되어 인지기능 저하를 막을 수 있다. 치매가 있는 사람이 소중히 여기는 보물은 안도감을 주기 때문에 돌보는 쪽에서도 중요하게 여겨야 한다.

사례 2

칫솔로 머리를 빗으려는 사람의 「오인」을 바로잡으려면 어떻게 해야 할까?

안온식 씨(77세) 이야기

주간보호센터에
다니는
안온식 씨는
대단한
멋쟁이
였습니다

한번은
이런 일이
있었지요
슥

안온식
씨는
칫솔로
머리를 빗고
있었습니다

크
쉿
웃으면
안 돼요!

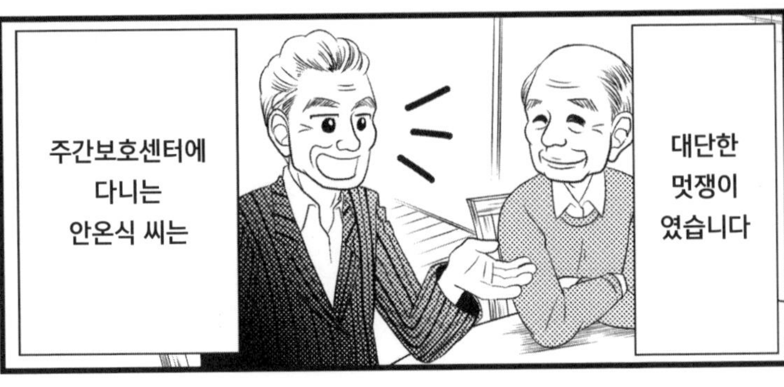

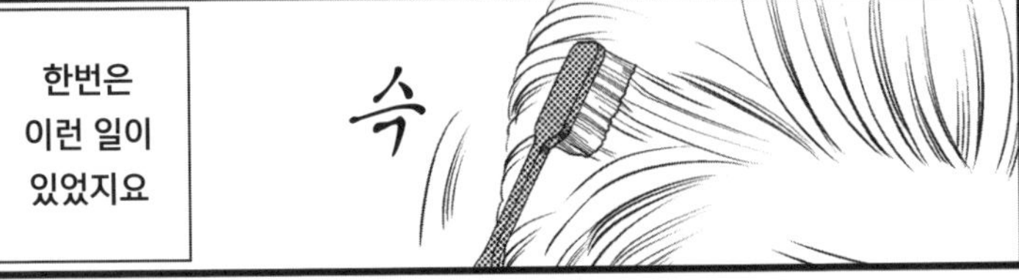

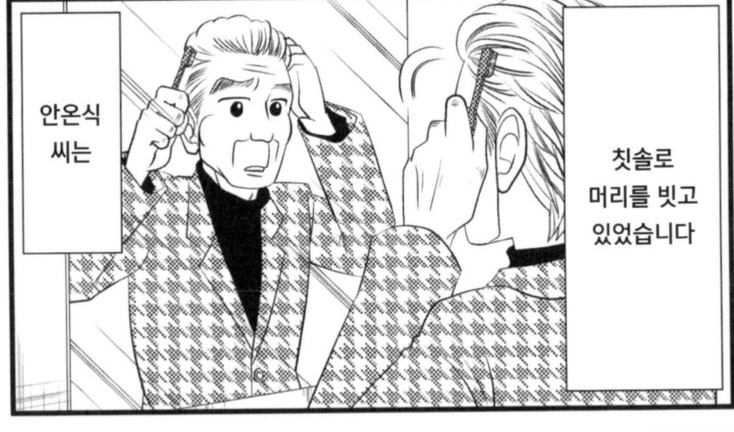

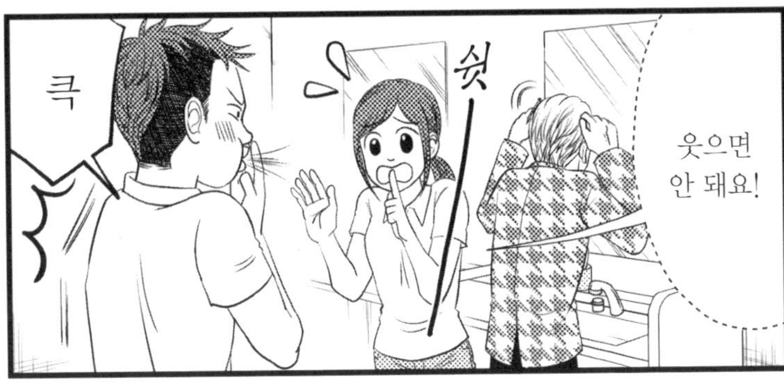

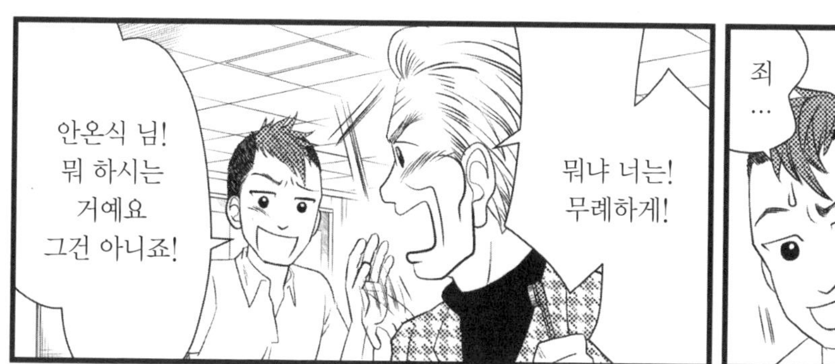
뭐냐 너는!
무례하게!
안온식 님!
뭐 하시는
거예요
그건 아니죠!

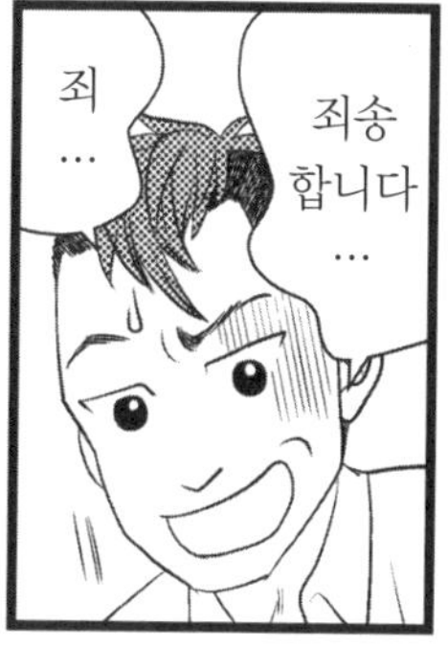
죄송
합니다
…
죄
…

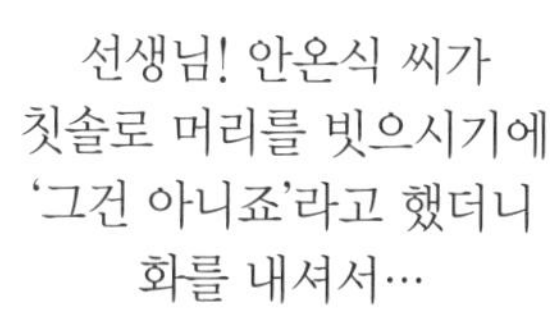

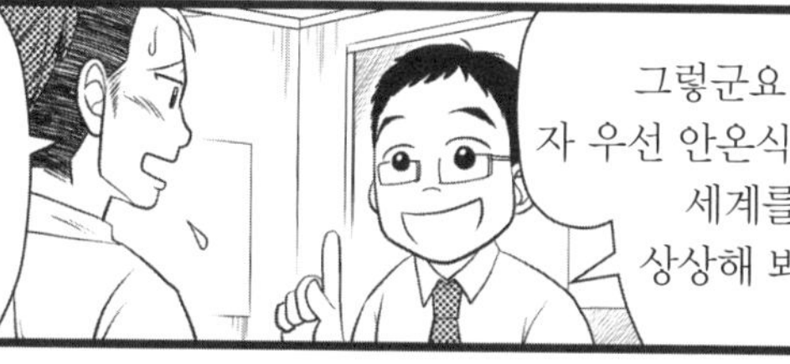
그렇군요
자 우선 안온식 씨의
세계를
상상해 봐요
선생님! 안온식 씨가
칫솔로 머리를 빗으시기에
'그건 아니죠'라고 했더니
화를 내셔서…

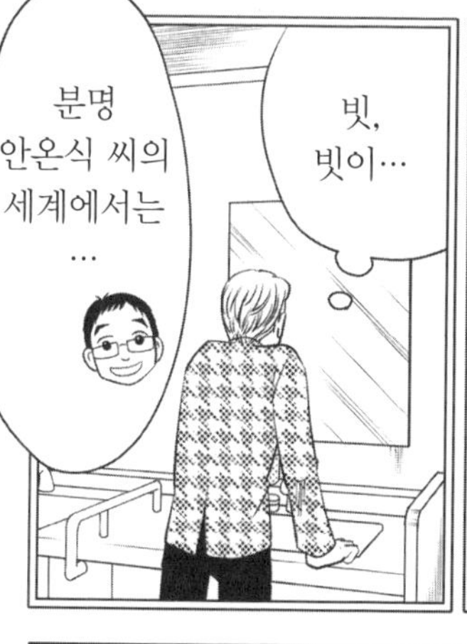
빗,
빗이…
분명
안온식 씨의
세계에서는
…

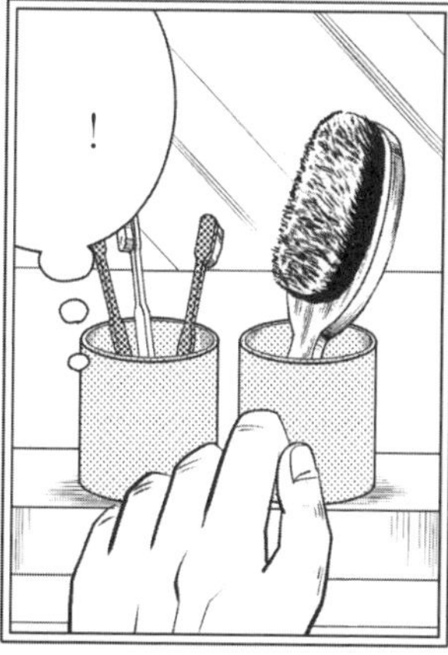
!

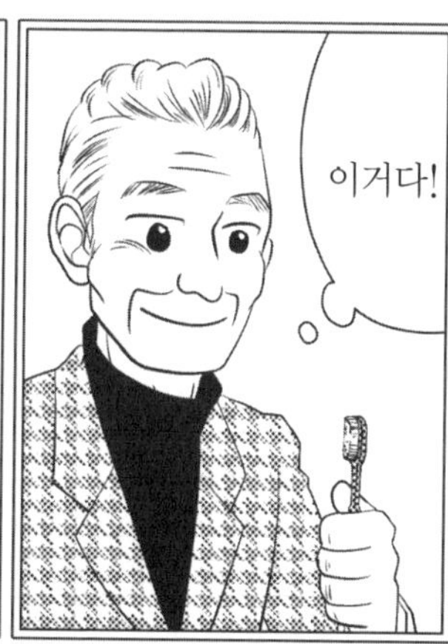
이거다!

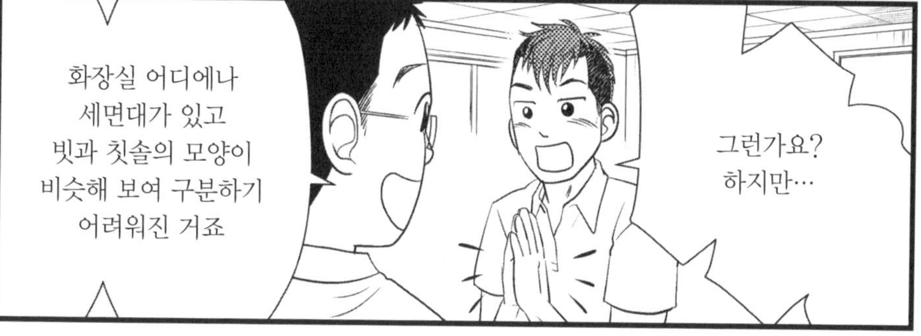
그런가요?
하지만…
화장실 어디에나
세면대가 있고
빗과 칫솔의 모양이
비슷해 보여 구분하기
어려워진 거죠

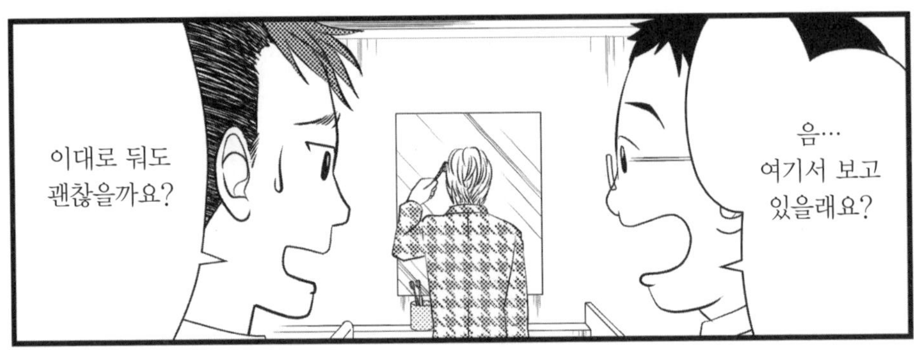
음…
여기서 보고
있을래요?
이대로 둬도
괜찮을까요?

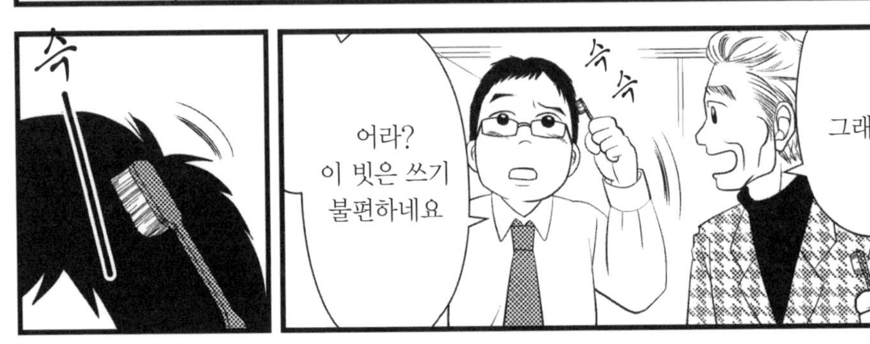
슥
그래?
슥
슥
어라?
이 빗은 쓰기
불편하네요

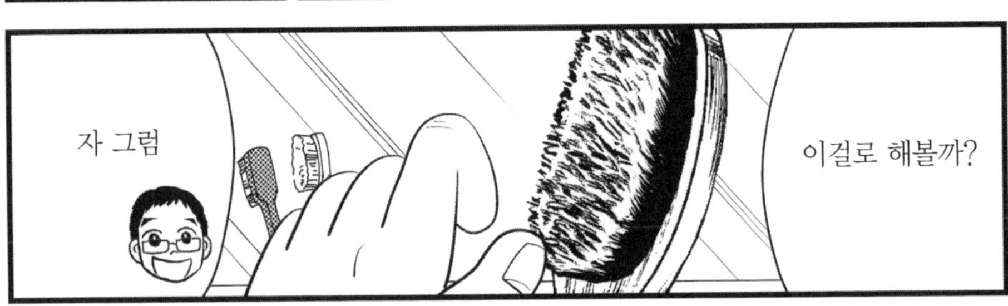
이걸로 해볼까?
자 그럼

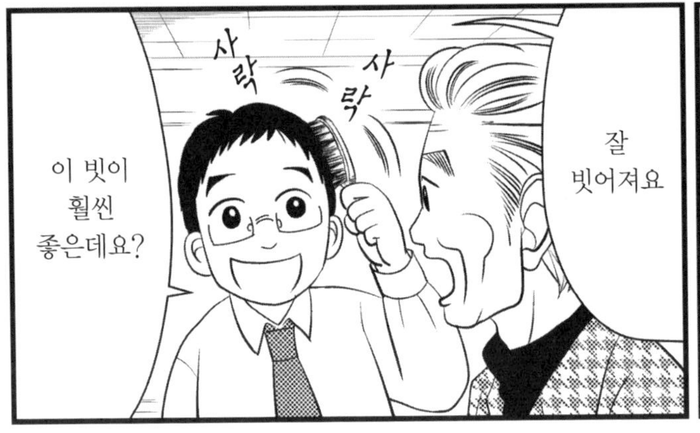
잘
빗어져요
사락
사락
이 빗이
훨씬
좋은데요?

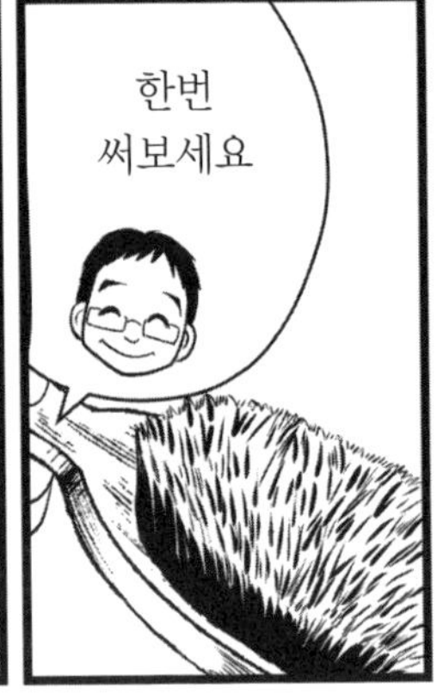
한번
써보세요

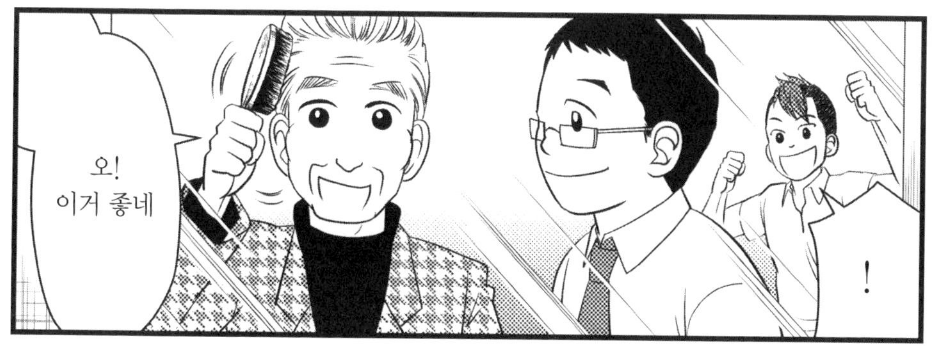
오!
이거 좋네
!

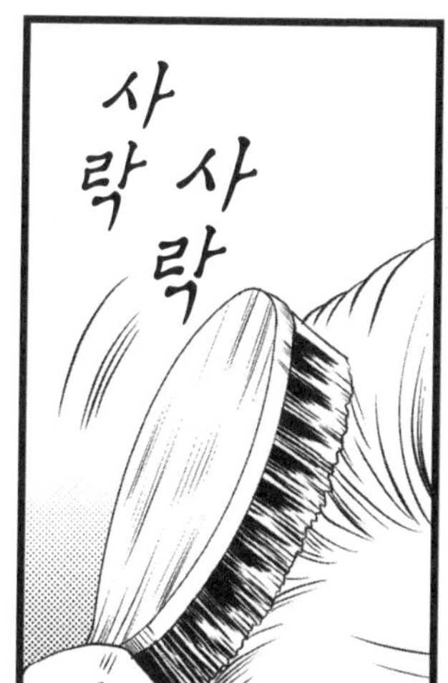
사락 사락 사락

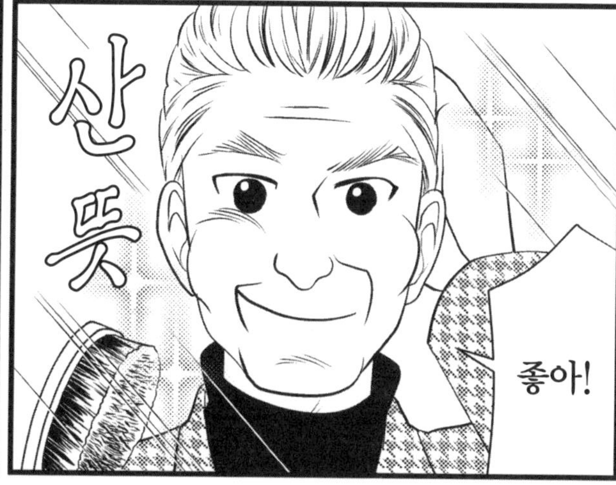
산뜻
좋아!

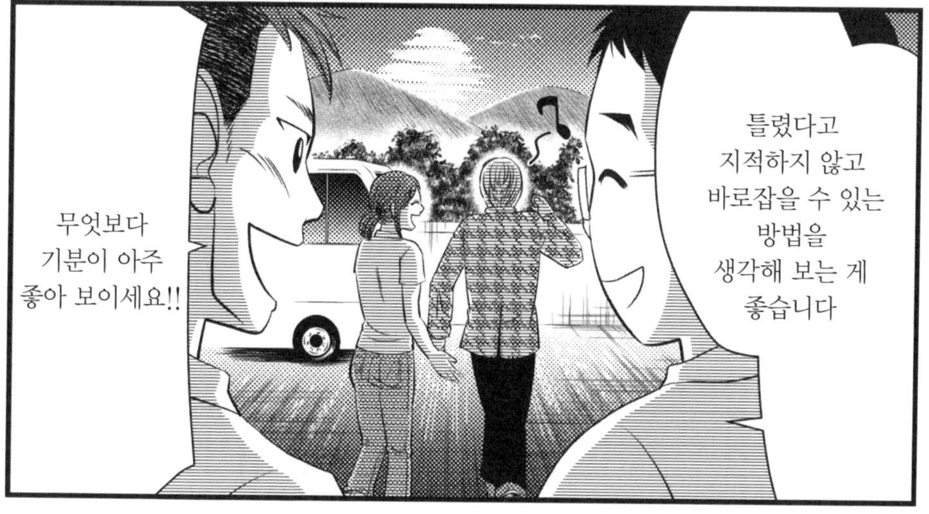
틀렸다고
지적하지 않고
바로잡을 수 있는
방법을
생각해 보는 게
좋습니다
무엇보다
기분이 아주
좋아 보이세요!!

「틀렸어요」라는 부정적인 표현을 쓰지 않고 오류를 바로잡을 방법이 있습니다

안온식 씨는 사물을 제대로 인식하지 못하는 실인증失認症이 생겨 빗과 칫솔을 구분하지 못하게 되었습니다. 실인증이란 시각·청각·촉각·후각·미각의 오감과 관련된 인지능력이 정상적으로 작동하지 않게 되는 치매의 핵심 증상[뇌의 장애가 직접적 원인이 되어 일어나는 증상]의 일종입니다. 칫솔로 머리를 빗고 있었던 것은 그 때문이지요.

치매가 있는 사람이 잘못된 행동을 할 때, 돌보는 사람이 말을 걸어 올바르게 유도하는 것이 바람직합니다. **하지만 그렇다고 해도 "아니에요" "틀렸어요"와 같은 부정적인 표현을 쓰지는 말아주세요.**

치매가 생겨도 자존심은 남아있습니다. 안온식 씨는 일부러 칫솔로 머리를 빗고 있는 것이 아니기에 실수나 잘못을 지적받으면 바보 취급당했다는 기분이 들고, 불안과 고립감이 심해져 더욱 혼란에 빠지게 됩니다. 강하게 반발할 때도 있고요. 실수나 잘못을 지적하지 않고도 바른 행동으로 유도할 수 있습니다.

치매가 있는 사람을 대할 때는 상상력을 동원해야 합니다. 칫솔로 머리를 빗고 있던 안온식 씨의 기분을 상상해 봅시다.

안온식 씨 자신도 '왠지 머리가 잘 빗어지지 않네'라고 생각했을 겁니다. 그럴 때 안온식 씨 옆에서 빗을 사용해 머리를 빗으며 "이게 쓰기 좋네요"라고 건네면, 자존심을 상하게 하지 않으면서 잘못을 바로잡을 수 있습니다. 본인도 바보 취급받았다는 느낌 없이 납득하고 사용할 수 있고요.

치매가 있는 사람에게는 "아니에요" "틀렸어요"라고 설득하기보다 납득시키는 것이 중요합니다. **아무리 올바른 설득이라도, 당사자가 납득하지 않으면 받아들여지지 않습니다. 치매가 있는 사람과 의사소통할 때 꼭 기억해 두시기 바랍니다.**

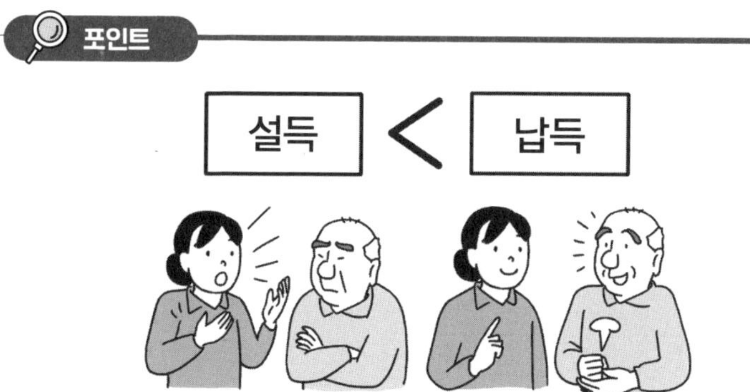

치매가 있는 사람의 잘못된 행동을 바로잡을 때는 지적해서 설득하려 들지 말고, 납득할 수 있도록 유도한다. 착오를 지적당해 자존심이 상하면 역효과가 날 가능성이 있다.

사례 3

자신의 방을 도무지 찾을 수 없다! 그런 사람의 해결책은?

윤철호 씨(78세) 이야기

치매가 생기면 뇌기능이 약해져
시설에서 자신의 방을 기억하지 못하는 사람이 적지 않습니다

윤철호 씨도 그런 분이었습니다
으음… 내 방이 어디더라 …

내 방이 어디더라?
윤철호 님 뭐 하세요?

여기 예요
아아 고마워
계속 잊어버리네 …

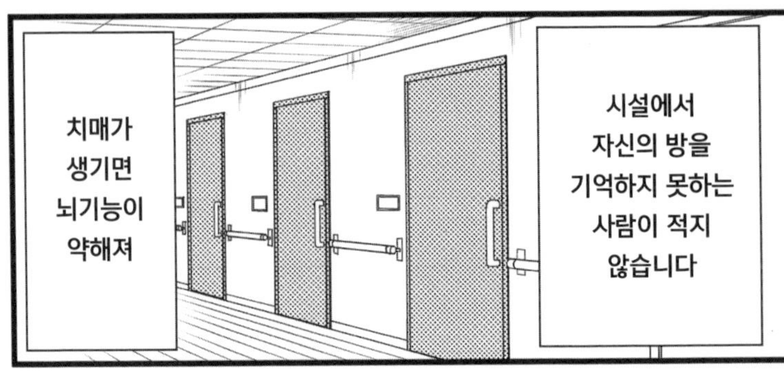

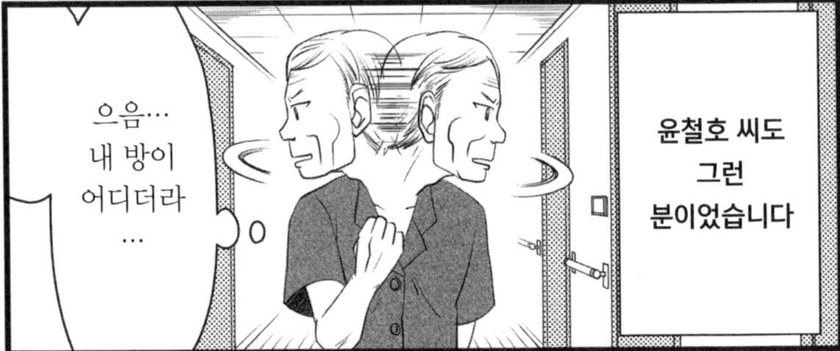

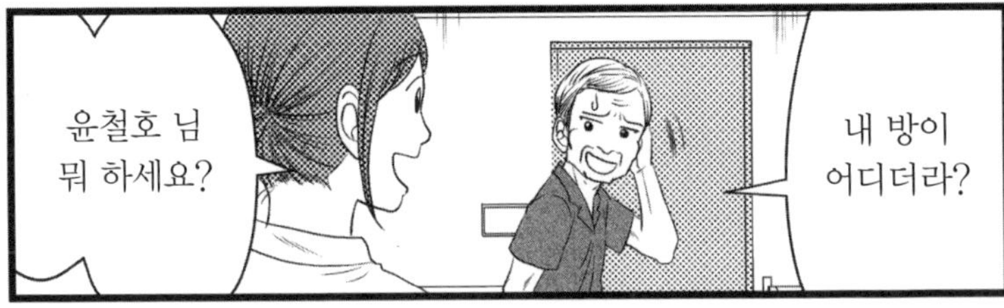

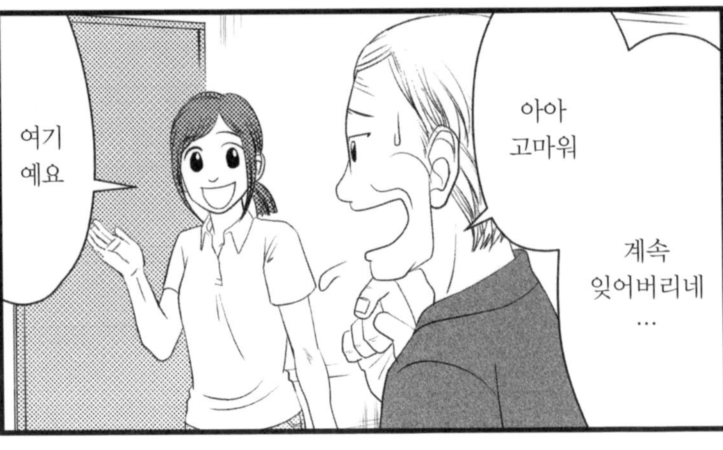

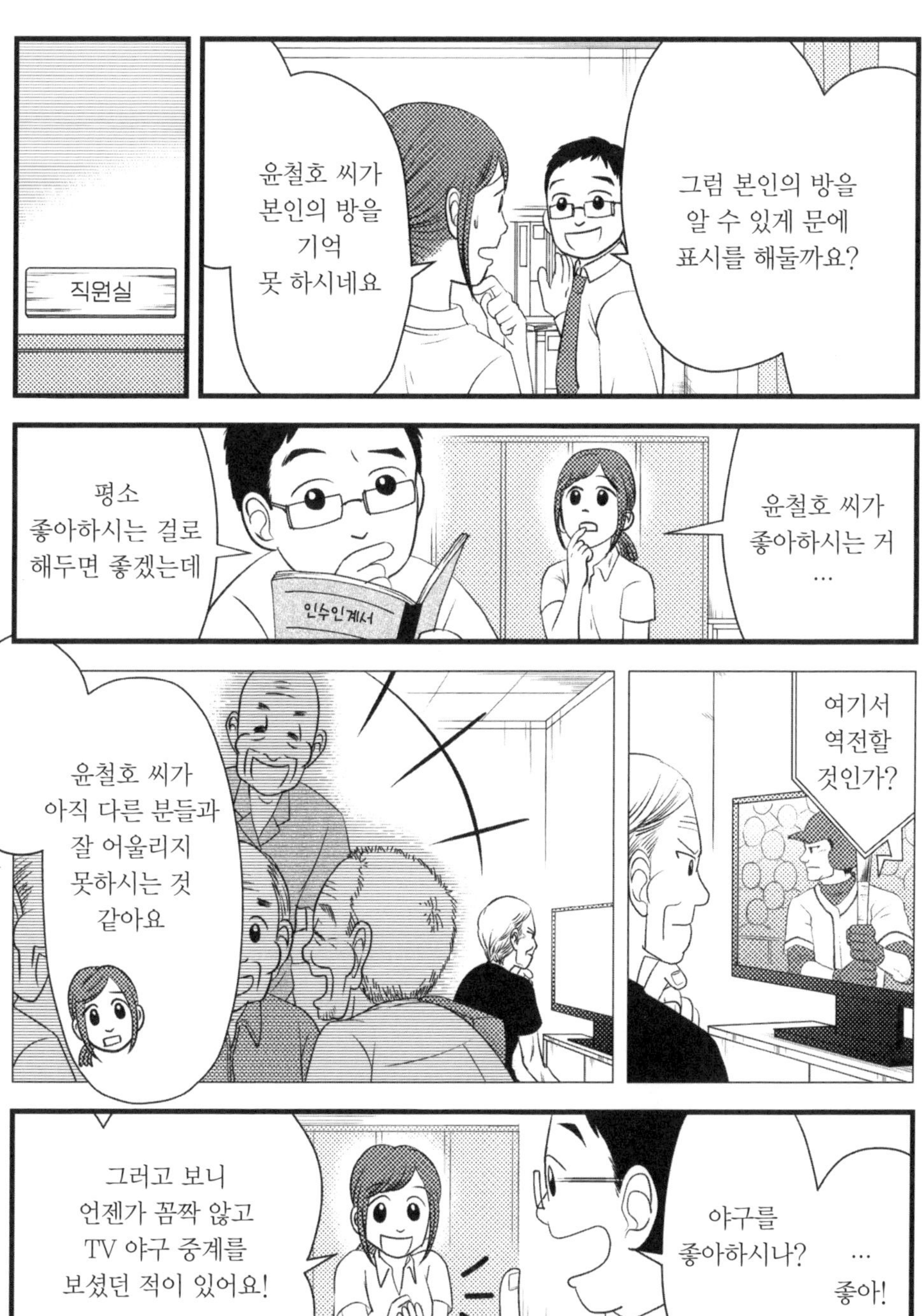
직원실
윤철호 씨가 본인의 방을 기억 못 하시네요
그럼 본인의 방을 알 수 있게 문에 표시를 해둘까요?
평소 좋아하시는 걸로 해두면 좋겠는데
인수인계서
윤철호 씨가 좋아하시는 거 …
윤철호 씨가 아직 다른 분들과 잘 어울리지 못하시는 것 같아요
여기서 역전할 것인가?
그러고 보니 언젠가 꼼짝 않고 TV 야구 중계를 보셨던 적이 있어요!
야구를 좋아하시나?
… 좋아!

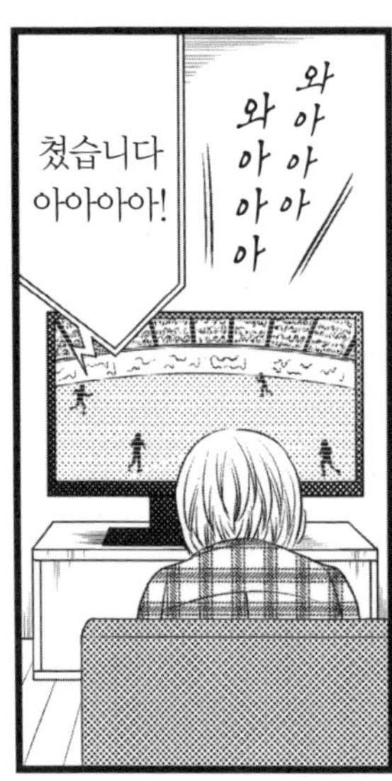
쳤습니다
아아아아!
와아아아아
와아아아아

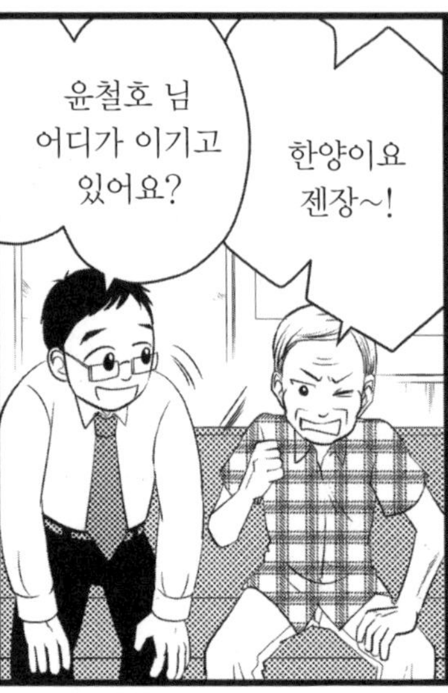
윤철호 님
어디가 이기고
있어요?
한양이요
젠장~!

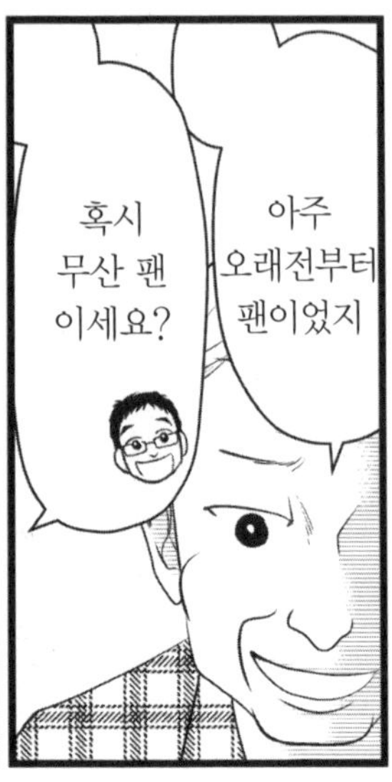
혹시
무산 팬
이세요?
아주
오래전부터
팬이었지

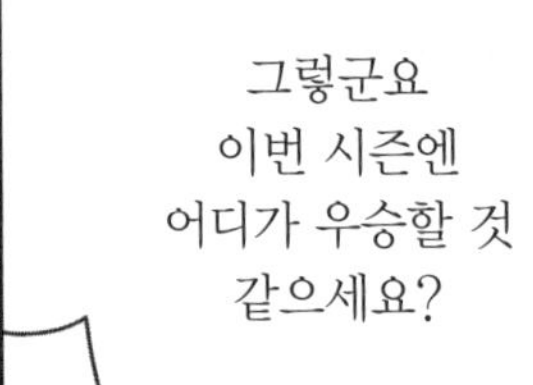
그렇군요
이번 시즌엔
어디가 우승할 것
같으세요?

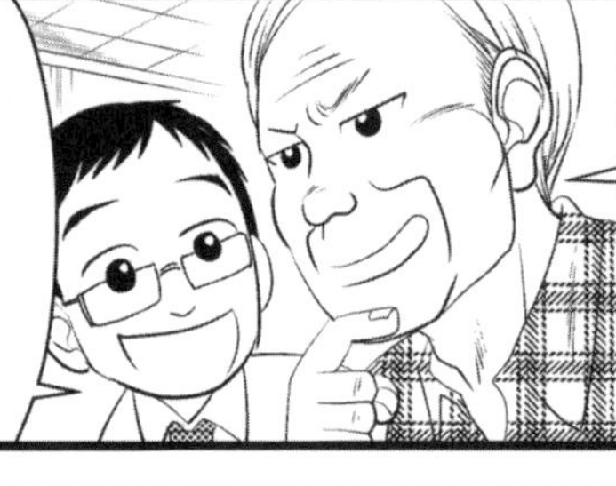
당연히
무산이길 바라지만
아직까지는
잘 모르겠네…

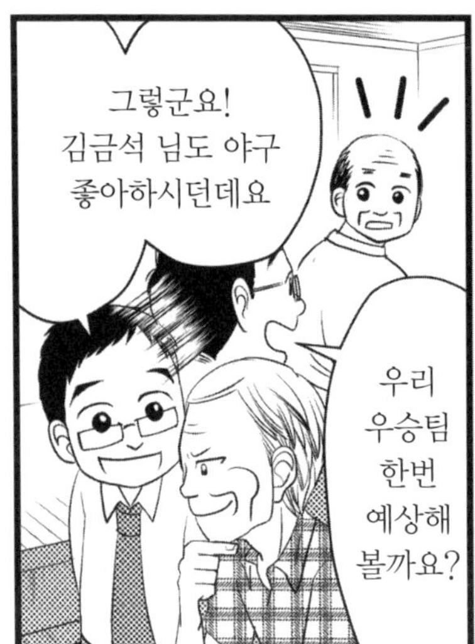
그렇군요!
김금석 님도 야구
좋아하시던데요
우리
우승팀
한번
예상해
볼까요?

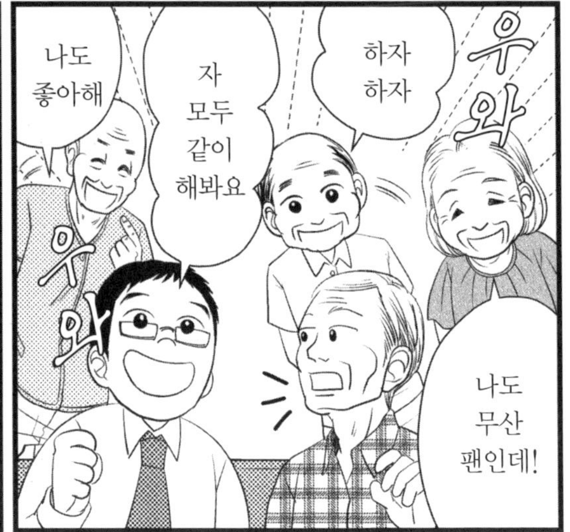
나도
좋아해
자
모두
같이
해봐요
하자
하자
우와
우와
나도
무산
팬인데!

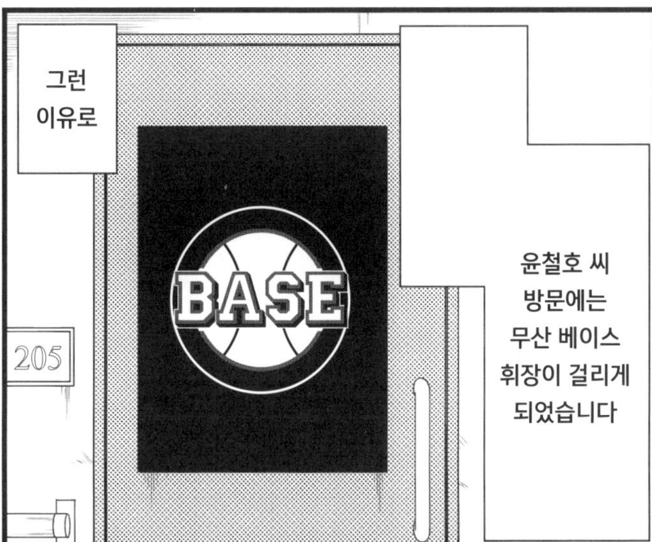
그런
이유로
BASE
205
윤철호 씨
방문에는
무산 베이스
휘장이 걸리게
되었습니다

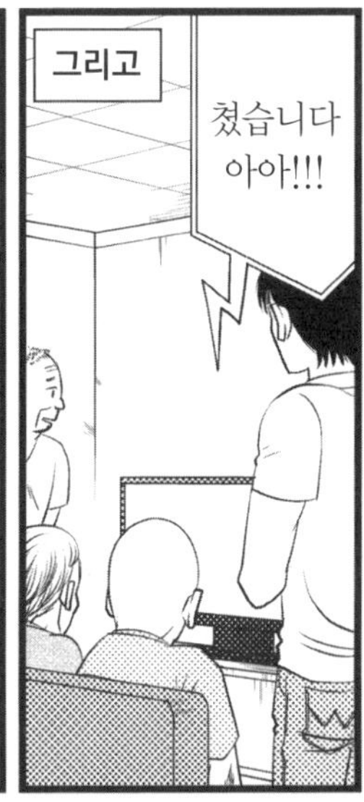
그리고
쳤습니다
아아!!!

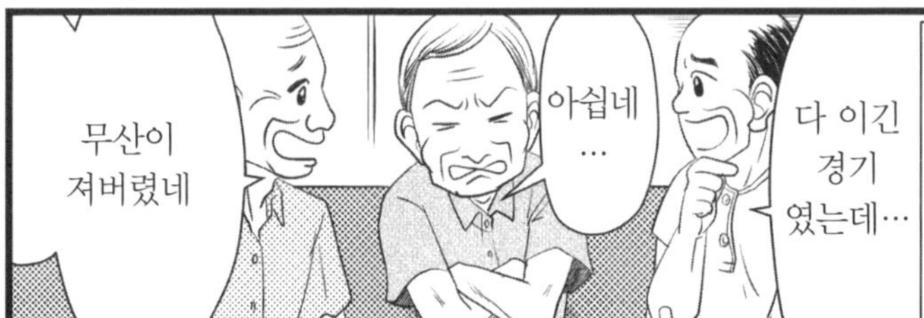
윤철호 씨는
모두와 즐겁게
지내게 되어
다 이긴
경기
였는데…
아쉽네
…
무산이
져버렸네

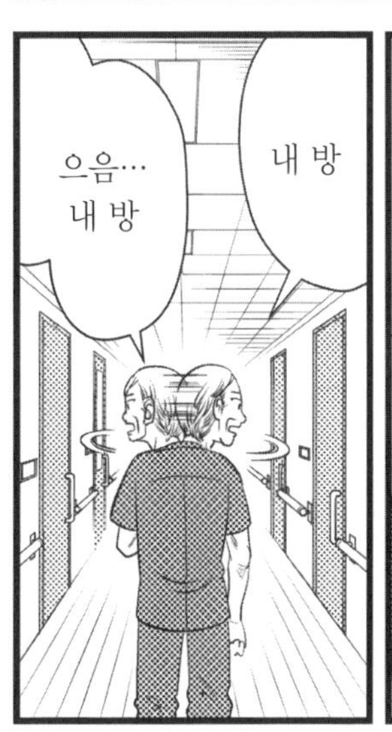
내 방
으음…
내 방

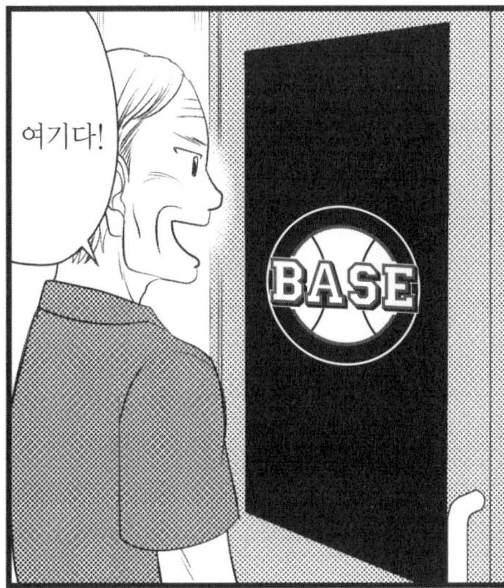
헤매지 않고
자신의
방으로
돌아가게
되었습니다
여기다!
BASE

당사자가 살아온 역사를 조사하면 좋은 돌봄의 힌트를 얻을 수 있습니다

요양 시설의 방은 같은 모양의 문이 나란히 있을 때가 많습니다. 인지 기능이 저하되었기 때문에 이곳에는 윤철호 씨처럼 자신의 방을 찾지 못하는 사람이 적지 않습니다. 이럴 때는 방문이나 방 앞에 방을 인식할 수 있는 표시를 해두면 해결이 가능하기도 합니다. 어떤 표시를 해야 인식할 수 있을지는 당사자의 입장이 되어 생각해 봅시다.

먼저 우리는 당사자의 생활 이력을 알아야 합니다. 생활 이력을 아는 것은, 치매가 있는 사람이 보는 세상을 이해하고, 당사자의 입장이 되어 돌보기 위한 첫걸음입니다. 그 사람이 지금까지 어떤 삶을 살아왔고, 어떤 가치관을 지니고 있는지. 또 어떤 일을 했고, 어떤 습관이 있었으며, 애착을 가졌던 물건은 무엇인지. 이렇게 다양한 정보를 알게 되면 치매가 있는 사람의 증상이나 행동의 이유를 알 수 있습니다. 대응 계획도 세울 수 있고요. 사소한 일이라도 돌봄에서는 큰 힌트가 되고, 신뢰 관계를 구축하기도 쉬워집니다.

윤철호 씨 사례에서는 좋아하는 프로야구 구단이 실마리가 되었습니다. 게다가 '야구'라는 소재를 공통 화제로 삼으니 시설 안에서 이야깃거리도 풍부해지고 다른 입소자들과도 즐겁게 지내게 되었습니다.

생활 이력을 파악하려면 본인에게 묻는 것이 가장 빠릅니다. 하지만 무턱대고 좋아하는 것을 묻기보다 태어난 곳, 좋아하는 음식 등 자연스러운 화제에서부터 시작해 주제를 넓혀나가는 게 좋습니다. 당사자에게 듣기

어려우면 가족에게 물어보는 것도 방법입니다. 다만, 치매가 생기면 전에는 좋아했던 것을 좋아하지 않게 되는 경우도 있으니 이것도 염두에 두는 게 좋습니다. 예를 들면 소리가 들리는 방식이 변해서 좋아하던 음악을 듣지 않게 된 사람이 있고, 세밀한 수작업이 어려워져 취미였던 바느질이 힘들어진 사람도 있습니다. 가족은 "그렇게 좋아했는데"라며 낙담할 수도 있지만 과거에 좋아하던 것이라도 현재 부정적인 반응을 보이면 멀리해야 할 필요가 있습니다.

포인트

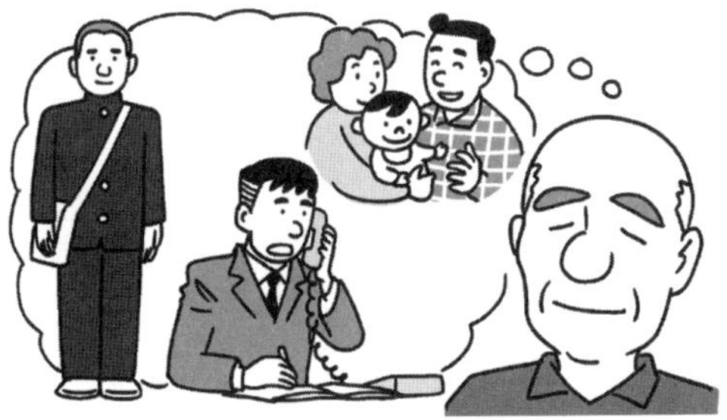

그 사람이 지금까지 어떤 삶을 살아왔는지, 어떤 일을 했고, 어떤 습관이 있었는지 등을 아는 것이 중요하다. 당사자로부터 듣기 어려우면 가족이나 주변인으로부터 들을 수 있다.

사례 4

요의가 없어도 자꾸 화장실에 가는 할아버지의 속마음은?

소순복 씨(83세) 이야기

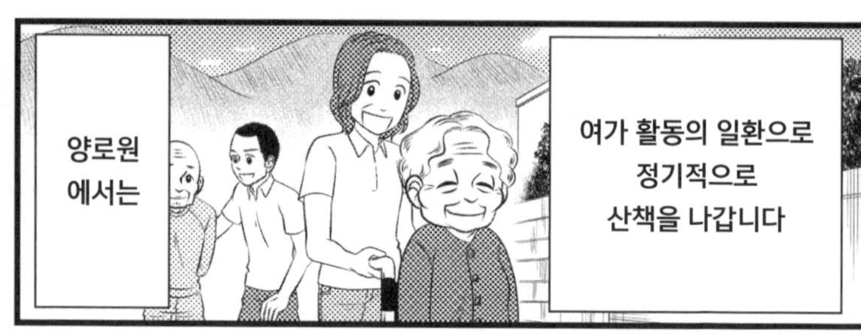

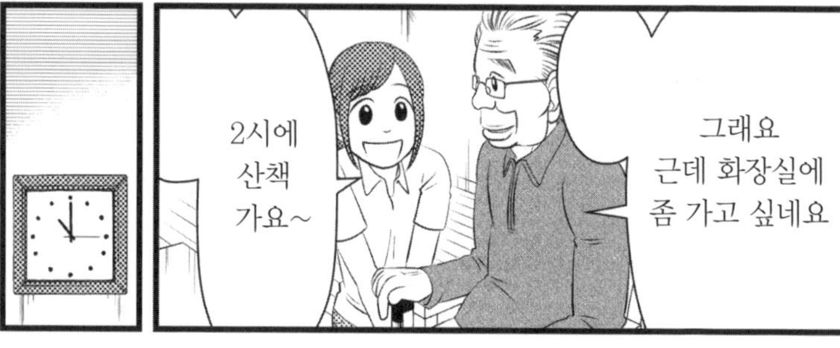

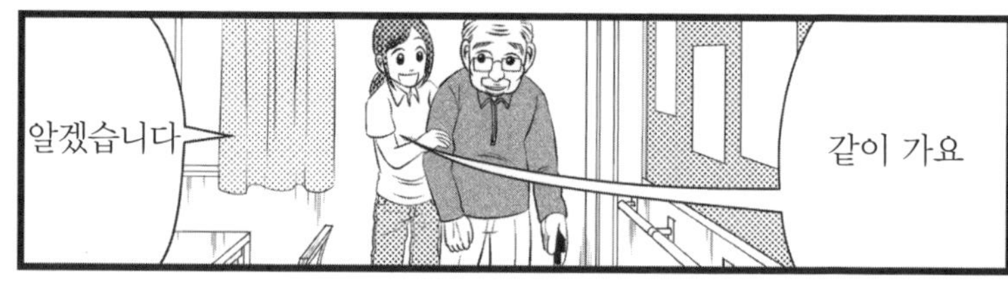

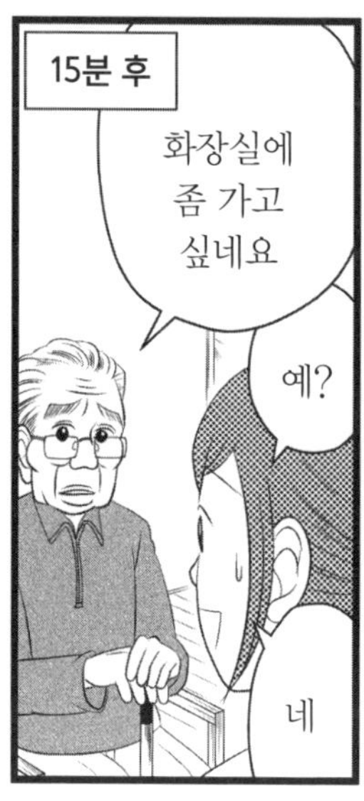

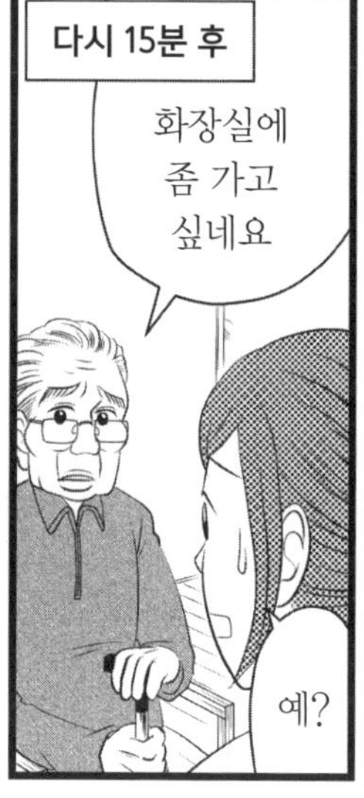

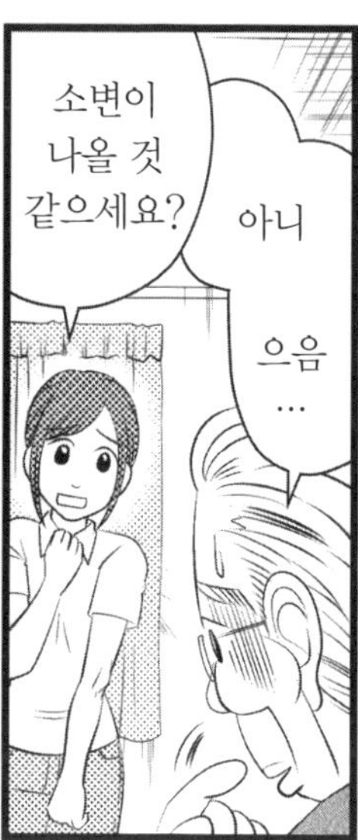

직원실
소순복 씨는 화장실을 왜 그렇게 자주 가시는 걸까요? 요의*를 느끼시는 것도 아닌데…
비뇨계 질환은 없으시지요
저 혹시 말이에요 …
영미 씨!
전에… 제가 같이 산책 나갔을 때의 일인데요…
소순복 씨가 막 화장실 가려던 중에
소변을 보신 적이 있어요
그렇군!
팡
소순복 씨의 세계에선 이랬을 수도 있어요

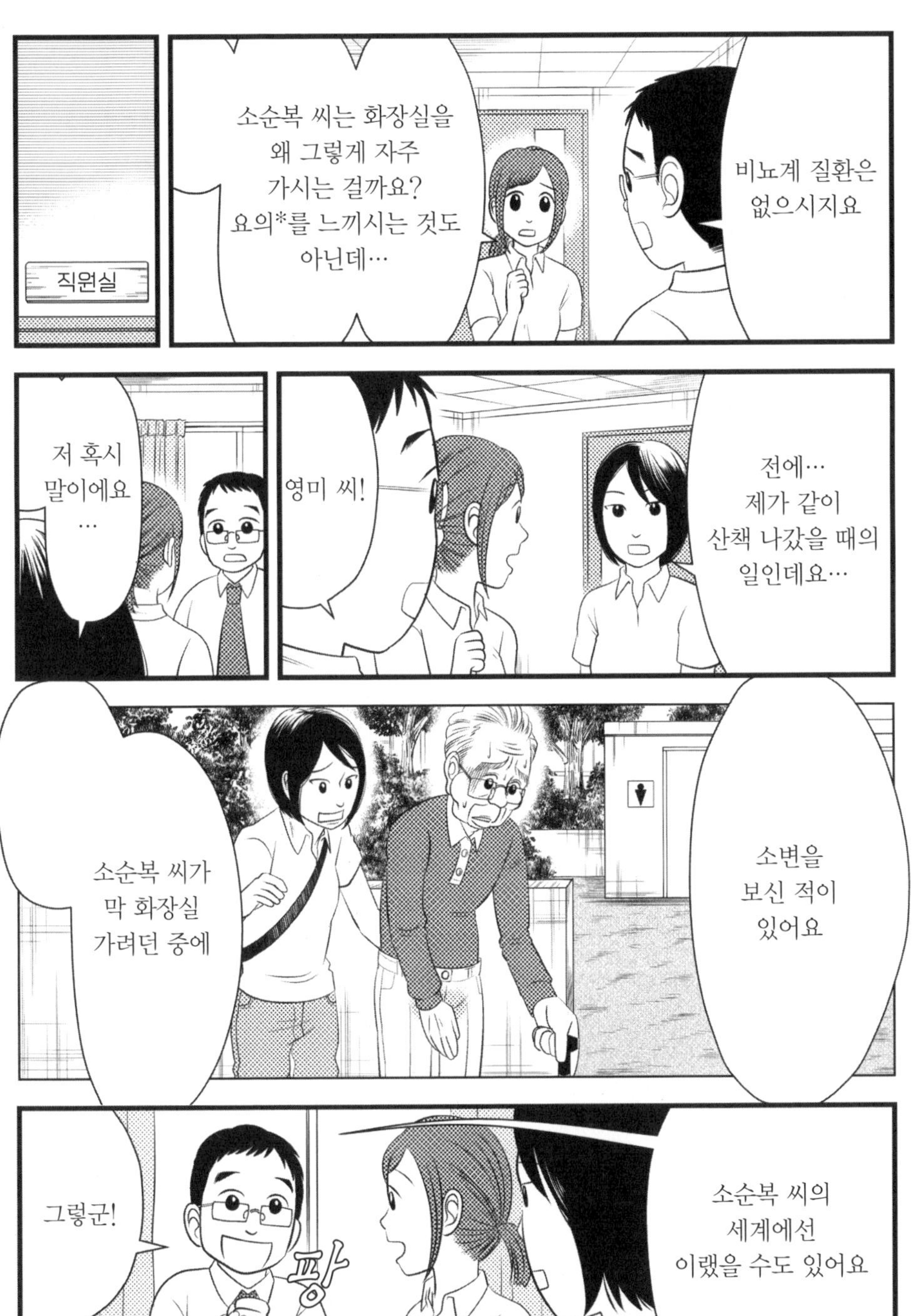

* 요의: 소변이 마려운 느낌—옮긴이 주

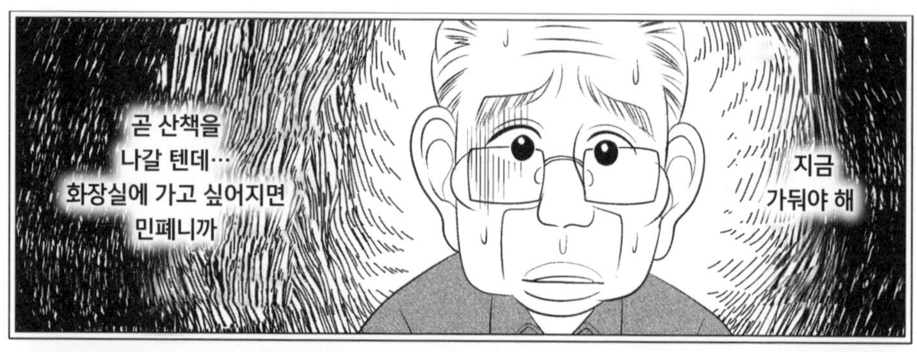
곧 산책을
나갈 텐데…
화장실에 가고 싶어지면
민폐니까
지금
가둬야 해

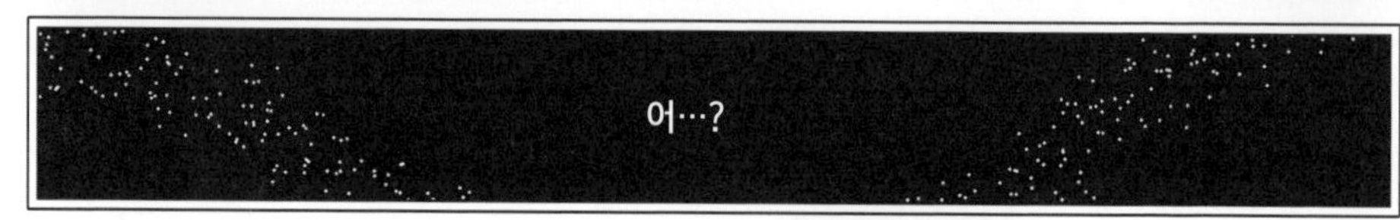
어…?

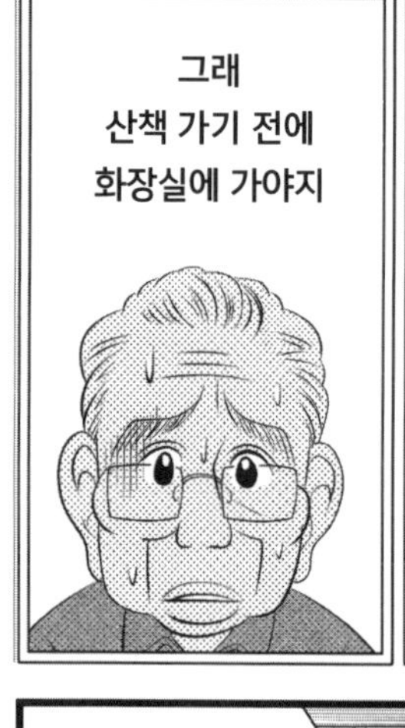
그래
산책 가기 전에
화장실에 가야지

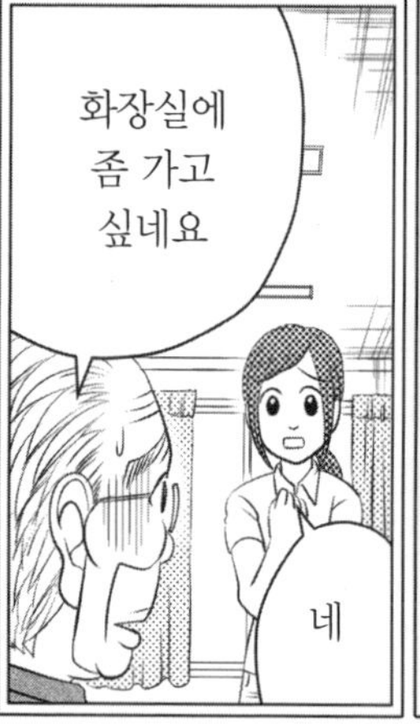
화장실에
좀 가고
싶네요
네

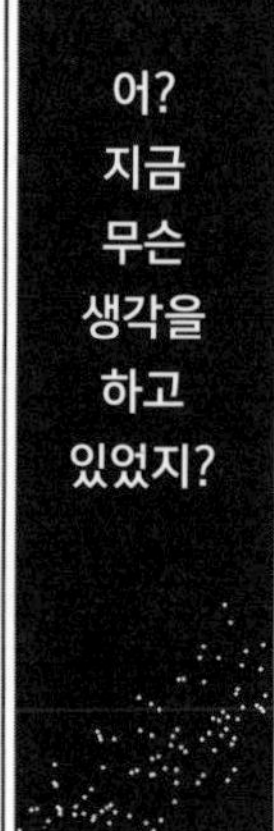
어?
지금
무슨
생각을
하고
있었지?

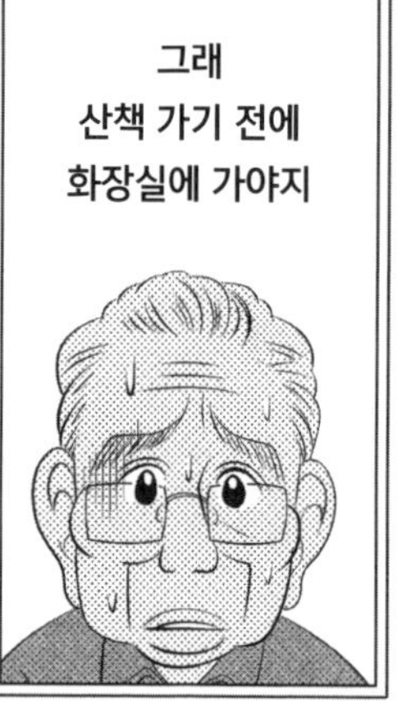
그래
산책 가기 전에
화장실에 가야지

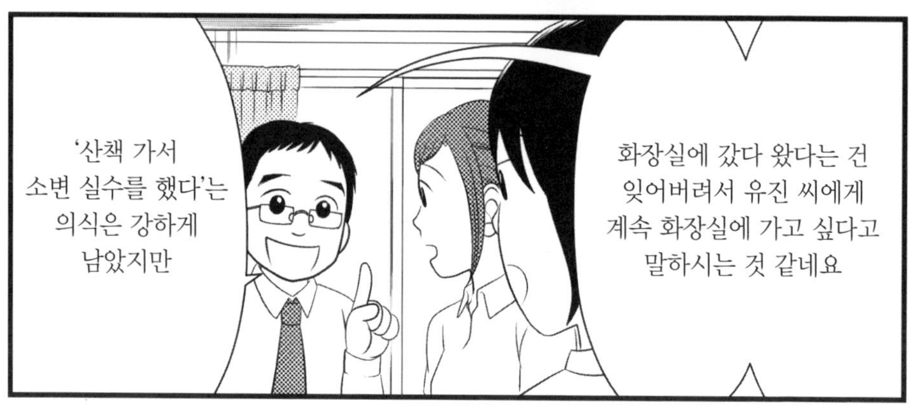
'산책 가서
소변 실수를 했다'는
의식은 강하게
남았지만
화장실에 갔다 왔다는 건
잊어버려서 유진 씨에게
계속 화장실에 가고 싶다고
말하시는 것 같네요

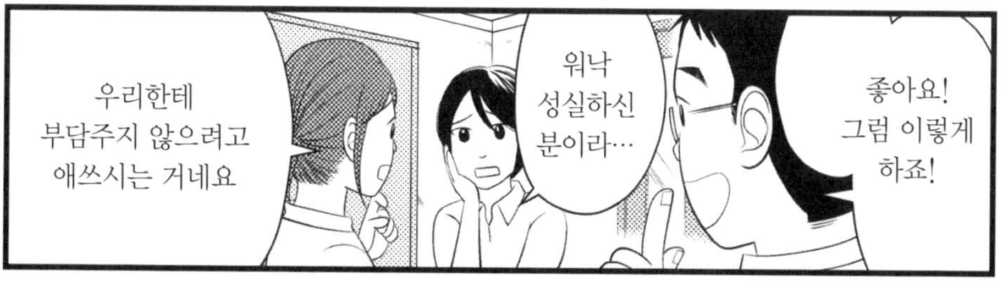
우리한테
부담주지 않으려고
애쓰시는 거네요
워낙
성실하신
분이라…
좋아요!
그럼 이렇게
하죠!

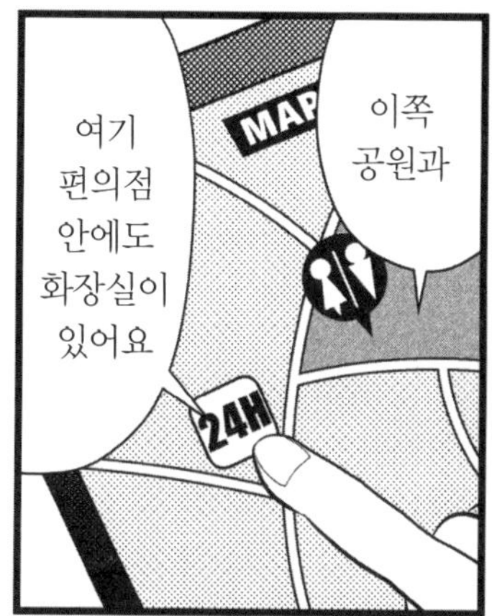
여기
편의점
안에도
화장실이
있어요
이쪽
공원과
MAP
24H

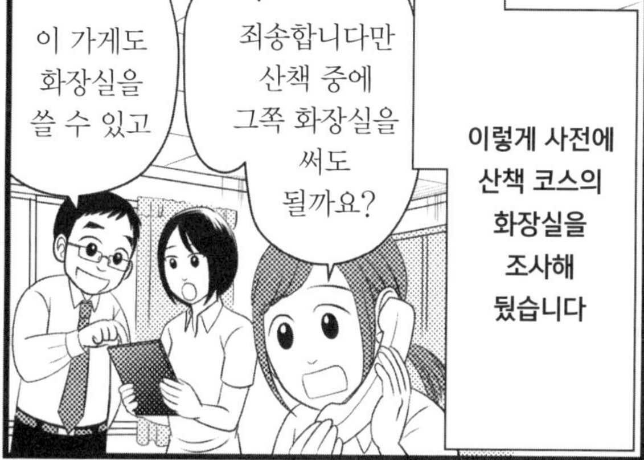
이 가게도
화장실을
쓸 수 있고
죄송합니다만
산책 중에
그쪽 화장실을
써도
될까요?
이렇게 사전에
산책 코스의
화장실을
조사해
뒀습니다

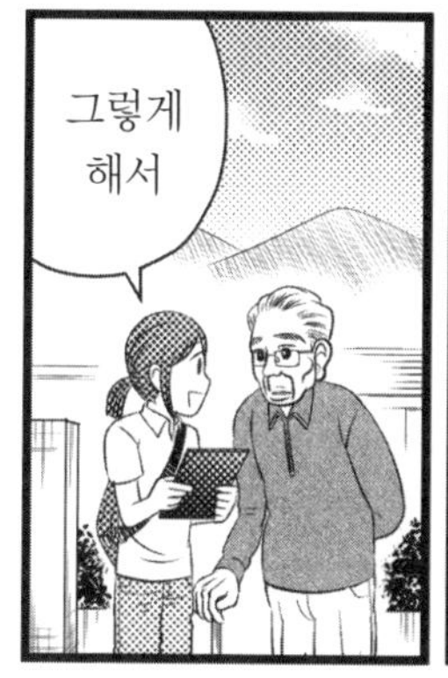
그렇게
해서

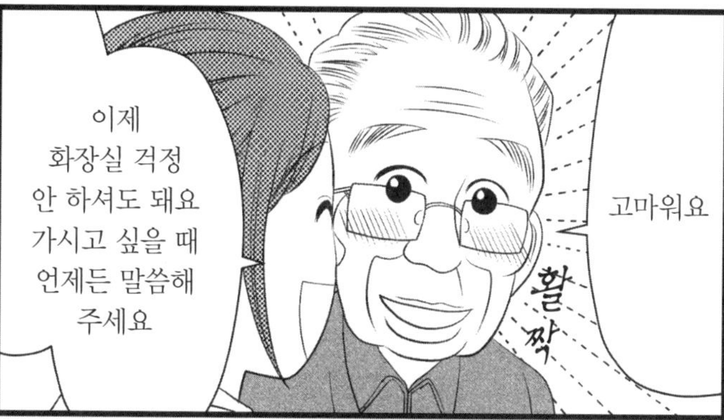
이제
화장실 걱정
안 하셔도 돼요
가시고 싶을 때
언제든 말씀해
주세요
고마워요
활짝

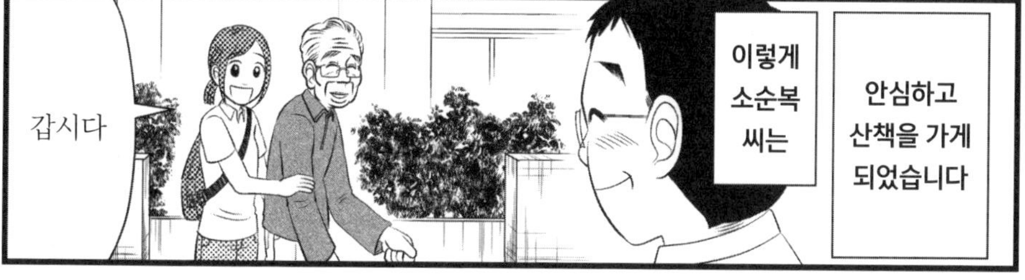
갑시다
이렇게
소순복
씨는
안심하고
산책을 가게
되었습니다

우리의 생각 이상으로 「폐를 끼쳤다」「민망했다」는 감정은 강하게 남습니다

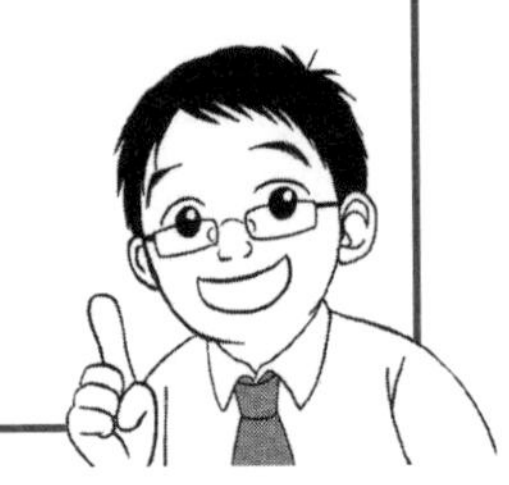

치매가 생기면 새롭게 기억하기는 어려워지지만, 감정에 얽힌 기억은 뿌리 깊게 남습니다. 앞의 사례에 나온 소순복 씨는 이전 산책 때 소변 실수를 한 일로 '폐를 끼쳤다' '민망했다'는 감정이 아주 강하게 남았던 것 같습니다. **대소변 실수는 돌보는 사람에게도 부담스럽지만, 당사자에게도 몹시 자존심 상하는 일입니다. 화장실 문제로 폐 끼치고 싶지 않다는 생각은 누구에게나 아주 자연스러운 일이고, 치매 당사자에게 그 의식은 우리가 생각하는 것보다 몇 배나 강하다고 봐야 합니다.**

우리도 영화관에 들어가기 전이나 장거리 버스를 타기 전, 화장실에 가고 싶어질 때를 대비해 미리 볼일을 볼 때가 많지요. 이것은 사회환경에 적응하기 위한 자연스러운 반응이며 치매가 있는 사람도 마찬가지입니다. 이들은 환경에 적응하려고 뇌기능이 쇠약해진 상태에서도 애를 쓰고 있습니다. 소순복 씨도 '폐 끼치지 말자'는 생각이 확고했기 때문에 오히려 주변인의 시선에서는 이해할 수 없는 행동으로 보였을 겁니다.

이럴 때는 돌보는 사람이 '무슨 일이 생겨도 괜찮은' 환경을 만드는 것이 중요합니다.

소순복 씨 사례에서는 "우리가 화장실 위치를 확실하게 파악했고, 준비해 두었습니다. 그러니 괜찮아요"라고 안심시켜 드렸더니 문제가 해결되었습니다.

참고로 치매가 생기면 초기부터 "그걸 했던가?" 하고 주위 사람에게 여러 번 반복해서 묻는 경우가 있습니다. 이는 '기억하고 싶어' '잊고 싶지 않아' '주위에 폐 끼치지 싫어'라는 마음의 표현입니다. 이럴 때 돌보는 쪽에서는, 잊지 않으려고 노력하는 당사자의 마음을 이해할 필요가 있습니다. 당사자가 이해하기 쉽게 표현을 바꿔서 다시 전하고, "대신 기억해 둘 테니 걱정 마세요"라고 말하면 안심시킬 수 있습니다.

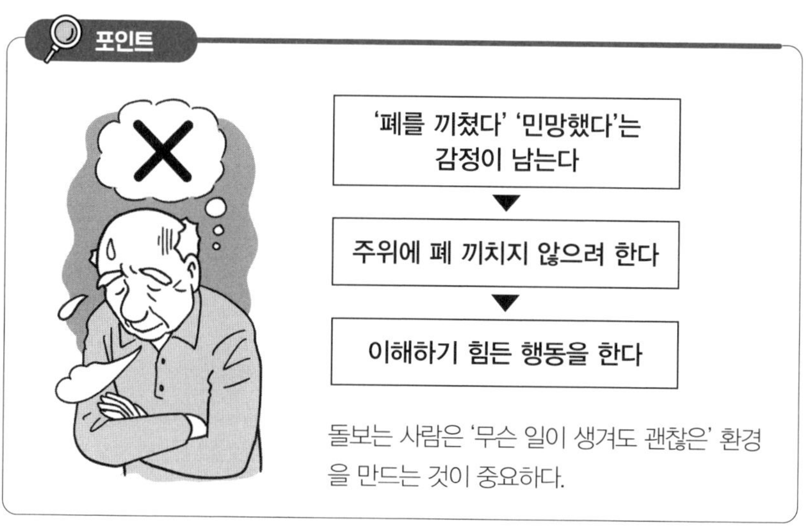

사례 5

무슨 생각을 할까? 계속 창밖의 도로를 보는 할아버지는

김복남 씨(88세) 이야기

지금으로부터
몇 년 전
제 기억에
인상적으로 남은 분의
이야기입니다

김복남 씨는 언제나
2층 창가에서
움직이려 하지
않았습니다
저녁 드실
시간이에요!

김복남
님?
…
불러도
거의
반응이
없고
…

늘
혼자서
창밖을
보느라
식사를
거르기도
했지요

늘 멍하니
계셔서
몸도 마음도
쇠약해질까
걱정이네요
그러
게요

왜
늘 밖을
보시는
걸까?

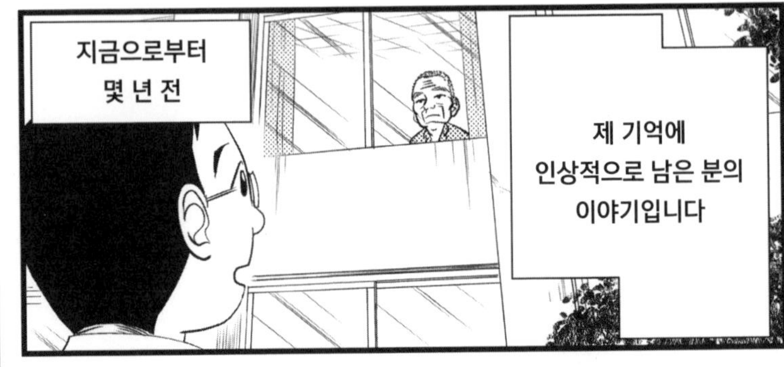

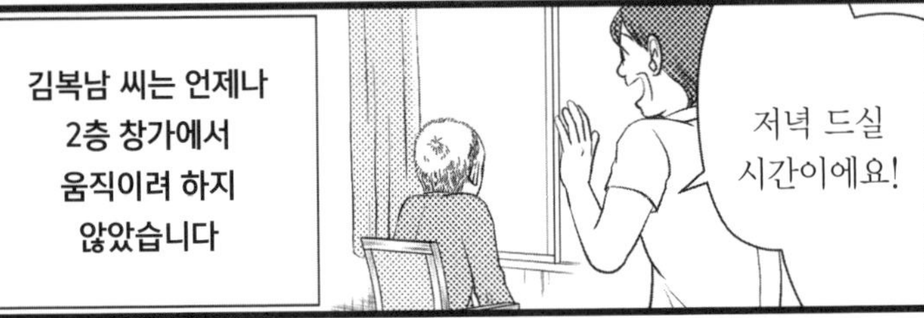

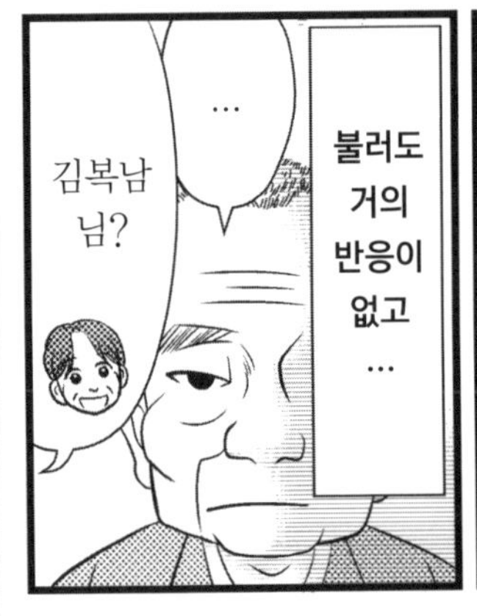

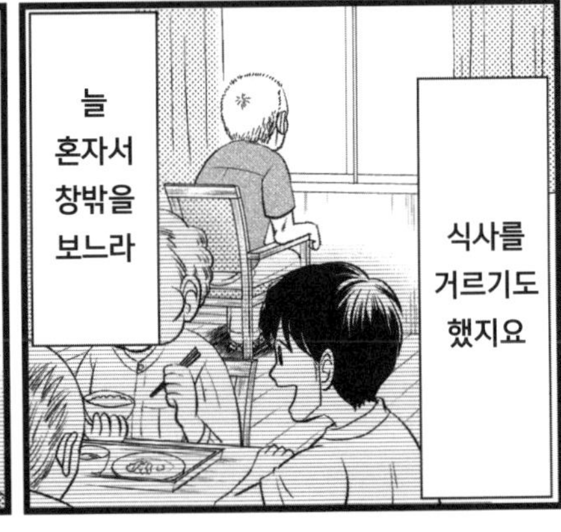

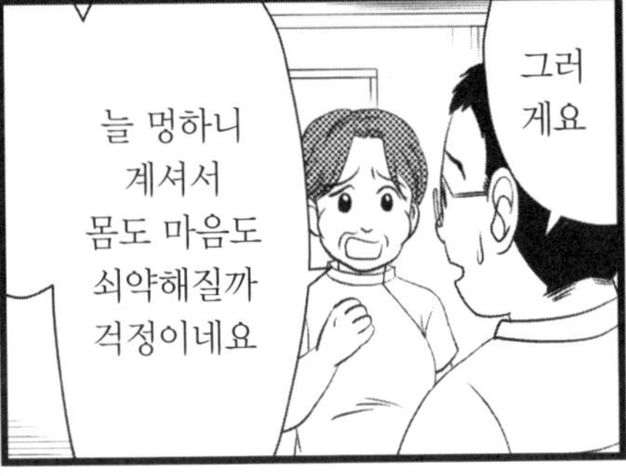

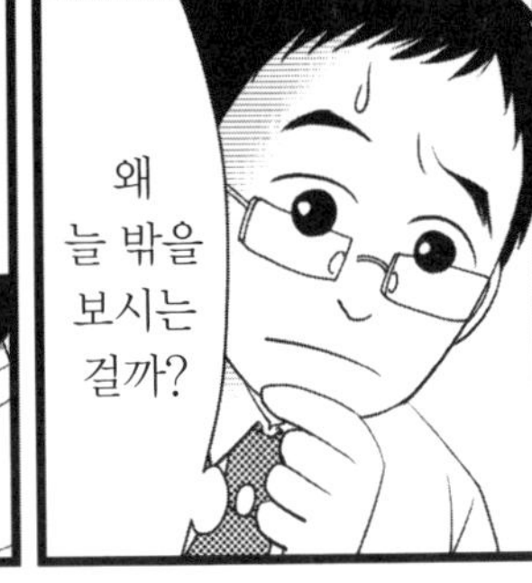

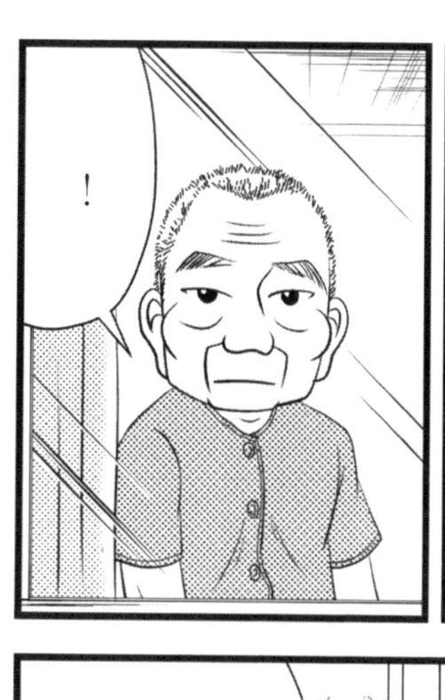
!
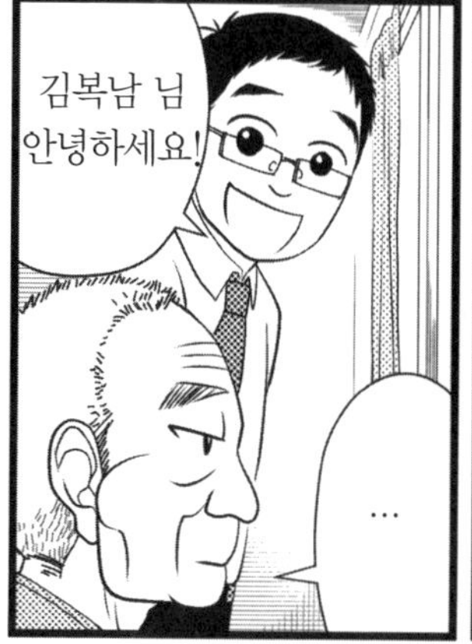
김복남 님
안녕하세요!
…
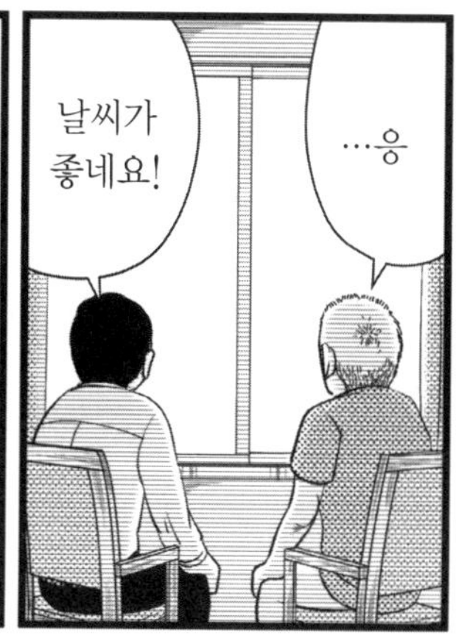
날씨가
좋네요!
…응
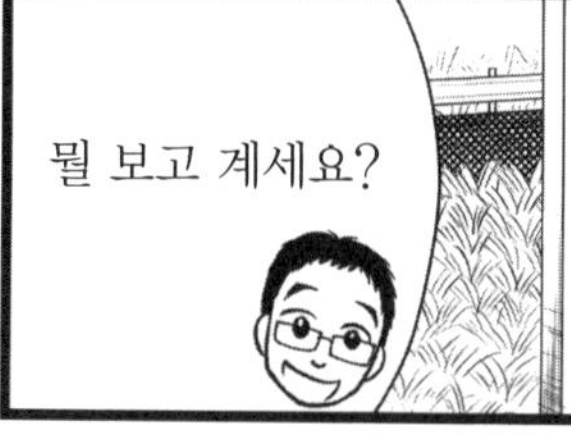
뭘 보고 계세요?
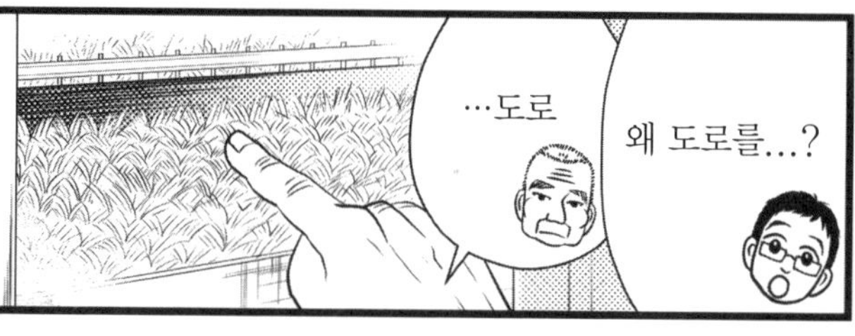
…도로
왜 도로를…?
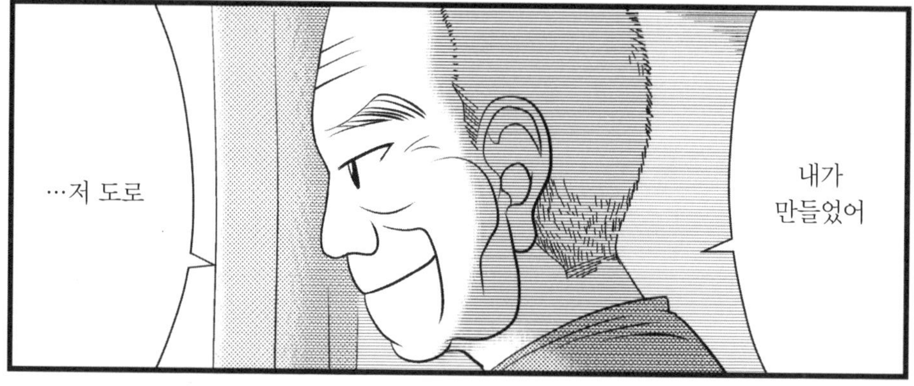
…저 도로
내가
만들었어
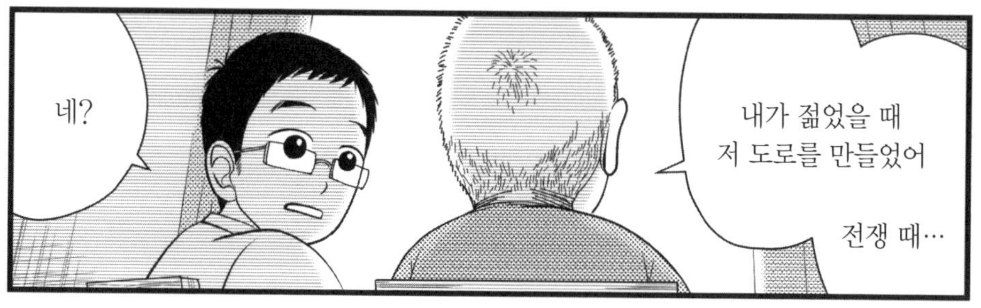
네?
내가 젊었을 때
저 도로를 만들었어
전쟁 때…

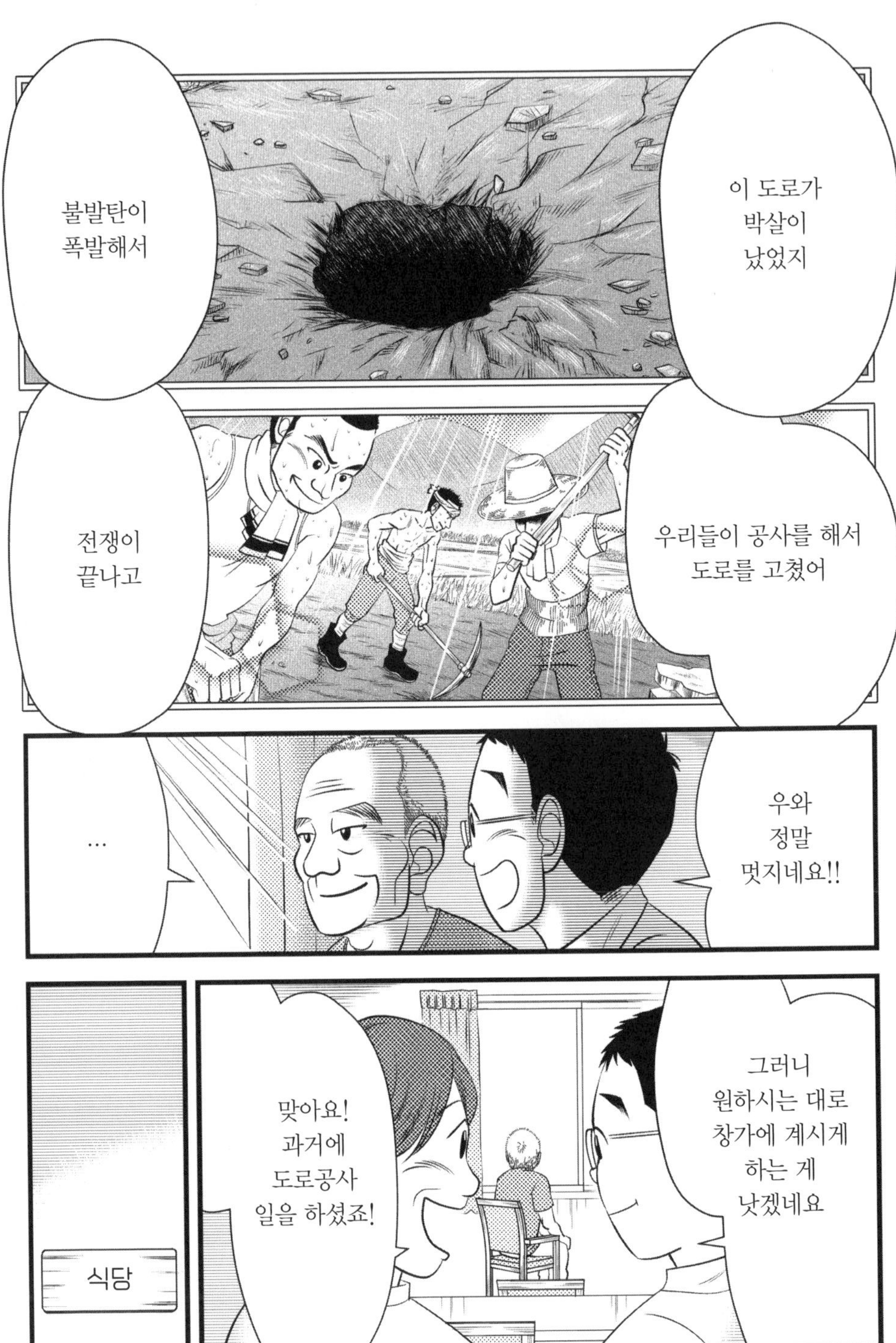
이 도로가
박살이
났었지
불발탄이
폭발해서
우리들이 공사를 해서
도로를 고쳤어
전쟁이
끝나고
우와
정말
멋지네요!!
…
식당
그러니
원하시는 대로
창가에 계시게
하는 게
낫겠네요
맞아요!
과거에
도로공사
일을 하셨죠!

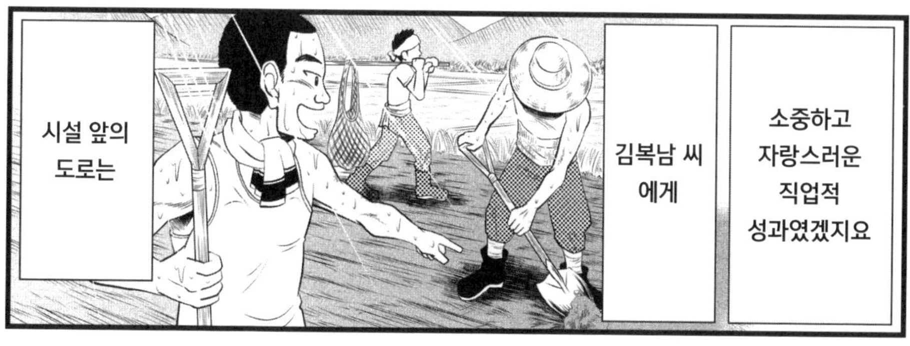
시설 앞의
도로는
김복남 씨
에게
소중하고
자랑스러운
직업적
성과였겠지요

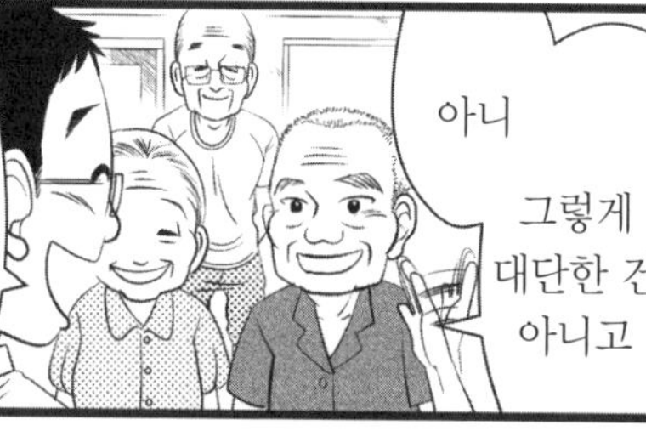
이후로
김복남 씨는
다른 입소자분들과도
대화하게 되었습니다
우리가 저 도로로
다닐 수 있는 것도
다 김복남 님
덕분이에요
아니
그렇게
대단한 건
아니고

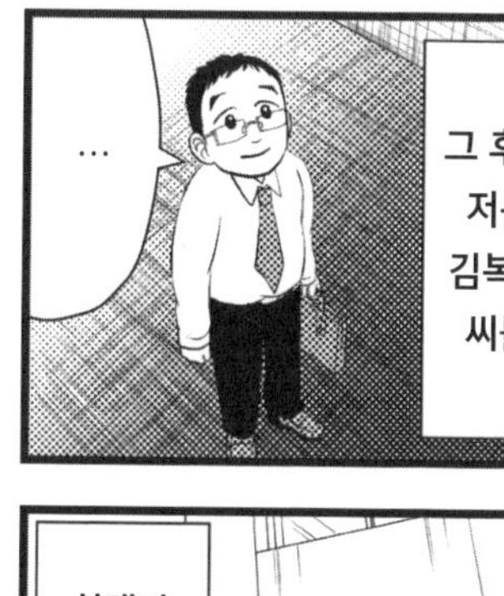
…
그 후로
저는
김복남
씨를

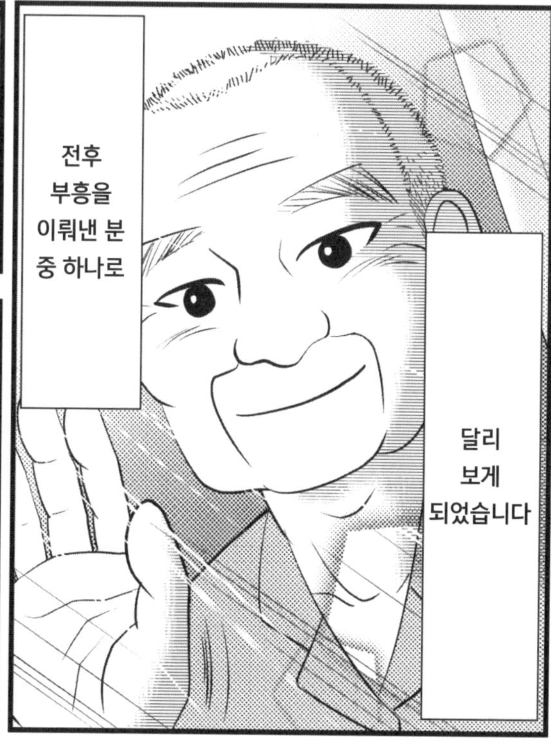
전후
부흥을
이뤄낸 분
중 하나로

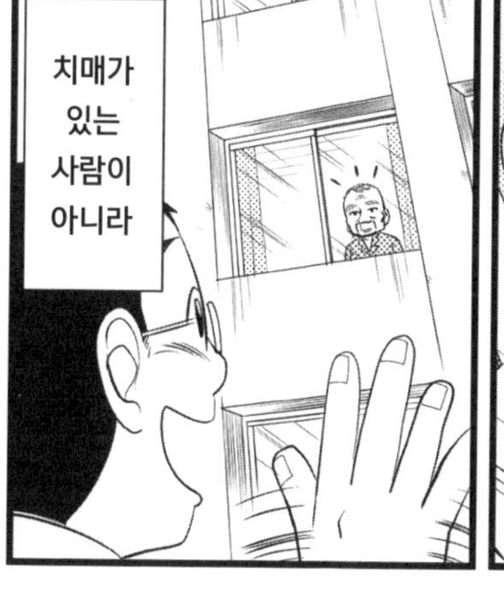
치매가
있는
사람이
아니라
달리
보게
되었습니다

충실했던 과거에 대해 이야기하는 것은, 치매 진행을 막는 데도 효과적입니다

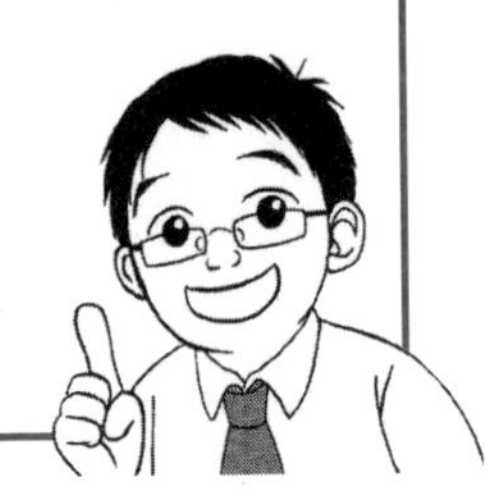

김복남 씨는 말수가 적고, 낮 동안 창밖을 멍하니 보는 때가 많았습니다. 낮에 활동이 적으면, 돌보는 쪽에는 ADL(일상생활수행능력)이나 인지기능의 저하를 걱정하게 됩니다.

하지만 김복남 씨는 자신의 직업적 성과인 도로를 보며 과거를 떠올렸습니다. 자신이 원기 넘치게 활동하던 시절을 생각했겠지요. 보호사는 그것을 계기로 김복남 씨의 생활 이력을 알게 돼 의사소통이 원만해졌습니다.

요양 시설에서 좀처럼 말을 하지 않는 사람들이 있는데, 그것은 인지기능이 현저히 떨어져서가 아니라, '말할 기회가 없어서'일 수도 있습니다. 실제 그런 사례도 적지 않고요. 대화의 실마리를 찾으면 놀라울 정도로 이야기를 잘하는 사람도 많으니 이 점을 꼭 유념해 두시기 바랍니다.

누구든 쉬는 날에 멍하니 있으면 옛 생각이 나기도 합니다. 치매가 있는 사람 대부분은 새로운 정보를 기억하거나 생각하는 데는 서툴지만, 장기기억[몇 년이 지나도 남아있는 기억]은 유지되기 때문에 과거의 일을 회상하는 능력은 남아있습니다. **충실했던 과거의 기억을 떠올리고, 그 일에 대해 이야기하면 뇌를 자극해 인지기능을 유지하는 데 도움이 됩니다**.

요양 현장이나 병원에서는 그리운 사진이나 음악, 오래된 가정용품 등을 보거나 만지며 예전 경험과 추억을 이야기하는 '회상법'이라는 심리요법도 시행합니다. 옛 이야기를 하면 뇌가 활성화될 뿐 아니라, 과거의 자신을 떠올림으로써 기분 전환이 되고, 자신감이 조금씩 회복됩니다. 그러면 고독감이 점차 사라지고, 마음이 평온해지는 효과도 있지요. 일본 국립장수의료연구센터에서는 회상법을 시행하면 뇌의 혈류가 증가한다는 연구 결과를 내놓기도 했습니다.

치매가 있는 사람은 긴 삶을 살아온 분이지요. 그런 삶을 잘 이해하고 공경하는 마음을 가지면 좋겠습니다.

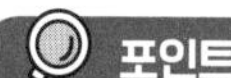

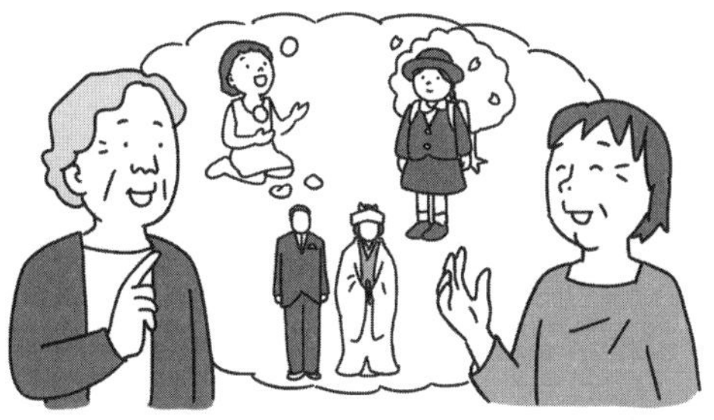

옛 경험과 추억을 이야기하는 '회상법'은 이야기를 통해 뇌를 활성화시키거나 과거를 떠올리며 기분 전환이 되고, 고독감이 점차 사라져 마음이 평온해지는 등 다양한 효과를 기대할 수 있다.

사례 6

목욕할 때도 지갑을 놓을 수 없는 할머니, 그 이유는?

신영순 씨(74세) 이야기

신영순 씨는

늘 눈에
닿는 곳에
지갑을
놓아둡니다

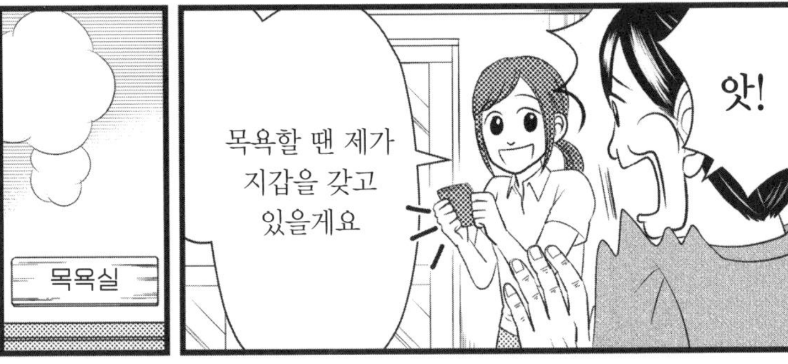

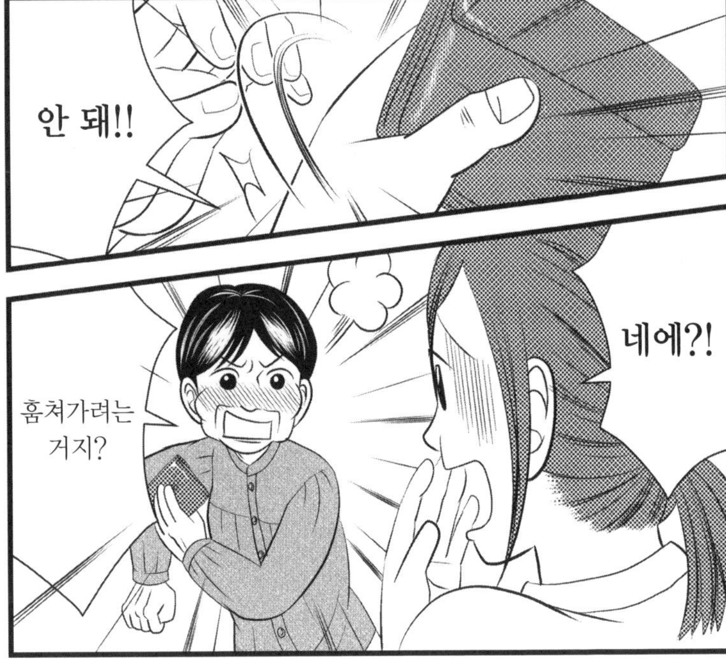

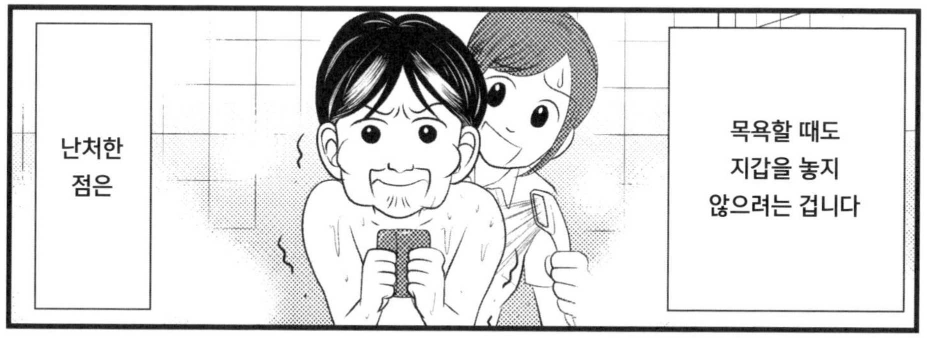
난처한
점은
목욕할 때도
지갑을 놓지
않으려는 겁니다

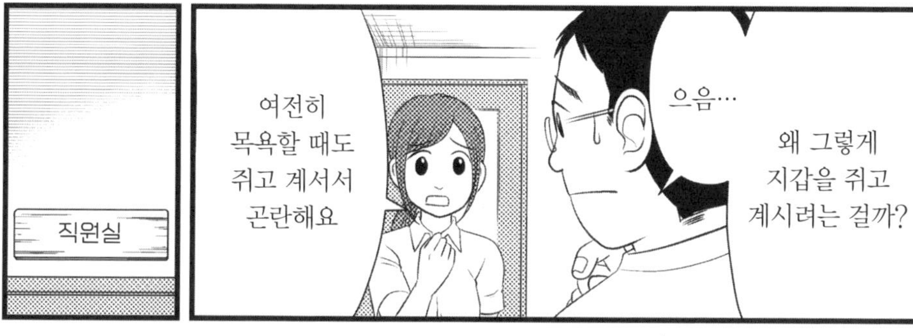
직원실
여전히
목욕할 때도
쥐고 계셔서
곤란해요
으음…
왜 그렇게
지갑을 쥐고
계시려는 걸까?

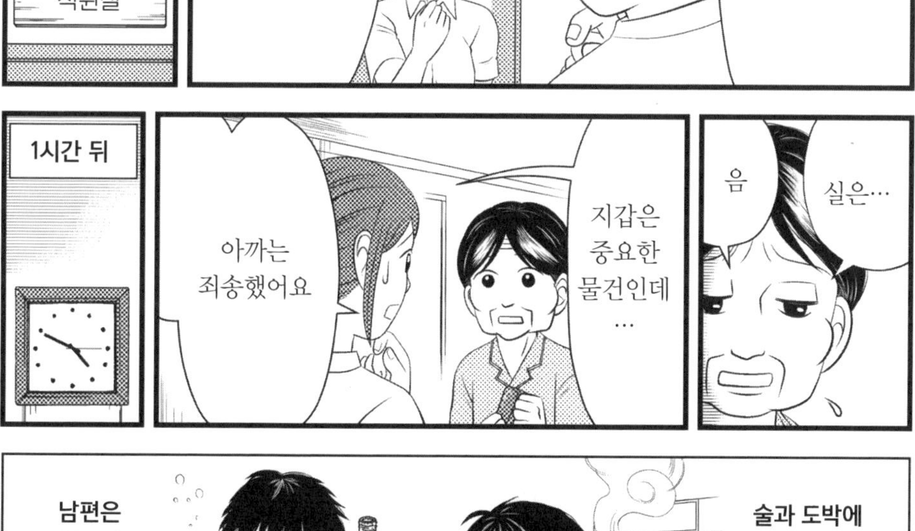
1시간 뒤
아까는
죄송했어요
지갑은
중요한
물건인데
…
음
실은…

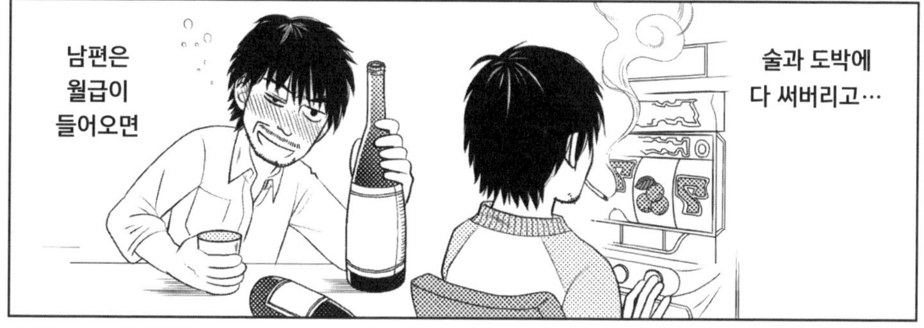
남편은
월급이
들어오면
술과 도박에
다 써버리고…

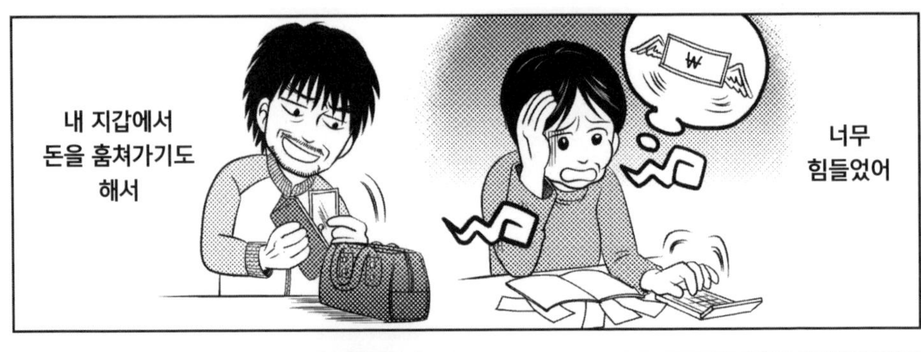

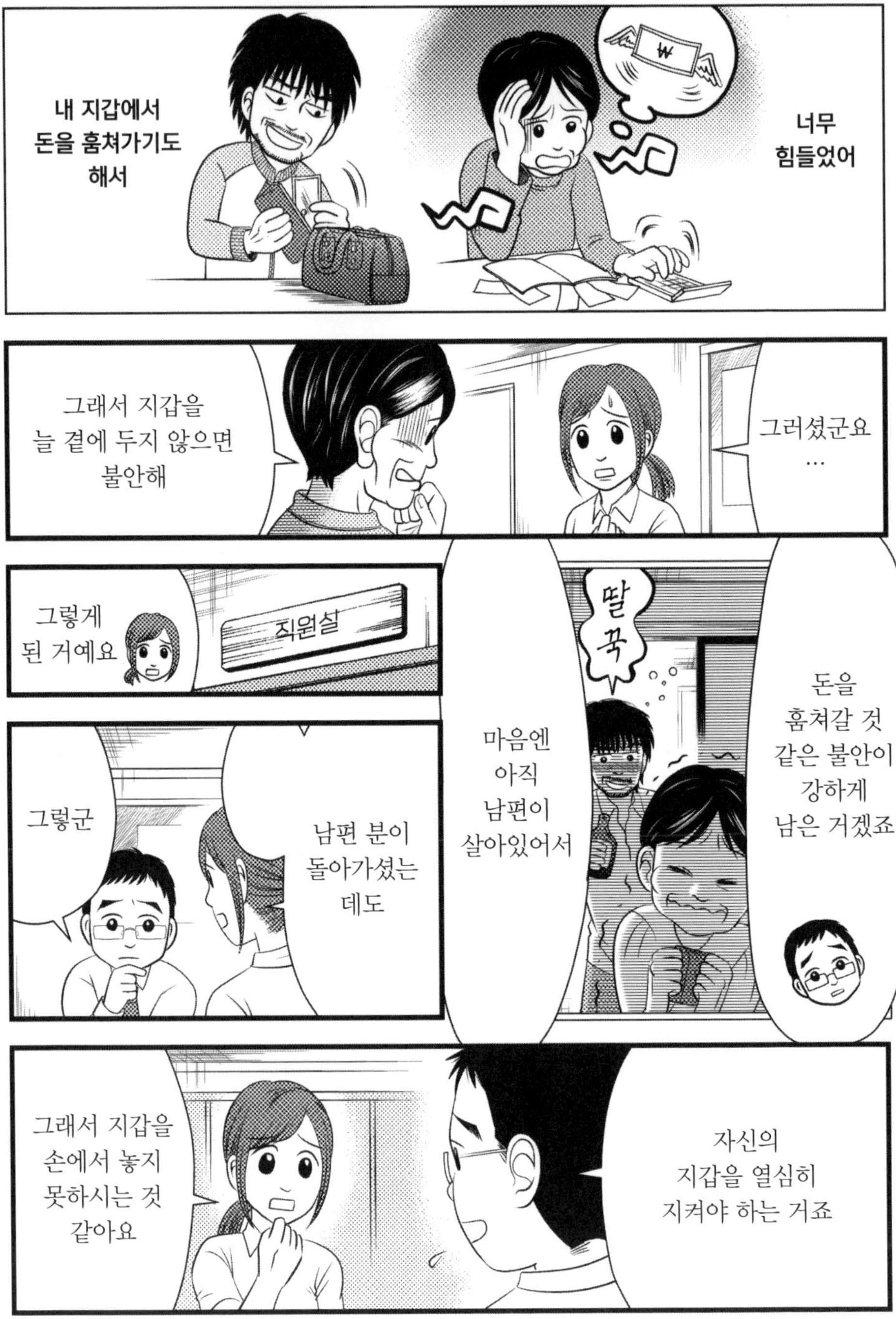

그래서 지갑을
늘 곁에 두지 않으면
불안해

그러셨군요
…

그렇게
된 거예요

직원실

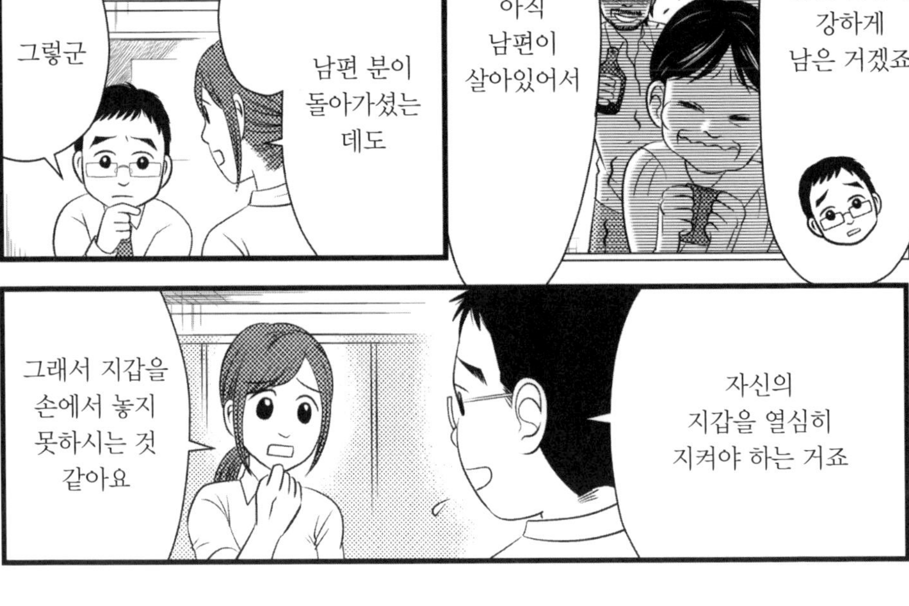

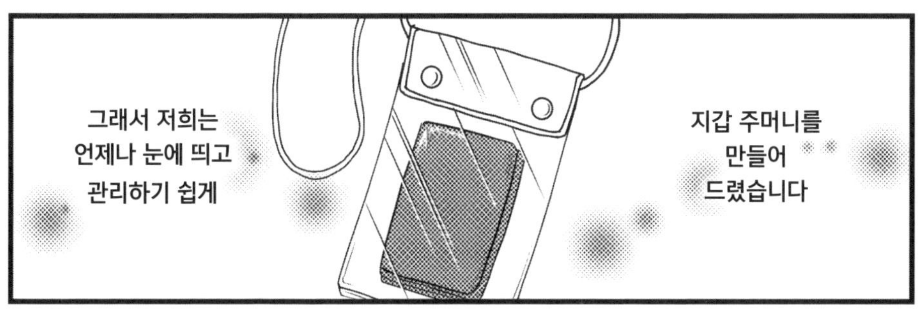
그래서 저희는
언제나 눈에 띄고
관리하기 쉽게
지갑 주머니를
만들어
드렸습니다

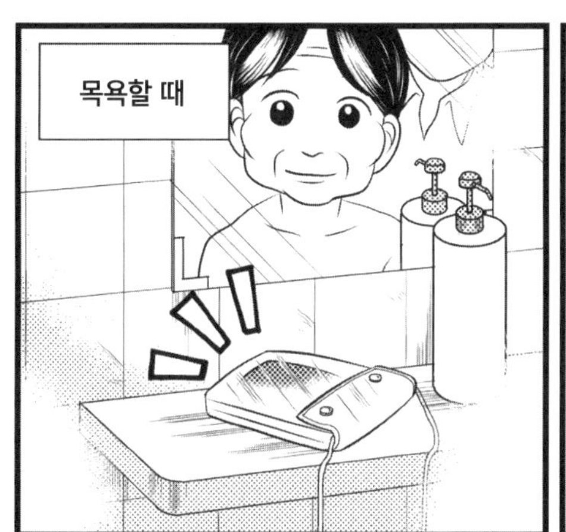
목욕할 때

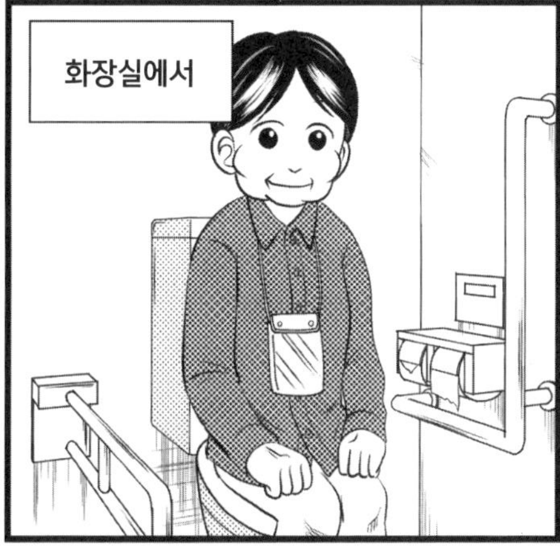
화장실에서

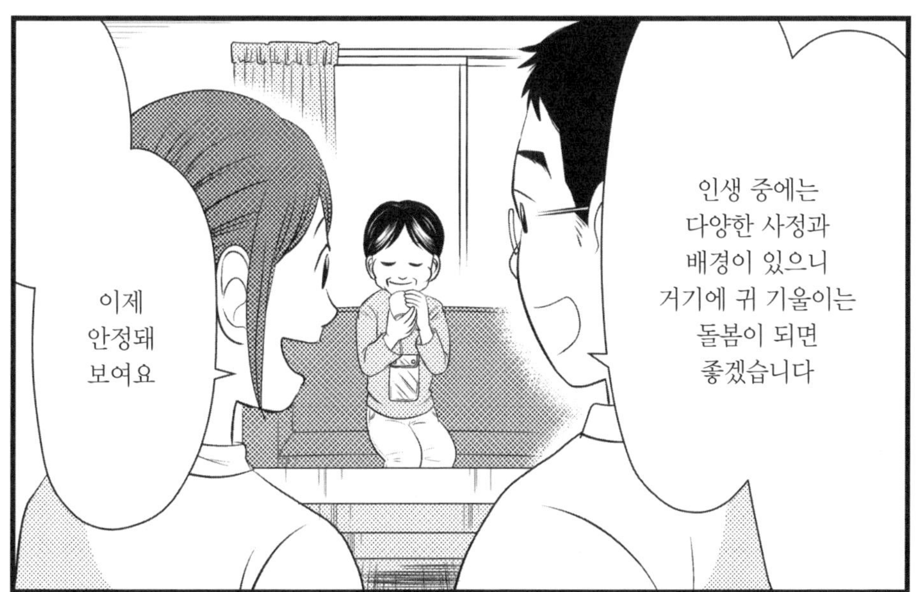
이제
안정돼
보여요
인생 중에는
다양한 사정과
배경이 있으니
거기에 귀 기울이는
돌봄이 되면
좋겠습니다

괴로운 기억이 떠오르지 않게 하는 것도 중요합니다

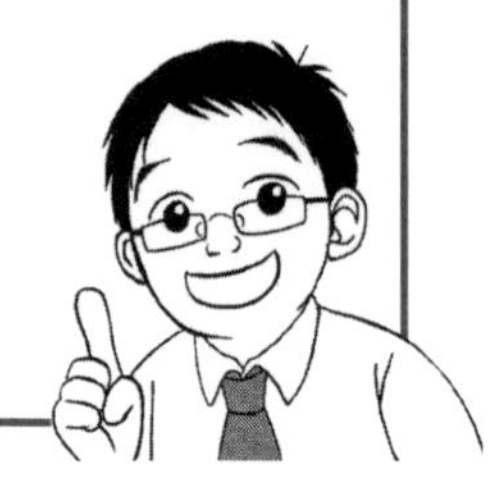

신영순 씨는 눈길이 닿는 곳에 지갑이 없으면 남편에 대한 괴로운 기억이 떠올라 정신적으로 불안정해졌습니다. 신영순 씨에게 지갑은 고통스러운 마음의 상처를 떠올리지 않기 위한 안전장치였겠지요.

누구나 여가가 생기면 쉽게 과거의 일을 떠올리게 됩니다. 특히 치매가 생기면 과거의 기억이 쉬이 떠올라 '그저 과거일 뿐이야' '지금은 괴로워할 필요가 없어'라고 매듭짓는 게 어렵습니다. 신영순 씨는 지남력장애 때문에 죽은 남편이 아직 살아있다고 생각할 때도 있었습니다.

강한 감정과 연결된 기억은 치매가 생겨도 잊어버리기 어렵습니다. 신영순 씨에게는 남편이 돈을 훔쳐갈지 모른다는 불안과 도둑맞았을 때의 낙담이 강하게 남아있었던 듯합니다.

신영순 씨는 우리가 투명한 주머니에 지갑을 넣어드리니 마음의 안정을 되찾았습니다. 기억장애가 있을 때, 시야에서 소중한 물건이 사라지면 '누가 훔쳐간 게 아닐까' 하고 불안해집니다. 이럴 때는 투명한 주머니에 물건을 넣어 언제든 눈에 보이게 하는 것이 좋습니다.

여담이지만, 지갑이 없어지면 누군가에게 도둑맞았다고 생각하는 '도난망상'이라는 증상이 있습니다. 하지만 그때 잃어버렸다고 생각한 지갑은 뜻밖의 장소에서 발견되기도 하지요. 그런데 이것은 '다른 이에게 도둑맞지 않도록 나만 아는 장소에 숨기려고' 해서 생긴 일입니다. 제가 만난 어떤 분의 사례에서는 마루 밑이나 쌀통에서 지갑이 나오기도 했습니다. 의

심받았던 딸은 “엄마 대단하네. 어떻게 여기에 숨길 생각을 다 했어” 하고 감탄하기도 했지요. 이런 시선이 중요합니다. **돌보는 사람을 힘들게 하려는 게 아니라, 본인이 잘 관리하려는 마음에서 비롯된 일이라고 생각해 주시면 좋겠습니다.**

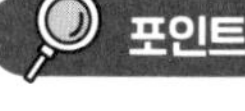

포인트

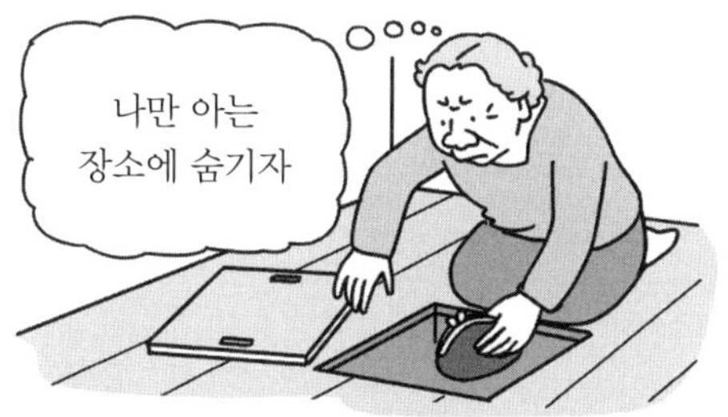

‘도난 망상’이 생겼을 때, 지갑이 뜻밖의 장소에서 발견되는 것은 ‘나만 아는 장소에 숨기려고’ 하기 때문이다. ‘스스로 확실히 관리하려는’ 심리가 드러나는 것이다.

사례 7

인지기능 저하 때문? 할아버지가 망개떡의 잎까지 먹어버린 건

조용수 씨(75세) 이야기

오후 간식 시간 때의 일입니다
오늘 간식은 망개떡이에요!
와아~

덥석
아! 잎까지 드시면 안 돼요!

…응?
얼른 뱉으세요!!

오늘의 일정
…
터덜 터덜
아 조용수 님!

…
터덜 터덜
힘이 없어 보이시네
무슨 일 있나?

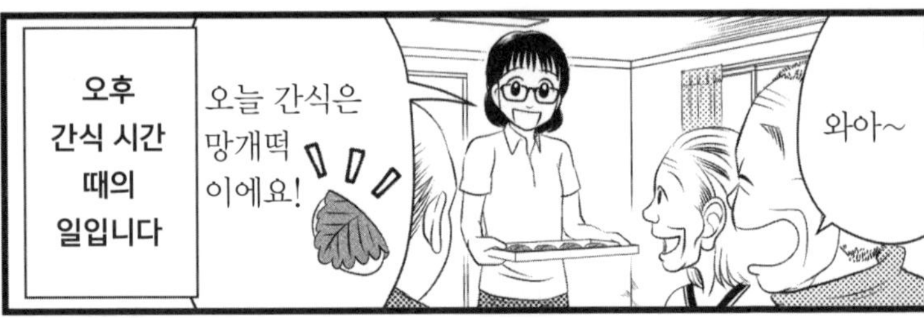

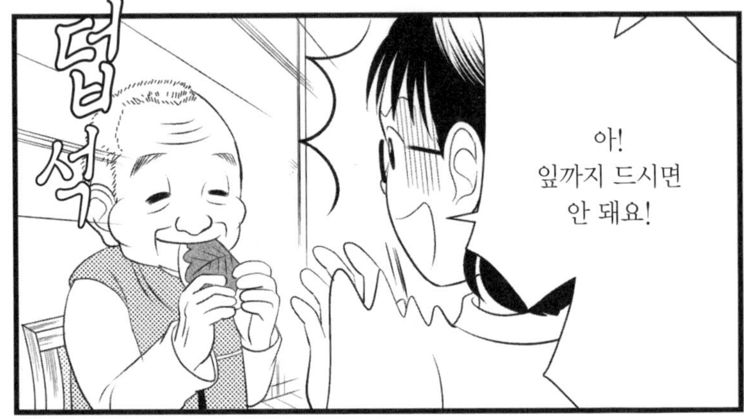

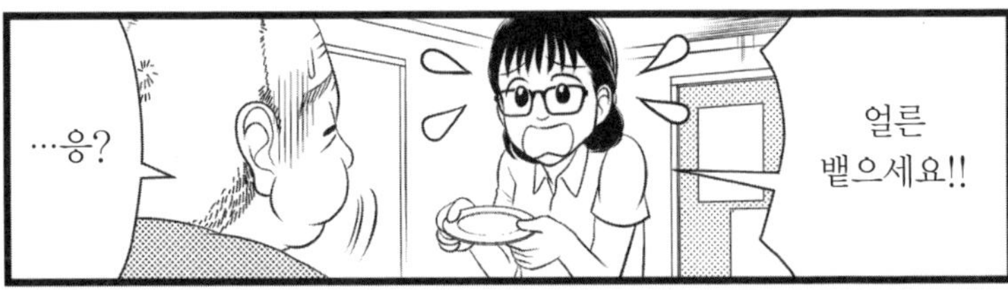

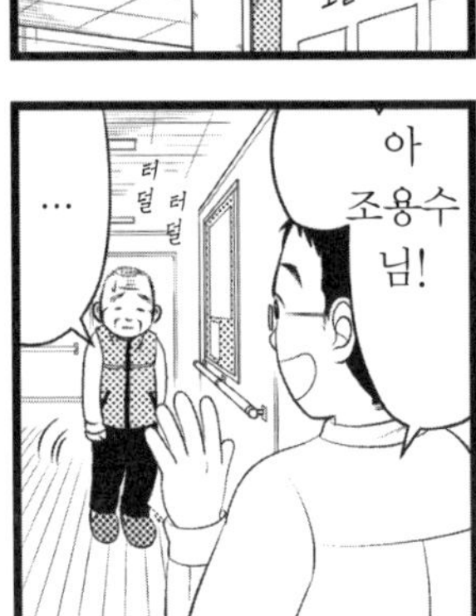

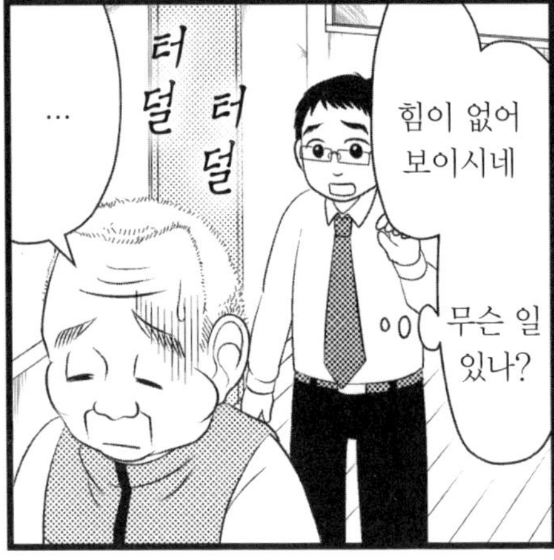

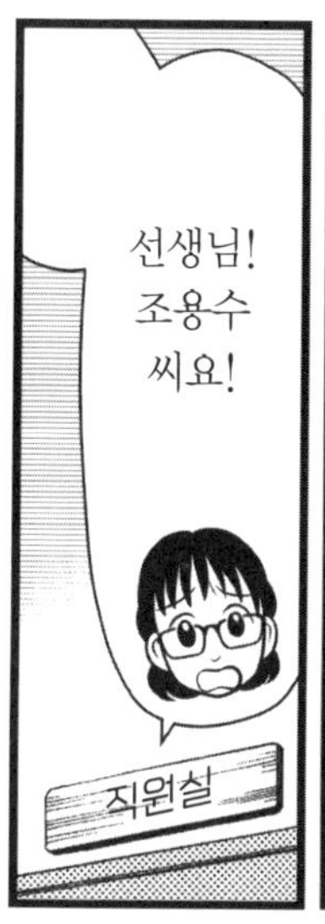
선생님!
조용수
씨요!
직원실

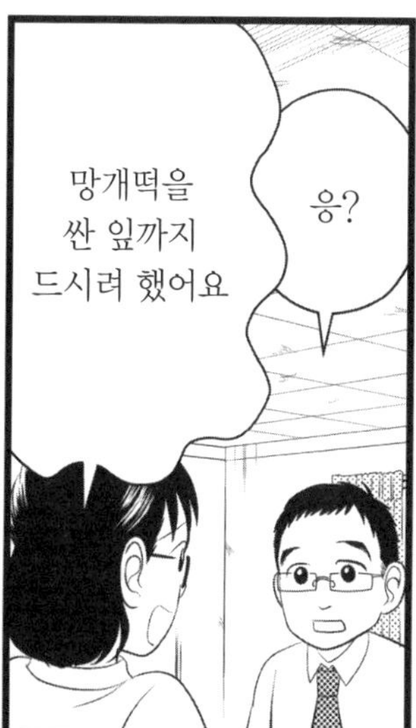
응?
망개떡을
싼 잎까지
드시려 했어요

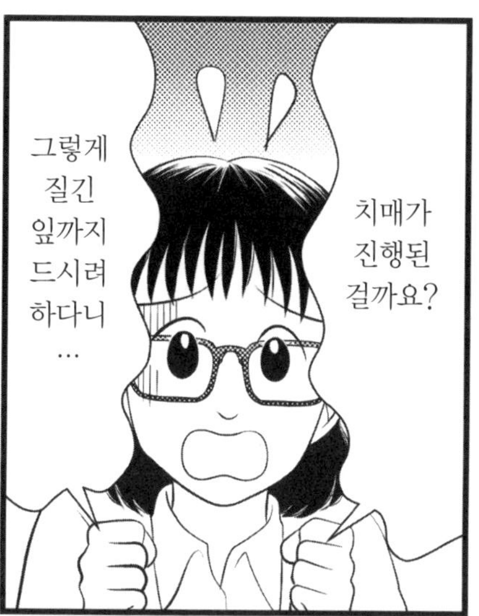
치매가
진행된
걸까요?
그렇게
질긴
잎까지
드시려
하다니
…

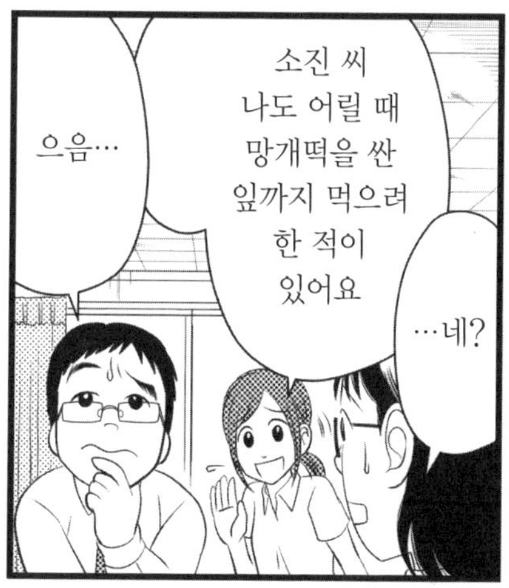
소진 씨
나도 어릴 때
망개떡을 싼
잎까지 먹으려
한 적이
있어요
으음…
…네?

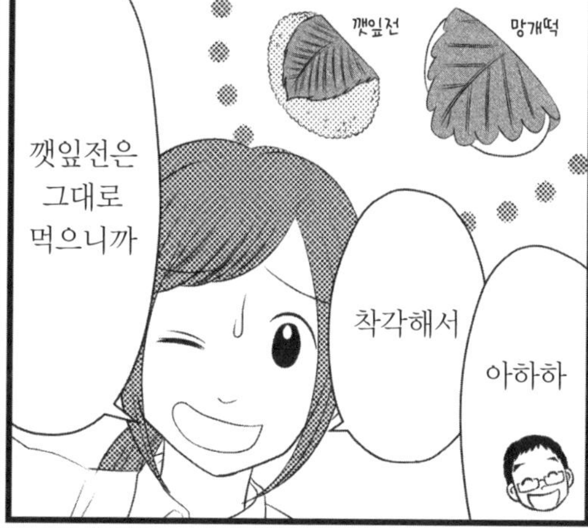
깻잎전
망개떡
깻잎전은
그대로
먹으니까
착각해서
아하하

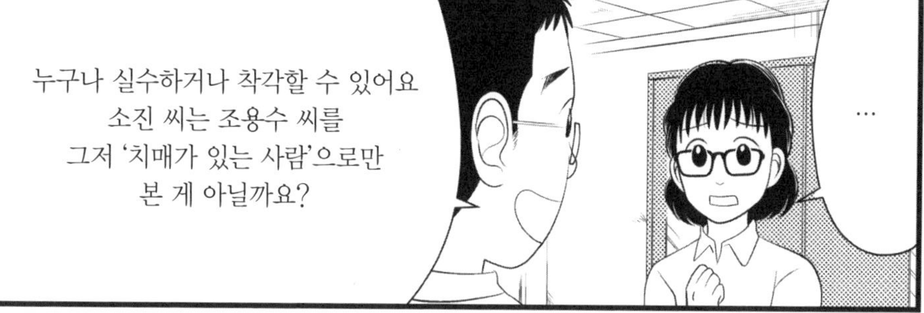
…
누구나 실수하거나 착각할 수 있어요
소진 씨는 조용수 씨를
그저 '치매가 있는 사람'으로만
본 게 아닐까요?

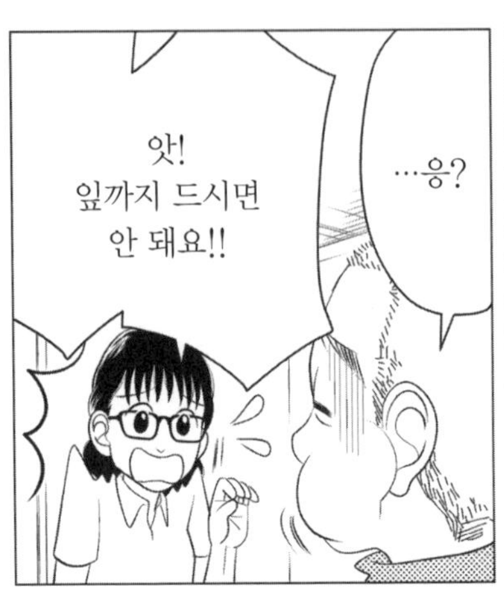
…응?
앗!
잎까지 드시면
안 돼요!!

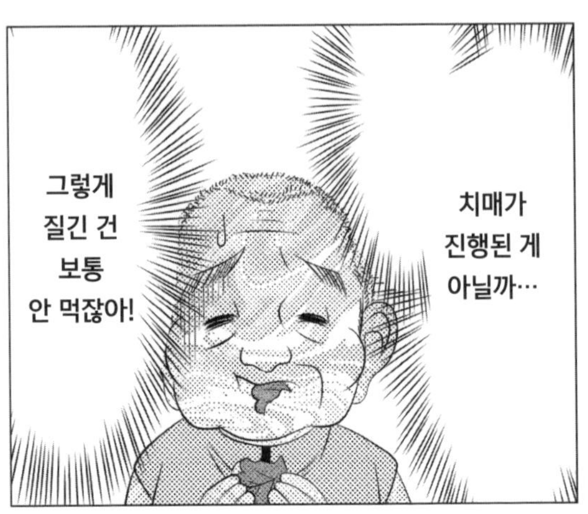
치매가
진행된 게
아닐까…
그렇게
질긴 건
보통
안 먹잖아!

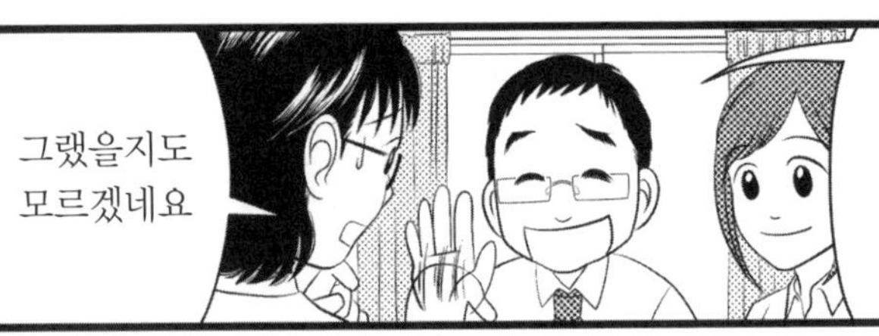
사소한 일로
심하게 타박을 들으면
누구든 충격을 받겠죠
그랬을지도
모르겠네요

다음 날
청춘회관 청춘 마을

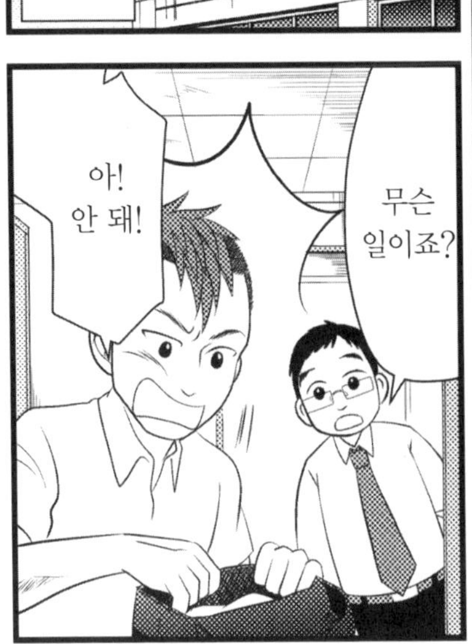
무슨
일이죠?
아!
안 돼!

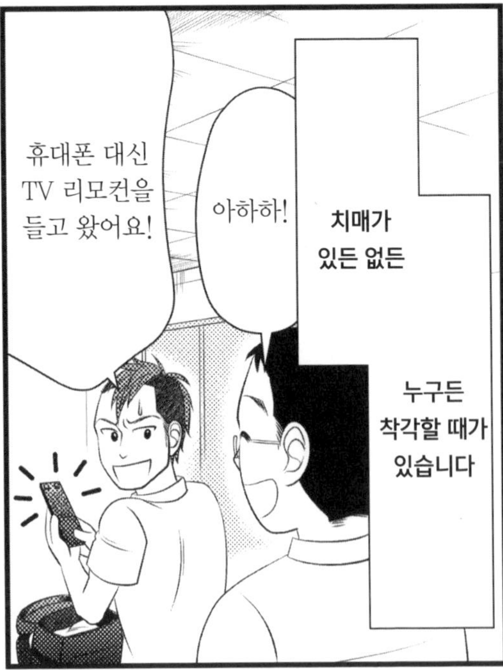
치매가
있든 없든
누구든
착각할 때가
있습니다
아하하!
휴대폰 대신
TV 리모컨을
들고 왔어요!

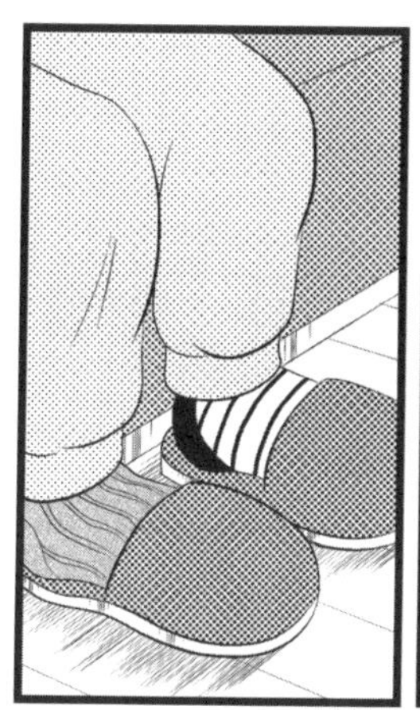

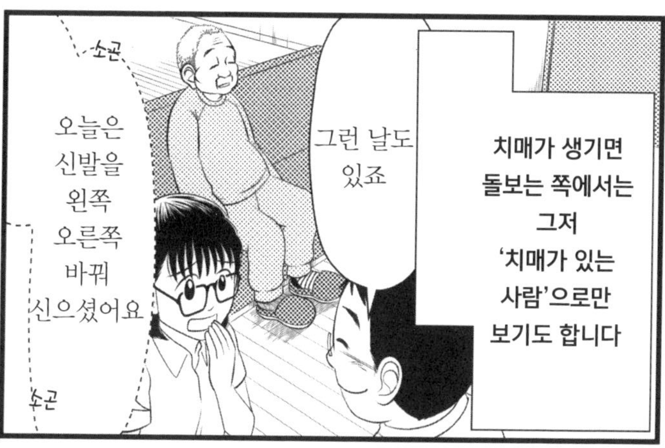

치매가 생기면
돌보는 쪽에서는
그저
'치매가 있는
사람'으로만
보기도 합니다
그런 날도
있죠
오늘은
신발을
왼쪽
오른쪽
바꿔
신으셨어요
소곤
소곤

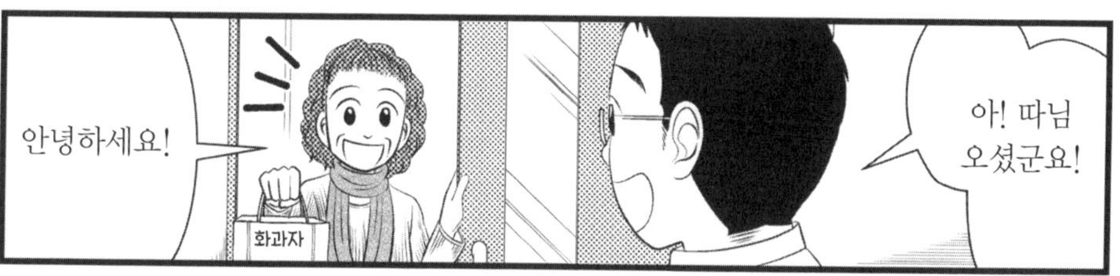

아! 따님
오셨군요!
안녕하세요!
화과자

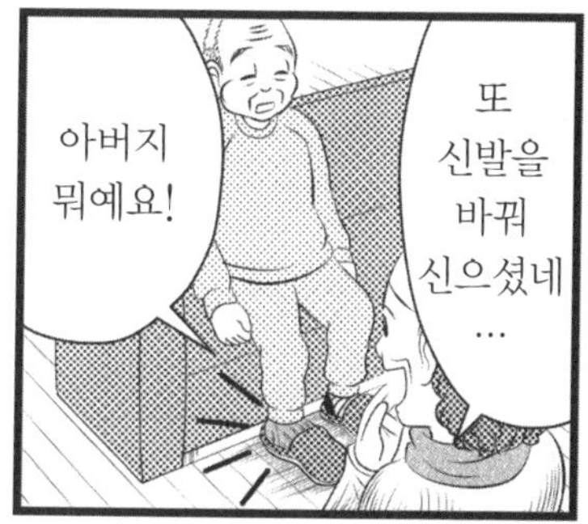

또
신발을
바꿔
신으셨네
…
아버지
뭐예요!

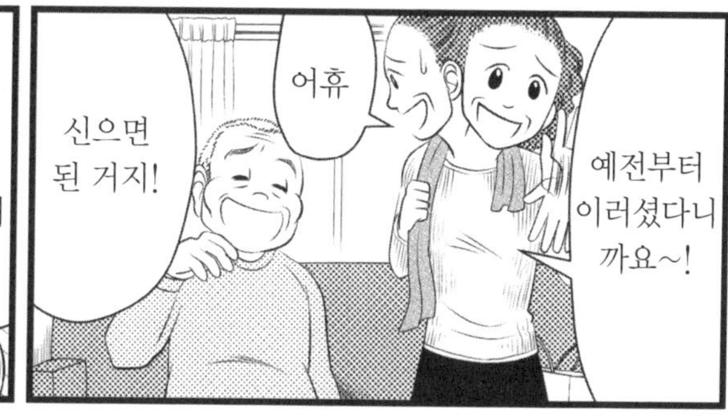

예전부터
이러셨다니
까요~!
어휴
신으면
된 거지!

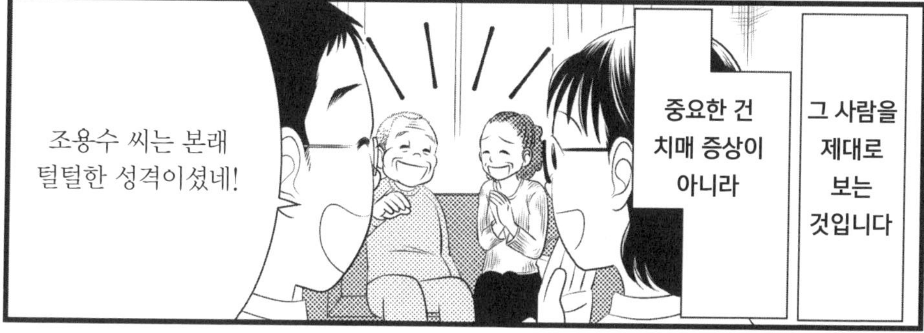

그 사람을
제대로
보는
것입니다
중요한 건
치매 증상이
아니라
조용수 씨는 본래
털털한 성격이셨네!

「치매」라는 질환을 보기 전에 한 명의 사람으로서 존중하는 것이 중요합니다

치매가 있는 사람을 대할 때 뇌의 장애를 감안해서 본인이 '어떻게 느끼는지' '어떤 기분인지' 생각하는 것은 매우 중요합니다. **하지만 치매라는 진단을 받았다고는 해도 '치매가 있는 사람'이기 이전에 '한 명의 사람'이라는 점을 잊어서는 안 됩니다.**

세상에는 꼼꼼한 사람, 성실한 사람, 대범한 사람, 상냥한 사람, 엄격한 사람 등 다양한 사람이 있습니다. 어떤 사람이라도 치매가 생길 가능성은 있습니다. 치매 증상이 나타나는 방식도 제각각이지요.

한 명의 사람으로서 존중받지 못하면, 치매가 있는 사람은 마음 편히 생활할 수 없습니다. 질환에만 신경을 쓰면, 그런 부분에 소홀해질 수 밖에 없지요.

앞의 사례에서 망개떡을 싼 잎까지 먹은 조용수 씨를 보고 신입 요양보호사는 '인지기능 저하가 진행된 게 아닌가?' 생각했습니다. 하지만 보통 치매는 몇 년에 걸쳐 진행되기 때문에 그렇게 바로 진행되는 일은 드뭅니다. 요양보호사의 눈에는 아무래도 보이는 그대로의 상태를 평가하기 때문에 불가사의한 행동을 보면 바로 '치매 때문이 아닐까?' 하고 섣부르게 판단하기도 합니다.

아직도 치매에 대한 편견은 뿌리 깊게 존재합니다. 2020년 일본 내각부[일본의 중앙행정기관 – 옮긴이 주]가 시행한 치매 관련 조사에 따르면 응답자 중 약 40%의 사람이 '치매가 생기면 일상적 행위를 못 하게 돼 요양 시설에

들어가 도움을 받아야 한다', 32.6%의 응답자는 '치매가 생기면 증상이 진행돼 아무것도 못 하게 된다'는 인상을 갖고 있는 것으로 나타났습니다. 하지만 최근에는 치매 돌봄과 약물요법을 통해 경도의 상태를 유지하고, 오랫동안 집에서 생활할 수 있는 사람도 많습니다.

돌보는 사람이 '치매가 생기면 아무것도 모르게 된다'라는 편견을 갖고 있다면 그 사람이 무엇을 하고 싶은지, 어떻게 살고 싶은지 생각하는 배려를 보이지 않겠지요. 그렇게 되면 적절한 돌봄과는 멀어집니다. 치매에 대한 올바른 지식을 갖고, 치매가 있는 사람을 한 사람의 인간으로서 존중하는 자세를 잊지 말아주세요.

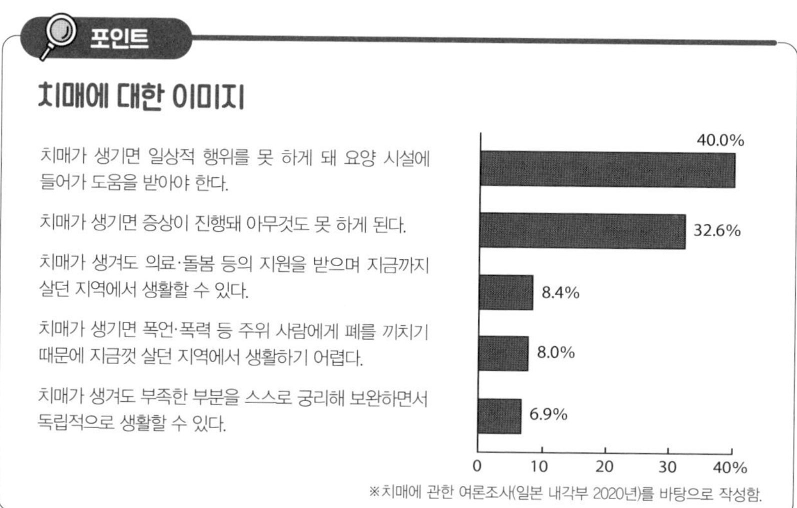

사례 8

넘어진 할아버지, 그 이유는?
직원이 잠시 눈을 뗀 틈에 갑자기 걷다가

서일종 씨(89세) 이야기

민철 씨!
체온 측정
부탁해요!
후다닥
후다닥
목욕
도움
갑니다!
후다닥
양로원은
늘 바쁩니다

…
이진선 님
체온
잴게요
저기…

움찔
서일종 님
움직이시면
안 돼요!!
앗!!

패드 교환하러
갑니다!
…

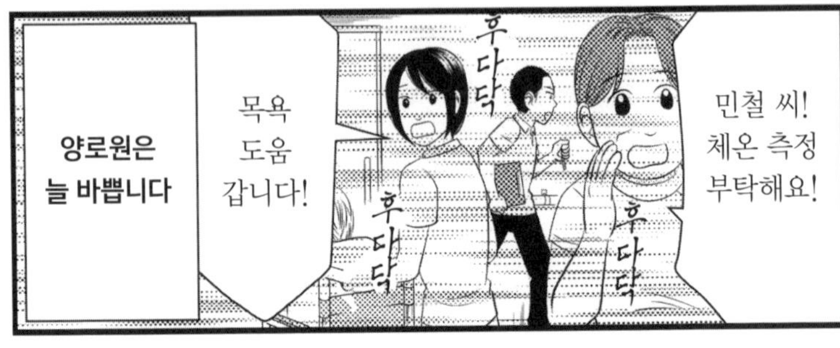

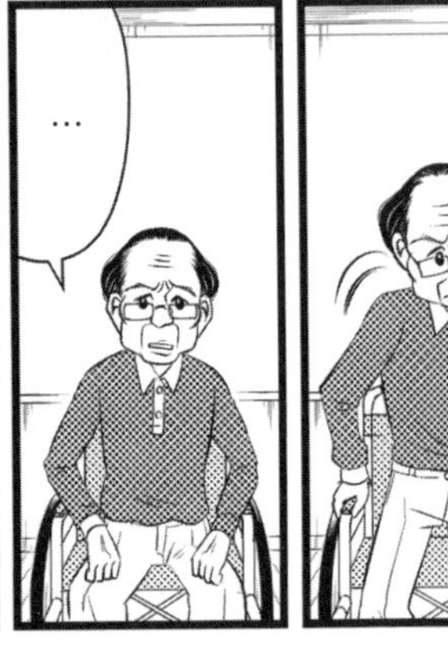

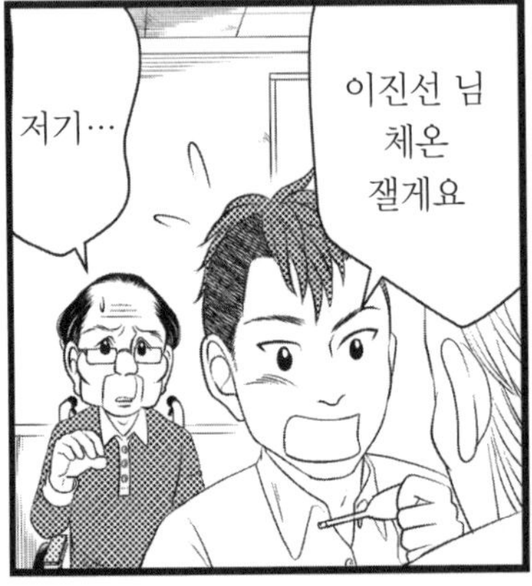

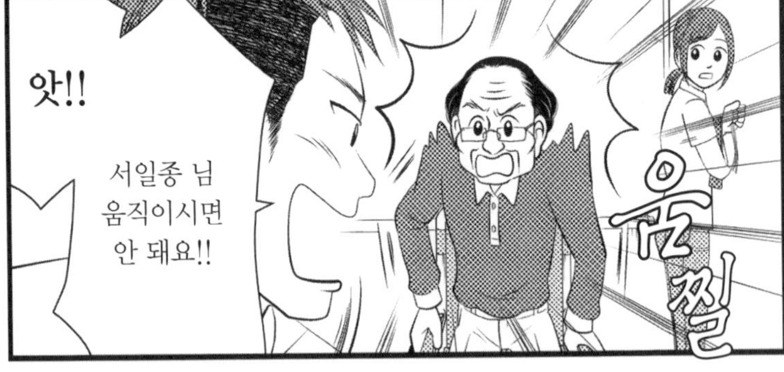

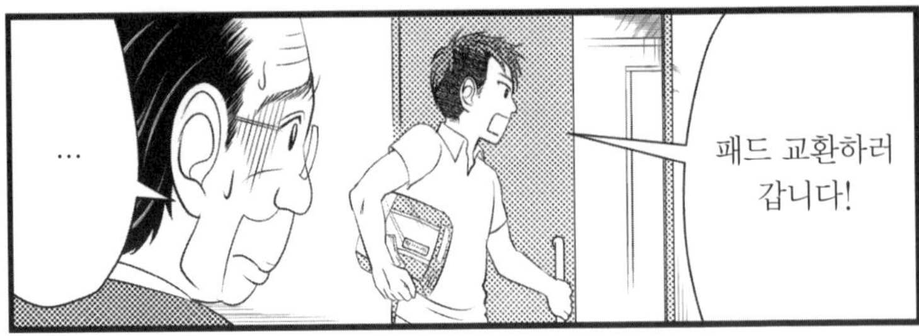

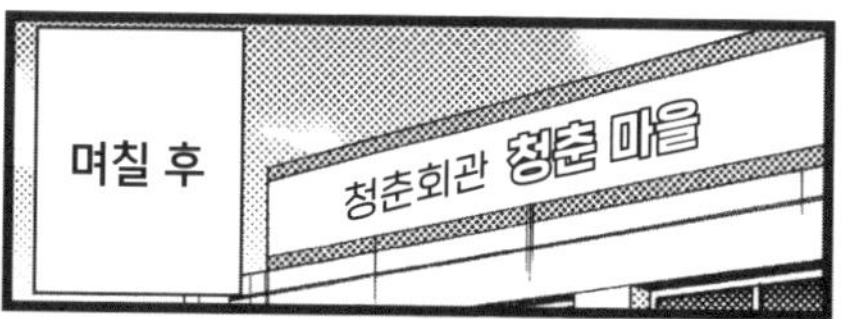
며칠 후
청춘회관 청춘 마을

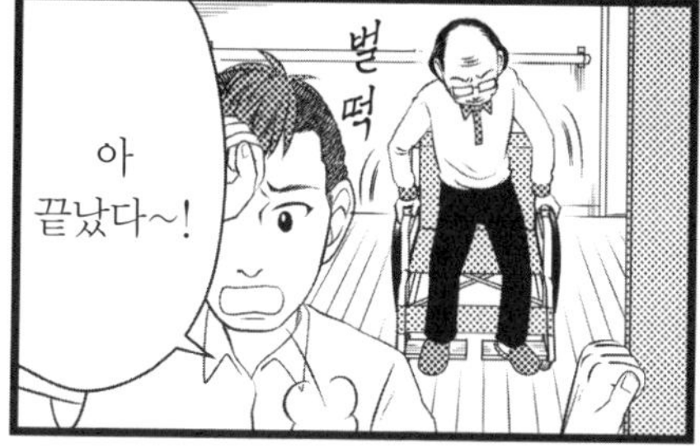
벌떡
아 끝났다~!

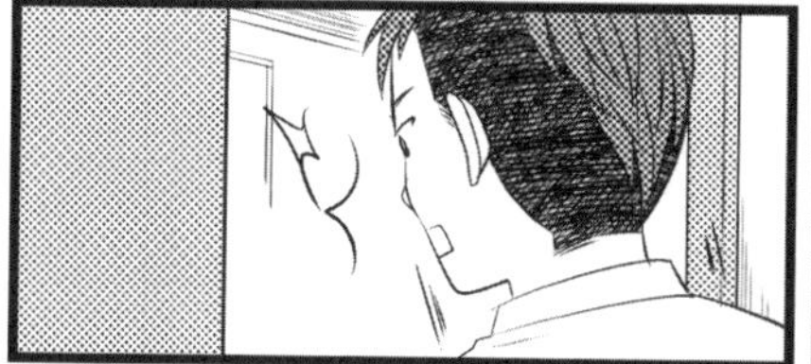

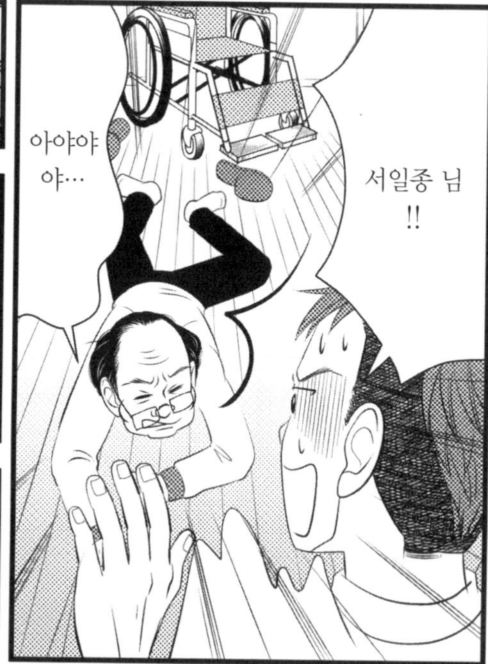
서일종 님!!
아야야야…

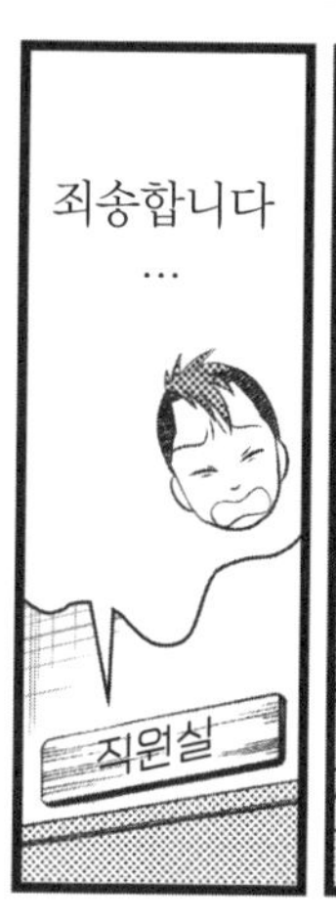
죄송합니다…
직원실

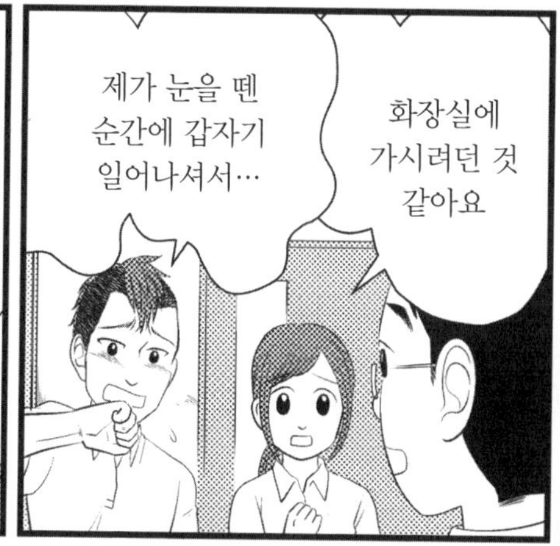
제가 눈을 뗀 순간에 갑자기 일어나셔서…
화장실에 가시려던 것 같아요

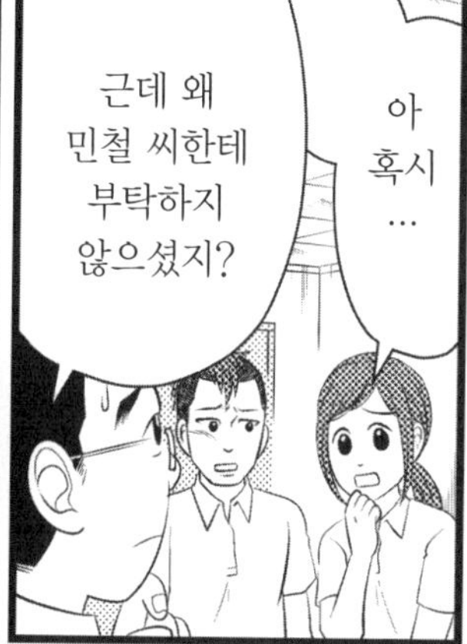
근데 왜 민철 씨한테 부탁하지 않으셨지?
아 혹시…

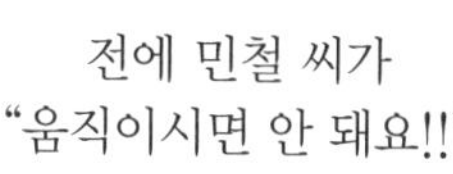

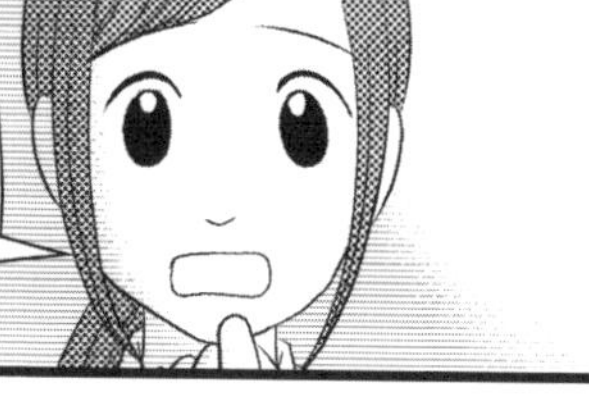
전에 민철 씨가 "움직이시면 안 돼요!!"
하고 소리쳐서 깜짝 놀라신 적이 있었는데…

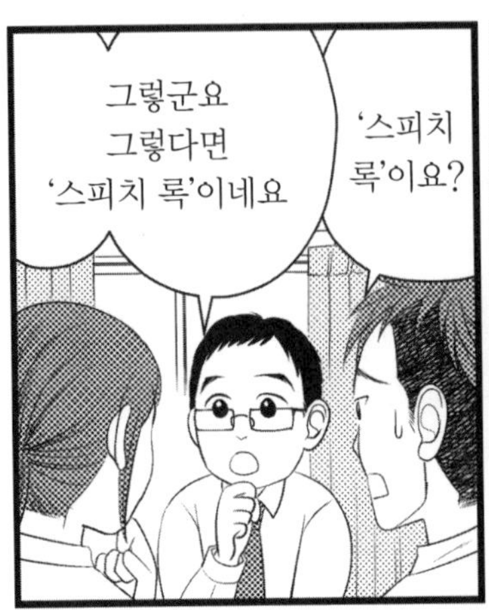
그렇군요
그렇다면
'스피치 록'이네요
'스피치
록'이요?

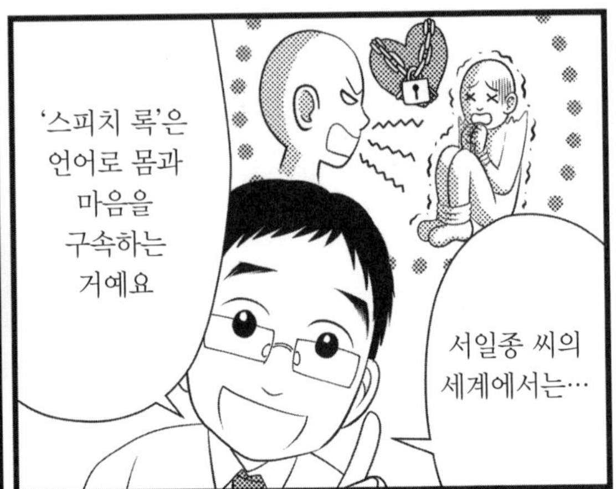
'스피치 록'은
언어로 몸과
마음을
구속하는
거예요
서일종 씨의
세계에서는…

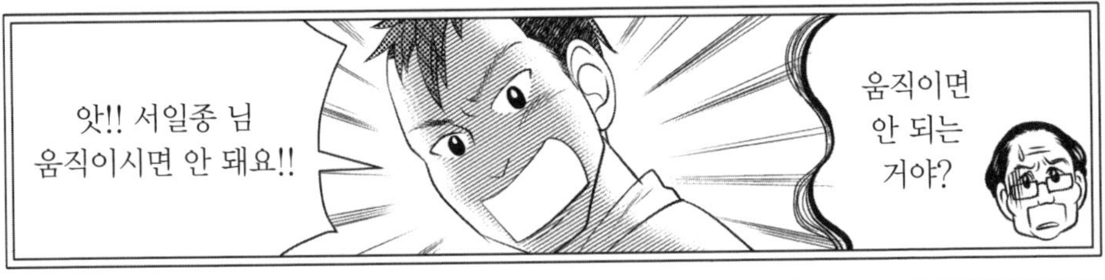
움직이면
안 되는
거야?
앗!! 서일종 님
움직이시면 안 돼요!!

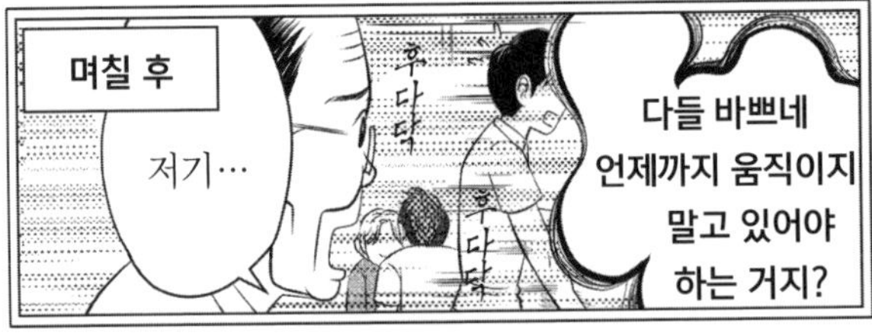
며칠 후
다들 바쁘네
언제까지 움직이지
말고 있어야
하는 거지?
후다닥
후다닥
저기…

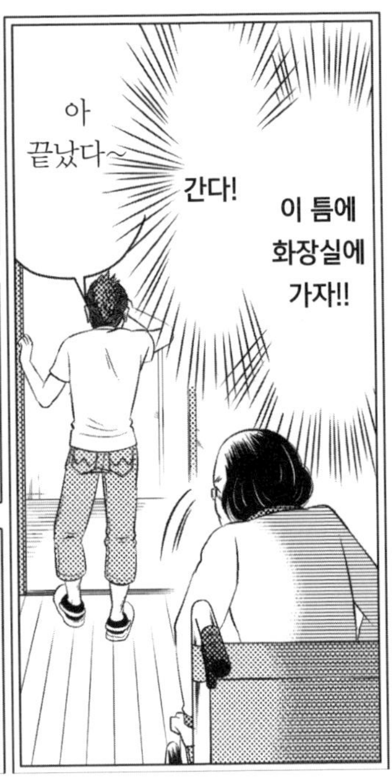
이 틈에
화장실에
가자!!
간다!
아
끝났다~

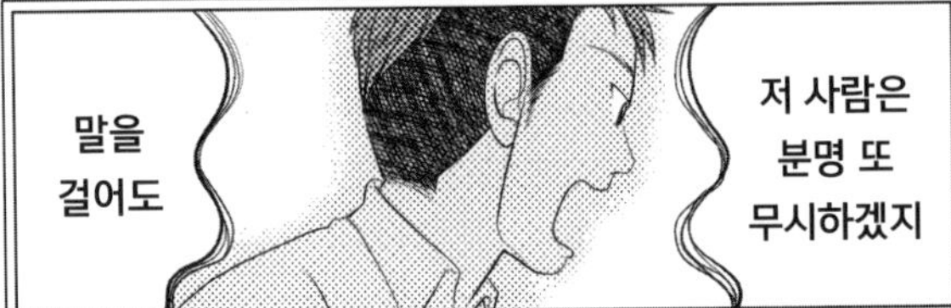
저 사람은
분명 또
무시하겠지
말을
걸어도

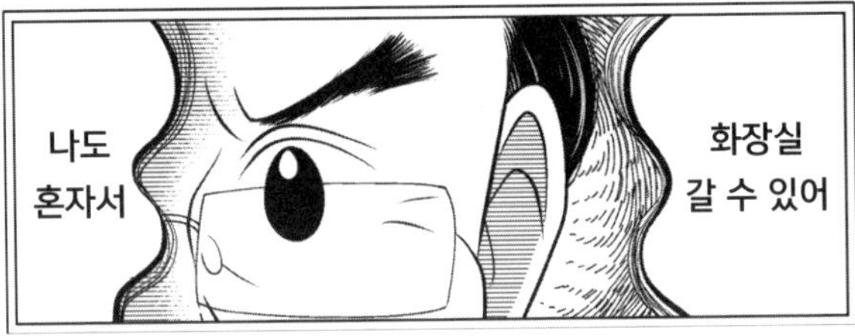
화장실
갈 수 있어
나도
혼자서

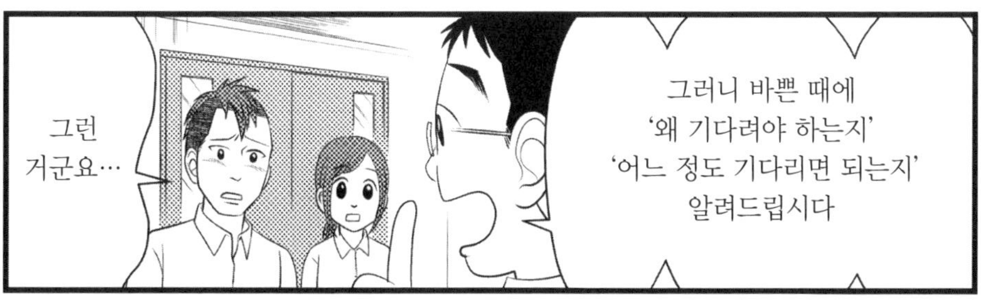
그러니 바쁜 때에
'왜 기다려야 하는지'
'어느 정도 기다리면 되는지'
알려드립시다
그런
거군요…

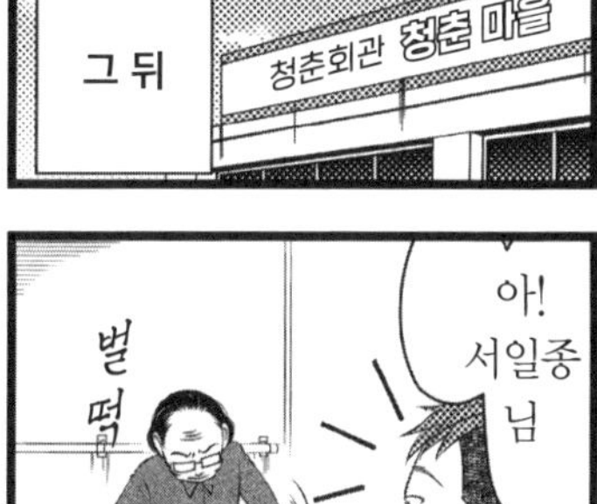
그 뒤
청춘회관 청춘 마을
아!
서일종
님
벌떡

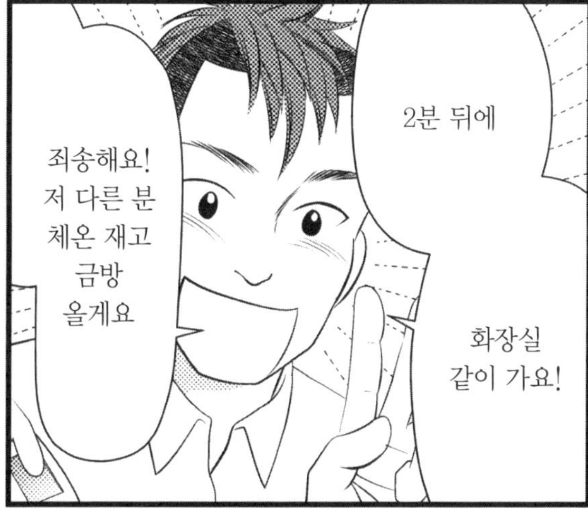
2분 뒤에
화장실
같이 가요!
죄송해요!
저 다른 분
체온 재고
금방
올게요

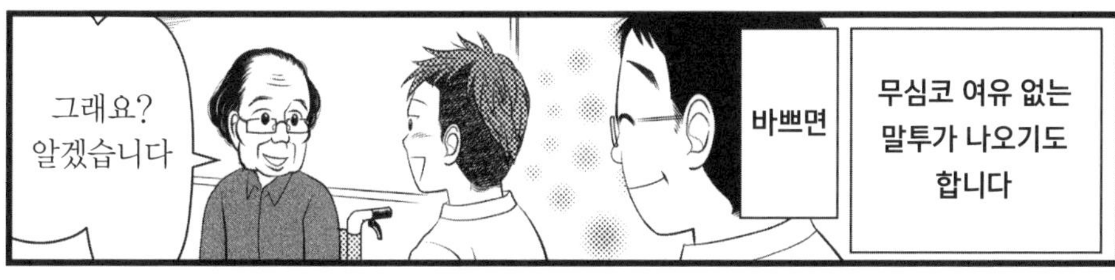
무심코 여유 없는
말투가 나오기도
합니다
바쁘면
그래요?
알겠습니다

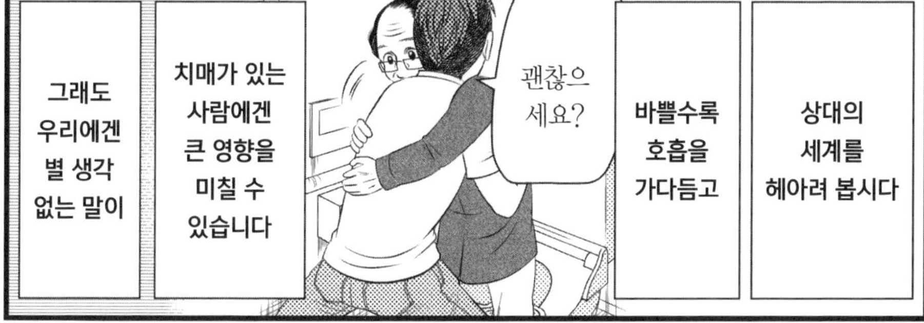
상대의
세계를
헤아려 봅시다
바쁠수록
호흡을
가다듬고
괜찮으
세요?
치매가 있는
사람에겐
큰 영향을
미칠 수
있습니다
그래도
우리에겐
별 생각
없는 말이

무심코 「스피치 록」을 하지 않도록 주의합시다

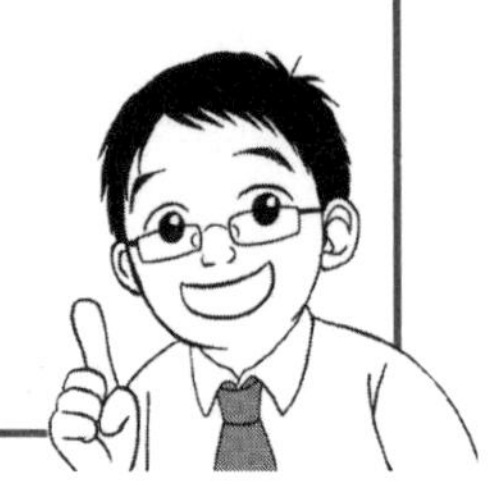

2007년 일본에서 고령자 학대 방지법이 제정된 이후 돌봄 현장에서는 혼자 걷기(배회)나 행동·심리증상이 있더라도 구속은 금지되었습니다. 구속이라고 하면 몸을 물리적으로 구속하는 신체구속 이미지가 일반적입니다. 하지만 그밖에도 약물을 과다 투여해 움직일 수 없게 하는 약물 구속이나 언어를 통해 몸과 마음을 억제하는 '스피치 록'이 있습니다. 신체구속과 약물 구속은 줄었지만, 아직도 돌보는 쪽에서 무심코 행하는 것이 스피치 록입니다[일본에서는 구속을 피지컬 록Physical Lock, 드럭 록Drug Lock, 스피치 록Speech Lock으로 구분함–옮긴이 주].

"안 돼요!" "그만두세요!" "몇 번이나 말했잖아요!" "앉아있어요!" 등 당사자에게 강한 어조로 대응한 사람들이 많이 있겠지요. 바로 이런 말투가 스피치 록이 될 가능성이 있습니다. **이렇게 말하면 치매가 있는 사람은 '왜 움직이면 안 되는지' '얼마나 움직이지 않고 있어야 하는지' 몰라서 '그 자리에서 계속 기다려야 하나' 하고 생각하게 됩니다. 방치되면 '거절당했다'고 느끼고, 불안과 고립감이 커져 돌보는 사람이 무섭다고 느끼는 등 불신이 생겨 의사소통이 어려워집니다.** 일상에 스며든 무심한 한마디가 치매가 있는 사람에게는 매우 큰 영향을 미친다는 사실을 기억해 주세요.

가정에서도 요양 시설에서도 정신적 여유가 없으면 말투가 강해질 수밖에 없습니다. 하지만 그럴수록 마음을 차분히 가라앉히고, 느긋하고 평온하게 이야기하는 것이 중요합니다. 치매가 있는 분에게 기다려 달라고 하고 싶을 때는, 상대를 존중하면서 구체적으로 어느 정도 기다려 주면 좋겠는지 정중하게 전하는 게 좋습니다.

어떤 말이 스피치 록에 해당하는지는, 평소 인간관계의 좋고 나쁨에도 좌우되기 때문에 명확하게 정의를 내리기는 어렵습니다. 하지만 스피치 록을 하지 않도록 의식하는 것만으로도 분명 의사소통은 달라질 것입니다.

포인트
안 돼요!
앉아있어요!
움직이지 마세요!
몇 번이나 말했잖아요!

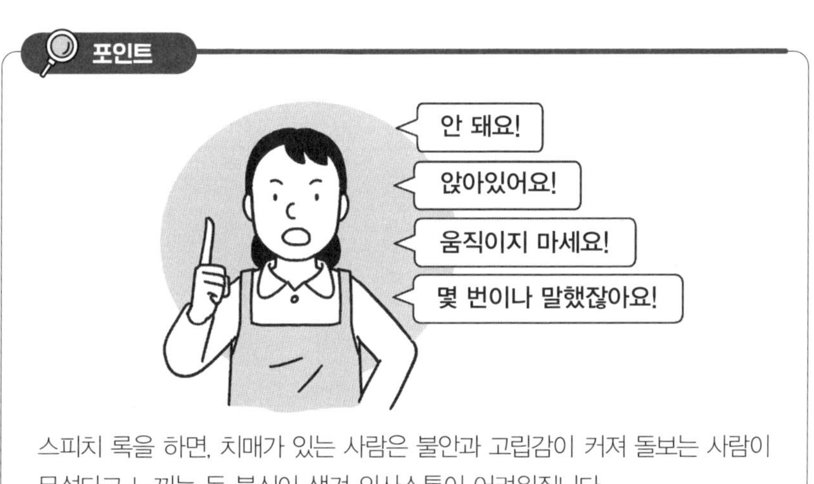

스피치 록을 하면, 치매가 있는 사람은 불안과 고립감이 커져 돌보는 사람이 무섭다고 느끼는 등 불신이 생겨 의사소통이 어려워집니다.

사례 9

멍이 있는데 「아무 일도 아니다」라고 하는 할머니의 속마음은?

이신자 씨(71세) 이야기

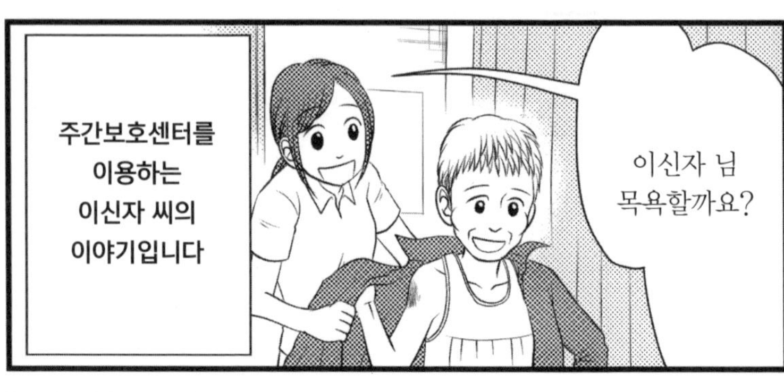

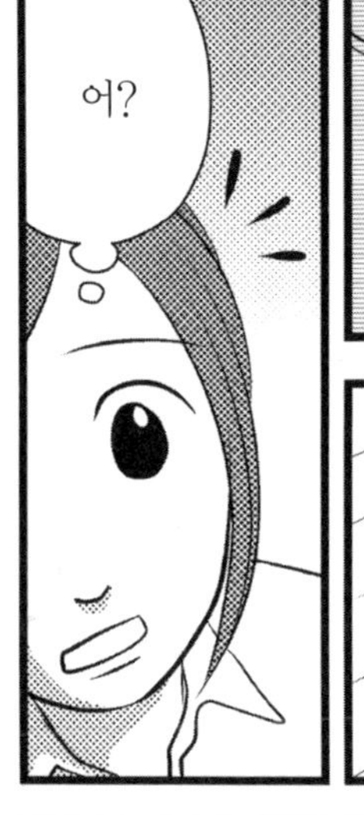

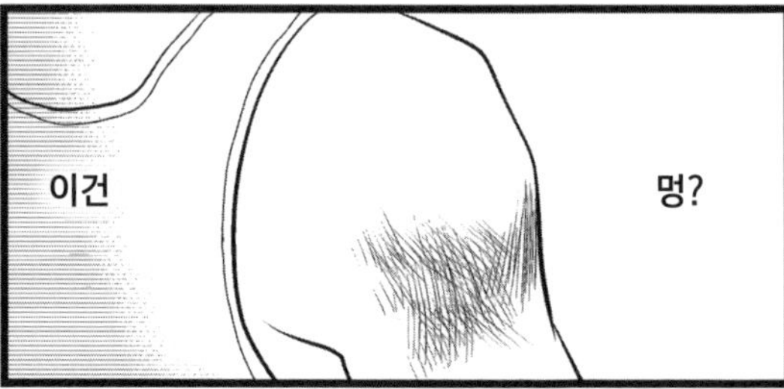

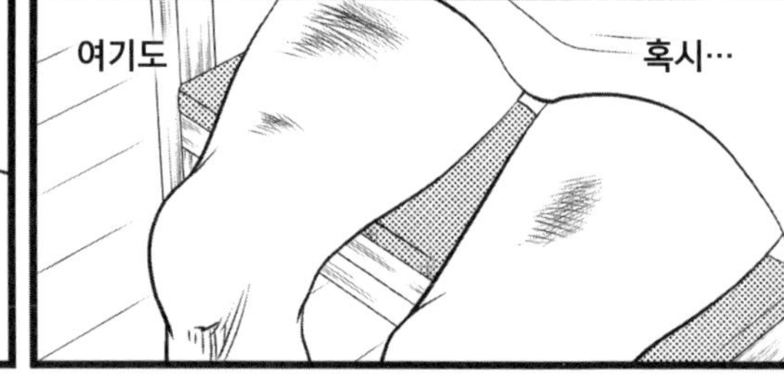

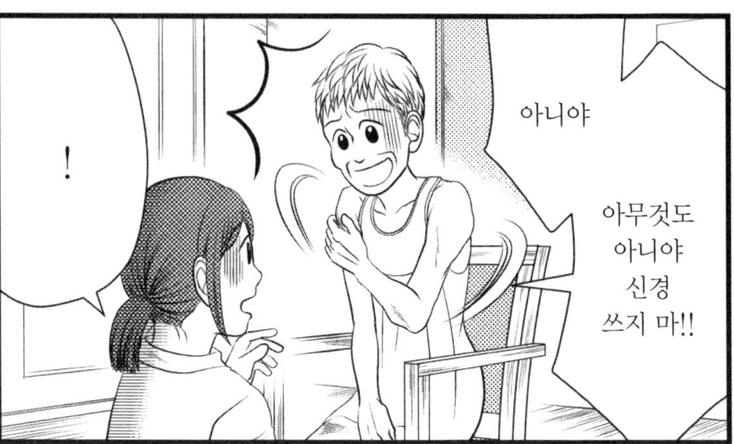

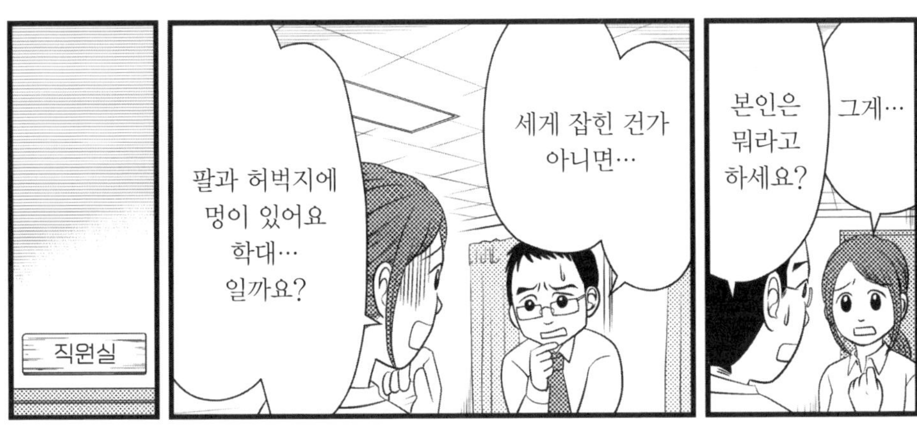
직원실
팔과 허벅지에 멍이 있어요 학대… 일까요?
세게 잡힌 건가 아니면…
본인은 뭐라고 하세요?
그게…

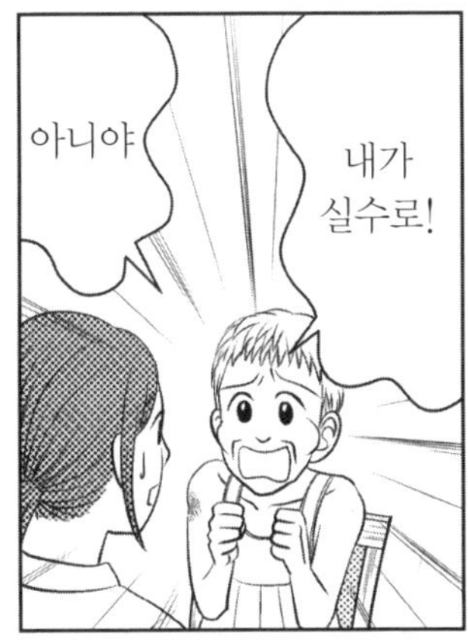
아니야
내가 실수로!

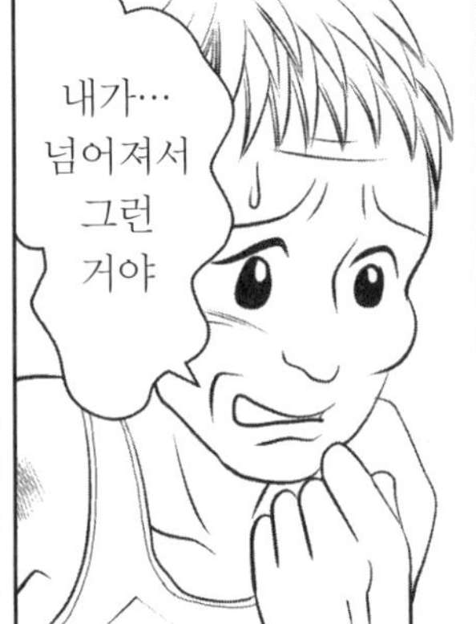
내가… 넘어져서 그런 거야

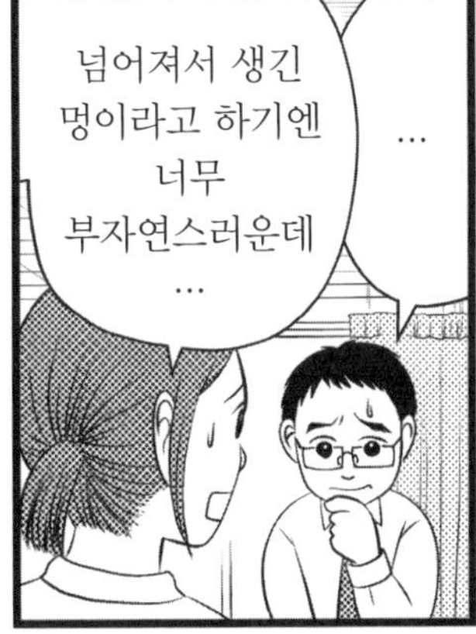
넘어져서 생긴 멍이라고 하기엔 너무 부자연스러운데 …
…

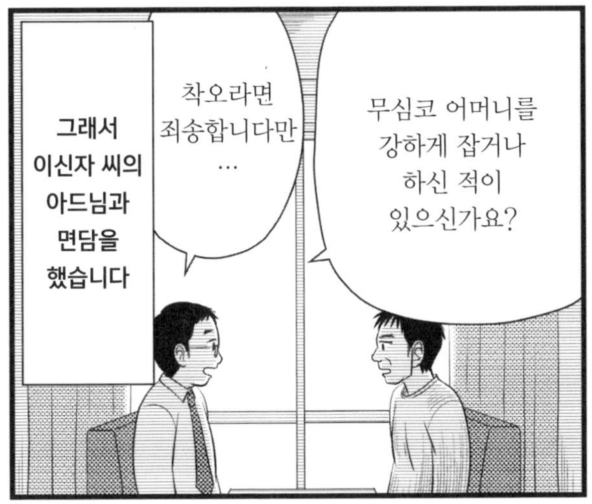
그래서 이신자 씨의 아드님과 면담을 했습니다
착오라면 죄송합니다만 …
무심코 어머니를 강하게 잡거나 하신 적이 있으신가요?

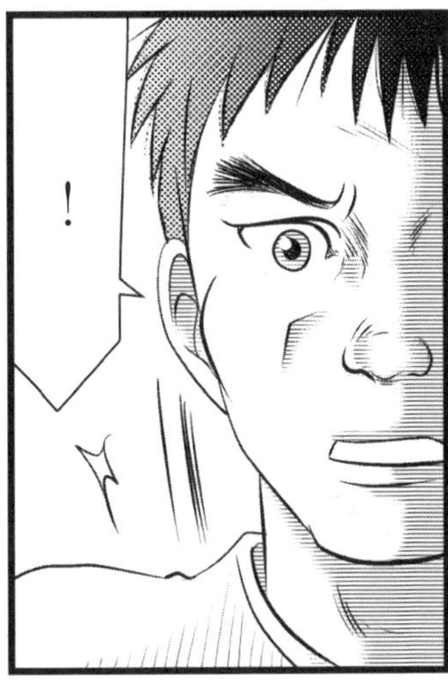
!

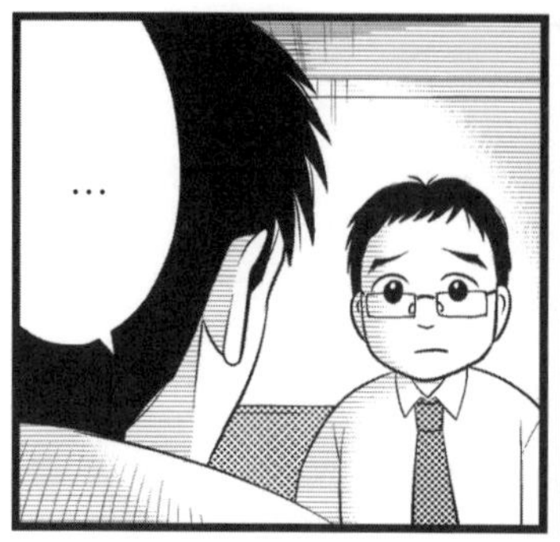
…

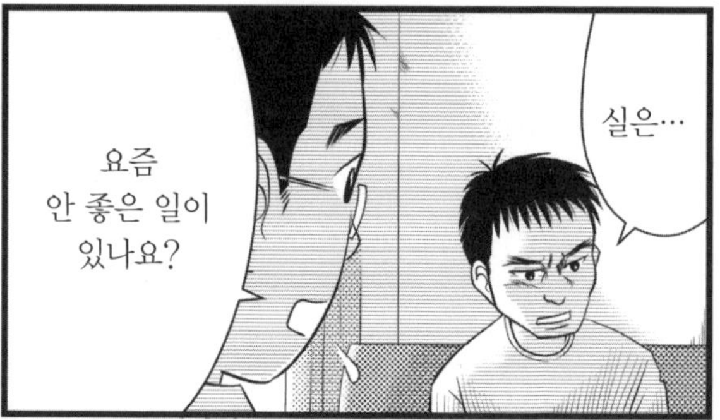
요즘
안 좋은 일이
있나요?
실은…

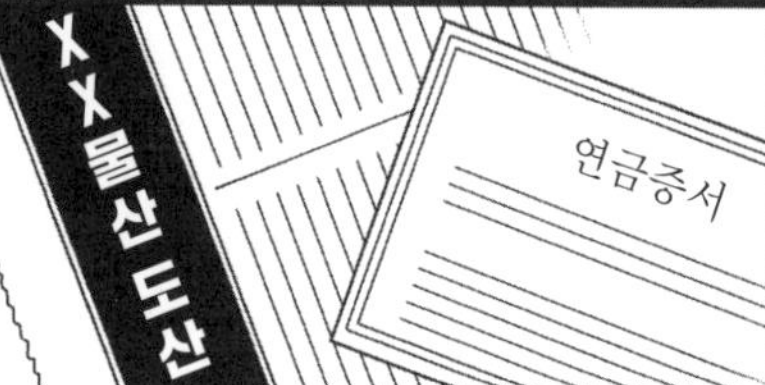
사정을
들어보니
아들은 다니던
회사가 도산해
일자리를 잃었고
XX물산 도산
연금증서
이신자 씨의
연금으로 그럭저럭
살고 있었습니다

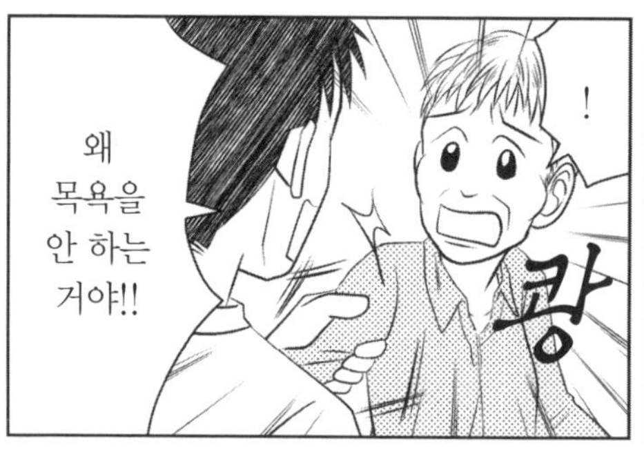
!
왜
목욕을
안 하는
거야!!
쾅

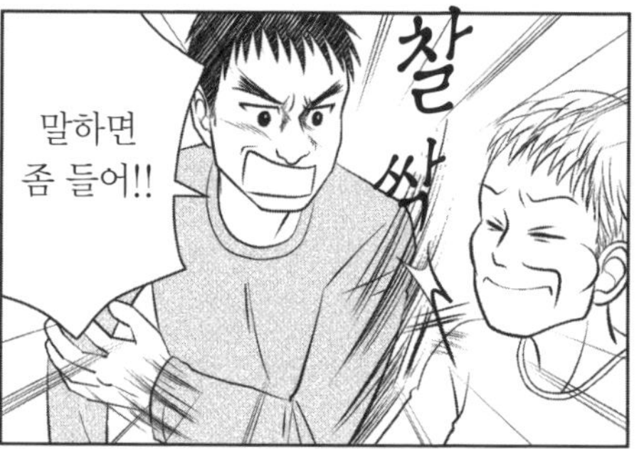
말하면
좀 들어!!
찰싹

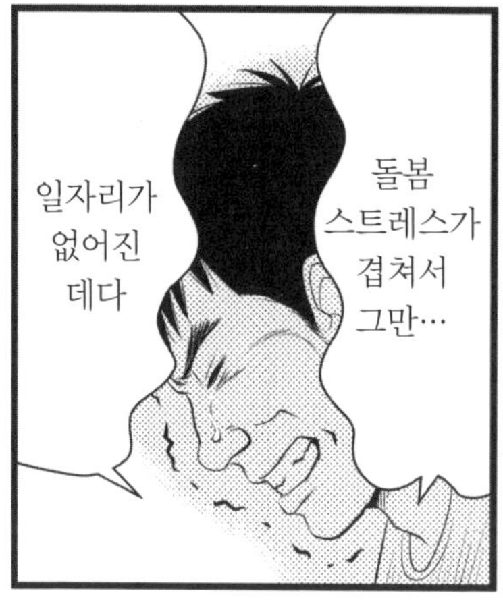
일자리가
없어진
데다
돌봄
스트레스가
겹쳐서
그만…

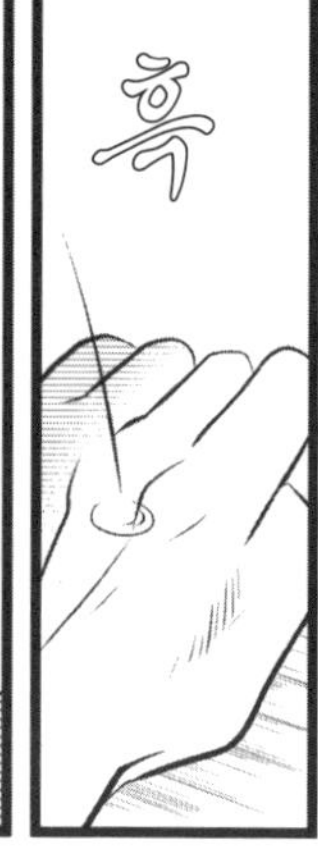
흑

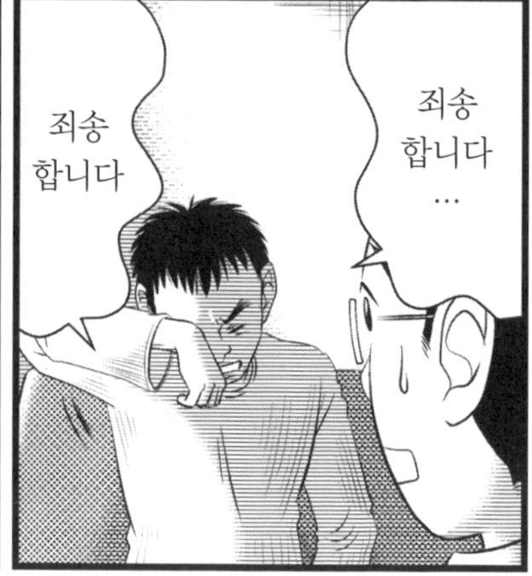
죄송
합니다
죄송
합니다
…

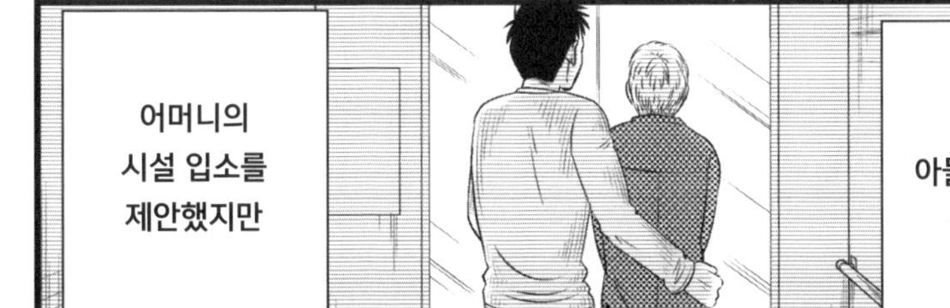
어머니의
시설 입소를
제안했지만
이신자 씨는
아들과 함께 살기를
원하셨습니다

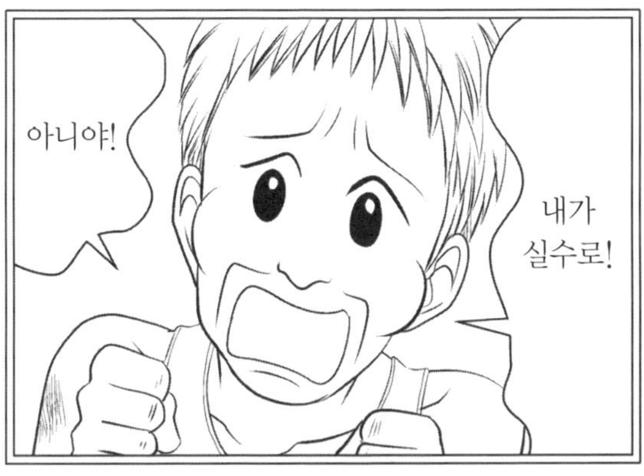
아니야!
내가
실수로!

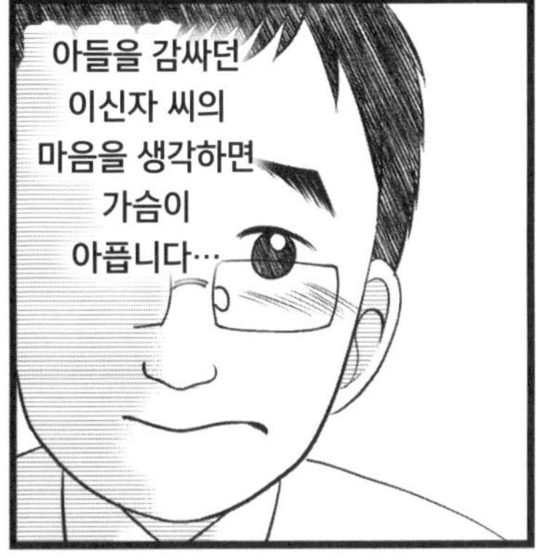
아들을 감싸던
이신자 씨의
마음을 생각하면
가슴이
아픕니다…

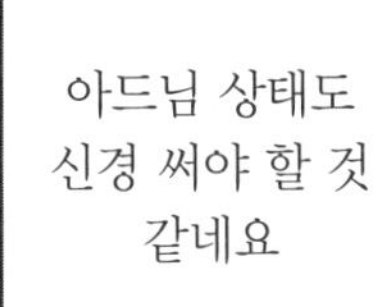
아드님 상태도
신경 써야 할 것
같네요

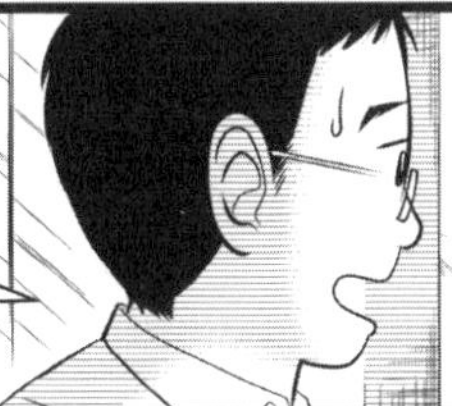

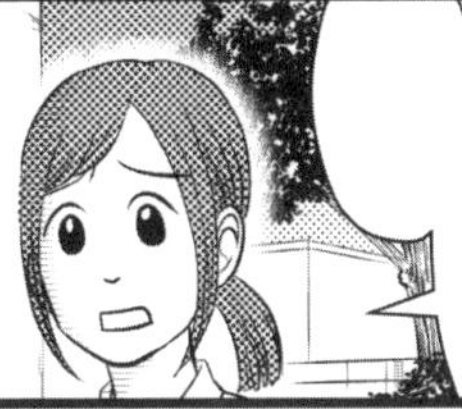
제가 자주
전화도 하고
말도 걸고
할게요

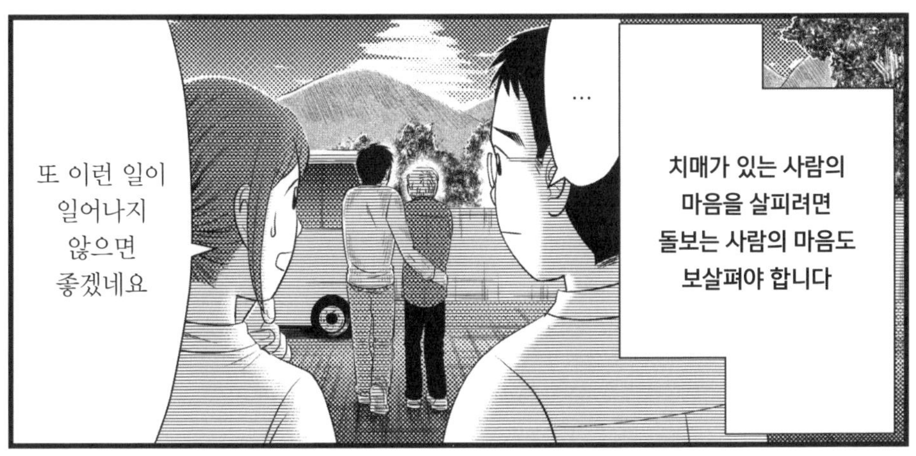
…
치매가 있는 사람의
마음을 살피려면
돌보는 사람의 마음도
보살펴야 합니다
또 이런 일이
일어나지
않으면
좋겠네요

돌봄 스트레스는 홀로 떠안지 말고 주위 사람들과 공유해 주세요

최근 몇 년간 돌봄 학대나 돌봄 살인과 같은 안타까운 사건 보고가 증가하고 있습니다. 일본의 2020년도 조사에 따르면, 치매가 있는 사람을 돌보는 가족이나 친족이 가해자가 된 건수는 1만 7천281건으로 조사를 시작한 2007년 이래 가장 많았다고 합니다[우리나라의 경우, 보건복지부의 〈2022년 노인 학대 현황 보고서〉에 따르면 가정 내 학대는 2019년 4,450건(해당 연도 노인 학대 전체 발생 건수의 84.9%)에서 2020년 5,505건(88%), 2021년 5,962건(88%)으로 증가하였다가, 2022년 사회적 거리두기가 완화되면서 5,867건(86.2%)으로 다소 감소세로 접어들었다–옮긴이 주]. 이는, 지방자치단체의 대처 강화로 신고 건수가 늘기도 했지만, 신종 코로나 확산에 따른 외출 자제와 돌봄 서비스 이용 자제로 치매가 있는 사람과 함께 있는 시간이 증가해 학대가 일어나기 쉬워졌기 때문이라고 합니다.

가정에서 치매가 있는 가족을 돌보는 사람 중에서는 24시간 쉬지 못하고 몸과 마음이 위태로운 분도 적지 않습니다. 아무리 사이좋은 가족이라 해도 돌봄 강도가 강해지면 학대에 가까운 상태가 될 가능성이 있습니다. 또 앞의 사례에서처럼 학대당하고 있어도 치매가 있는 사람 본인이 신고하지 않은 경우도 적지 않습니다. 치매가 있는 사람은 돌봐주는 가족에게 '폐를 끼치고 있다'며 부담감을 느끼고 있을 때가 많으며, 또 가정 내의 문제를 드러내고 싶지 않은 사람도 있습니다.

학대를 막기 위해서라도, 돌봄 스트레스가 쌓이면 우선 그 자리를 떠날

필요가 있습니다. 또 혼자서 스트레스를 받지 말고 가족이나 친척에게 문제를 공유해 주세요. 학대가 나타나면 떨어져 살던 가족이 '그런 상황까지 갔나' 하고 놀라는 사례가 적지 않습니다. 이럴 때 주위에 상담할 수 있는 사람이 없으면 지역 치매안심센터에서 상담하거나 '치매 가족 모임'에 참여해 보세요. 고민을 상담한 뒤에 돌봄이 수월해진 사례가 매우 많습니다.

장기요양보험제도도 적극적으로 이용해 보세요. 치매가 있는 분을 며칠간 단기보호시설에 모셔두고, 일시적으로 돌봄에서 벗어나 휴가를 보내는 것도 좋습니다. 이런 것을 '휴식 서비스Respite Care'라고 합니다[국내에서는 '치매가족휴가지원 서비스' '치매가족휴가제' 등의 명칭으로 시행되고 있다-옮긴이 주].

포인트

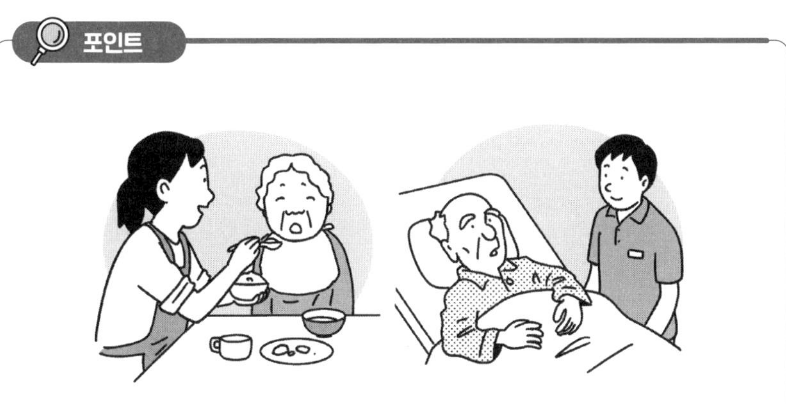

돌봄 스트레스를 덜기 위해서는 단기보호 등 장기요양 서비스를 이용해 일시적으로 돌봄에서 벗어날 수 있는 시간을 갖는 것이 중요하다.

사례 10

할머니의 숨겨진 과거는?

냉방기 바람에서 「향냄새가 난다」고 호소하는

김현숙 씨(83세) 이야기

어느 여름의 일입니다
맴
맴
맴
맴
청춘회관 청춘 마을
맴
맴

덥네요
팔락 팔락
에어컨 켤까요?

위잉~

냄새나…
네?
향냄새가 나…

다음 날
위잉~

냄새나… 향냄새가 나…
김현숙 님!

향냄새?
안 나는데…

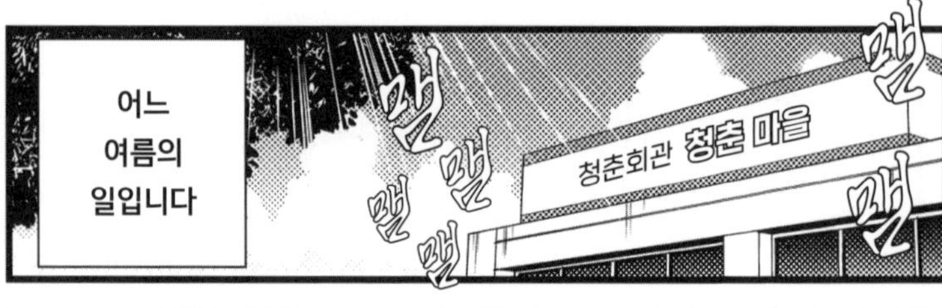

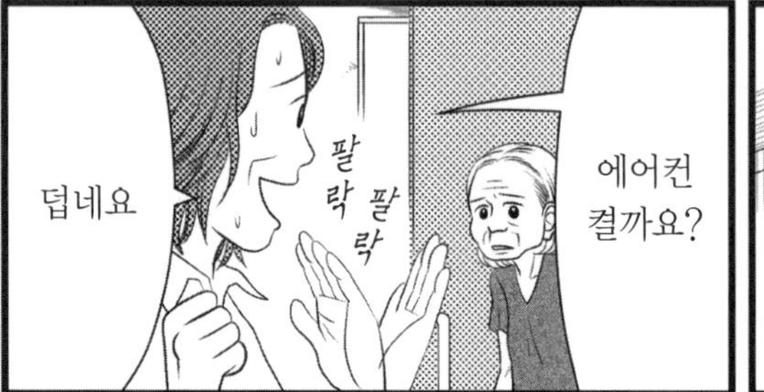

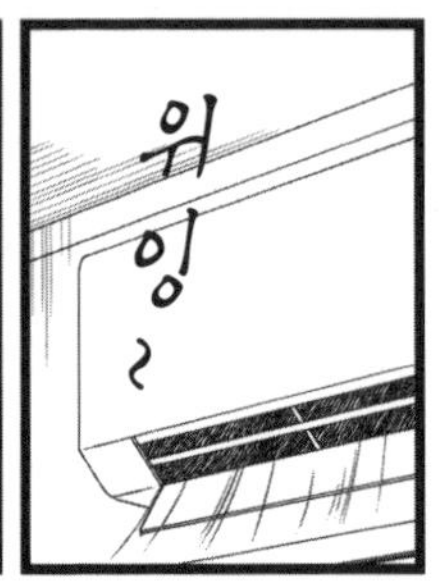

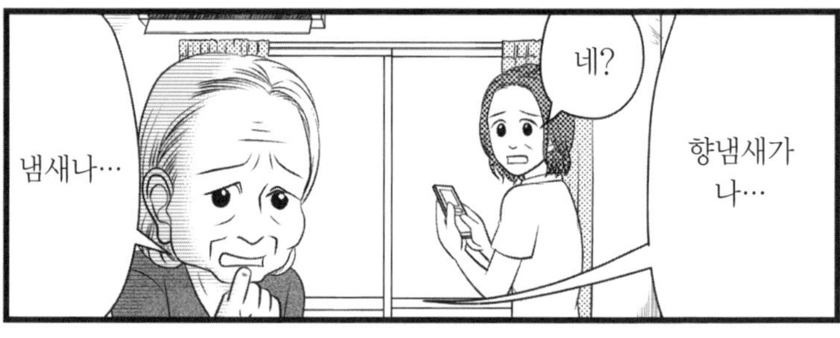

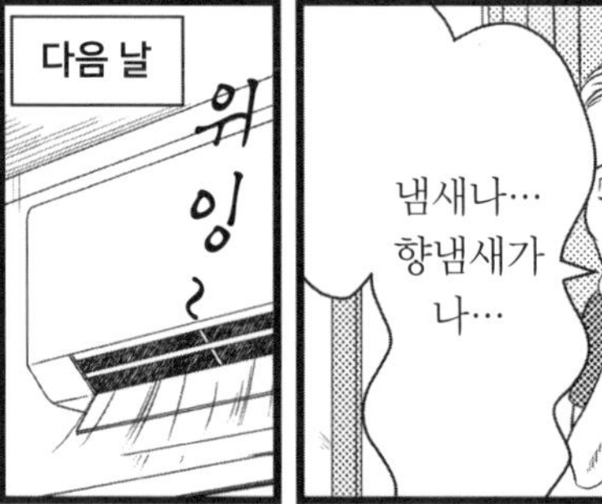

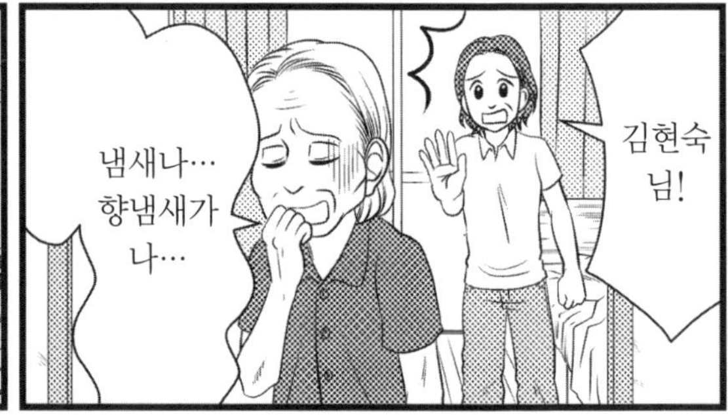

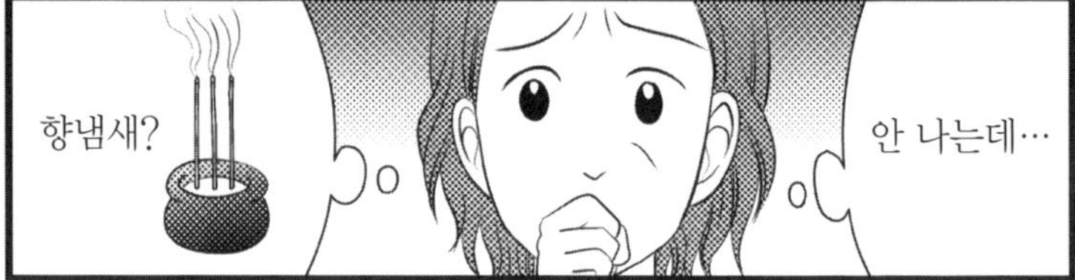

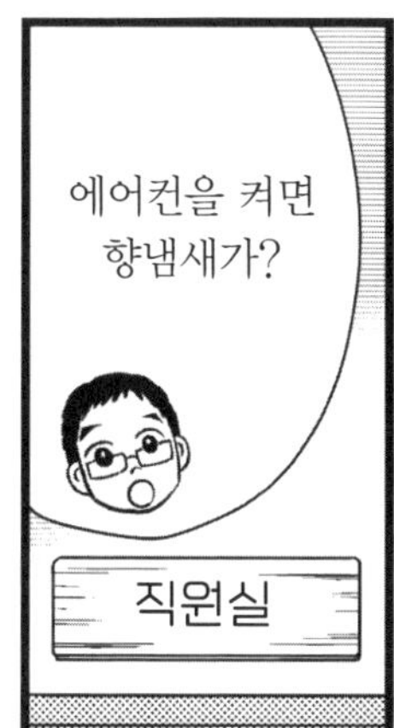
에어컨을 켜면
향냄새가?
직원실

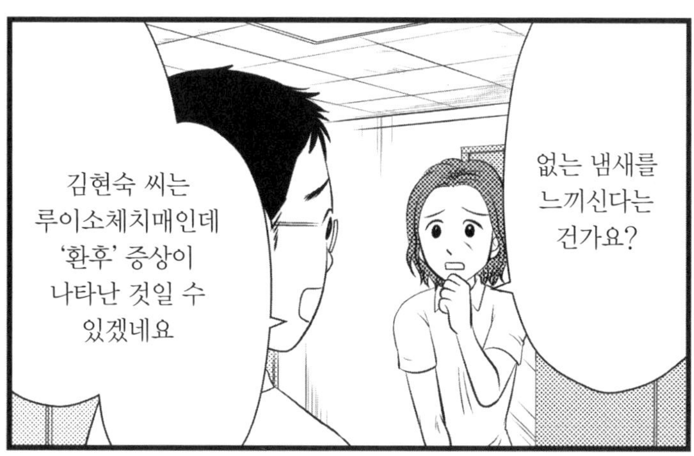
김현숙 씨는
루이소체치매인데
'환후' 증상이
나타난 것일 수
있겠네요
없는 냄새를
느끼신다는
건가요?

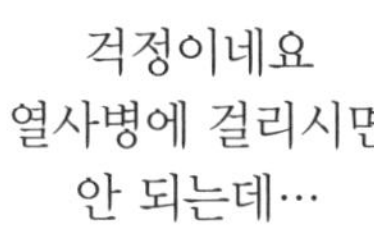
걱정이네요
열사병에 걸리시면
안 되는데…

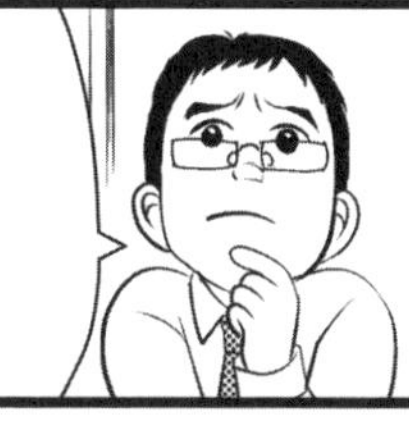

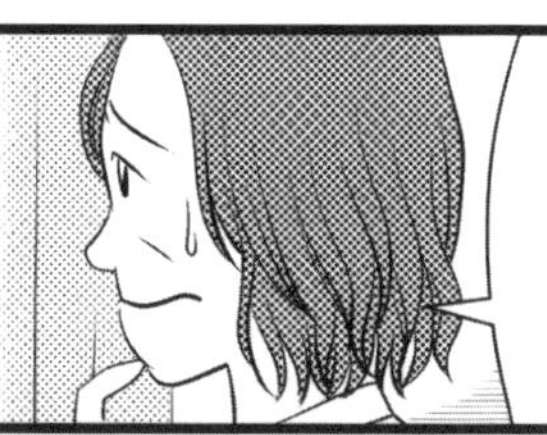
으음

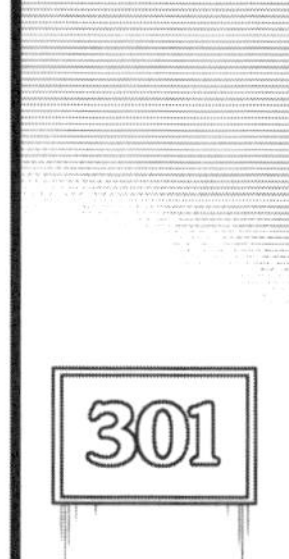
301

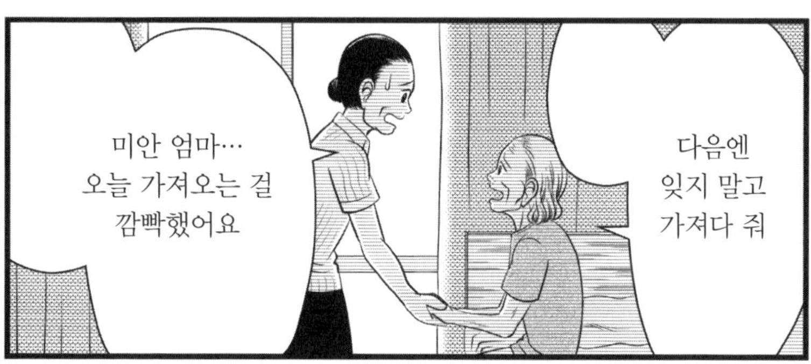
미안 엄마…
오늘 가져오는 걸
깜빡했어요
다음엔
잊지 말고
가져다 줘

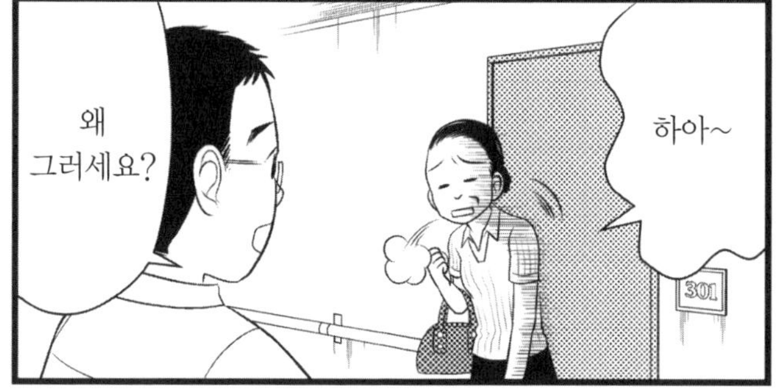
왜
그러세요?
하아~
301

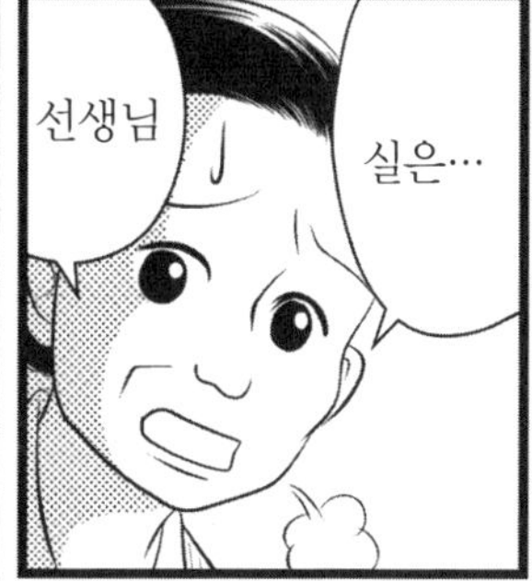
선생님
실은…

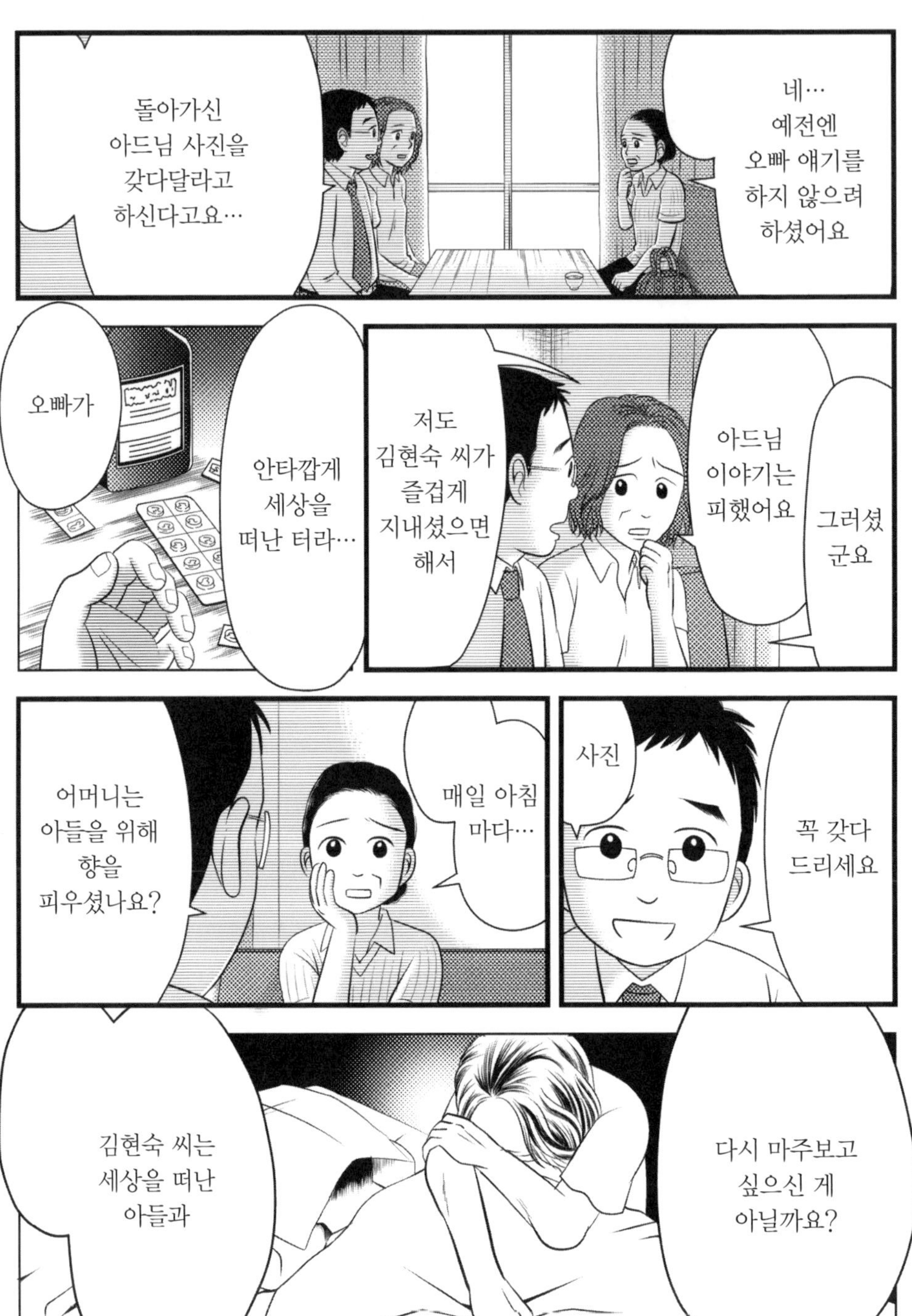
돌아가신 아드님 사진을 갖다달라고 하신다고요…
네… 예전엔 오빠 얘기를 하지 않으려 하셨어요
오빠가
안타깝게 세상을 떠난 터라…
아드님 이야기는 피했어요
그러셨군요
저도 김현숙 씨가 즐겁게 지내셨으면 해서
사진
꼭 갖다 드리세요
매일 아침 마다…
어머니는 아들을 위해 향을 피우셨나요?
다시 마주보고 싶으신 게 아닐까요?
김현숙 씨는 세상을 떠난 아들과

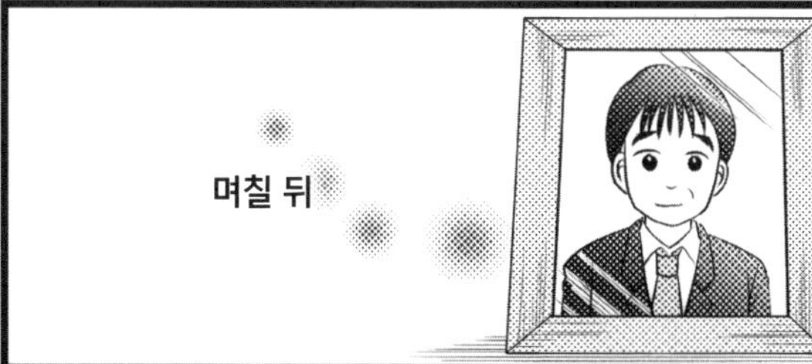
며칠 뒤
따님이
오빠의 사진을
가져왔습니다

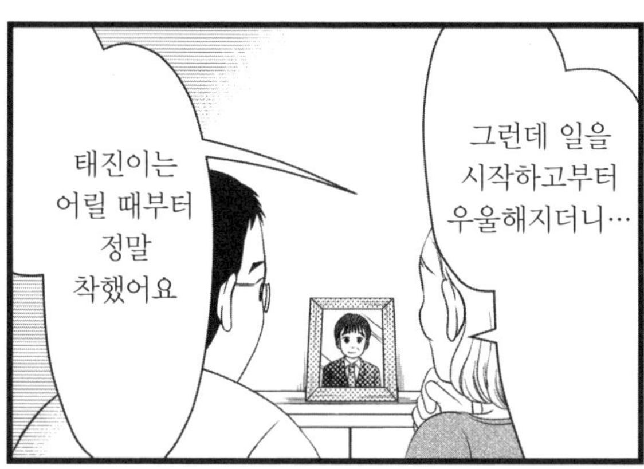
그런데 일을
시작하고부터
우울해지더니…
태진이는
어릴 때부터
정말
착했어요

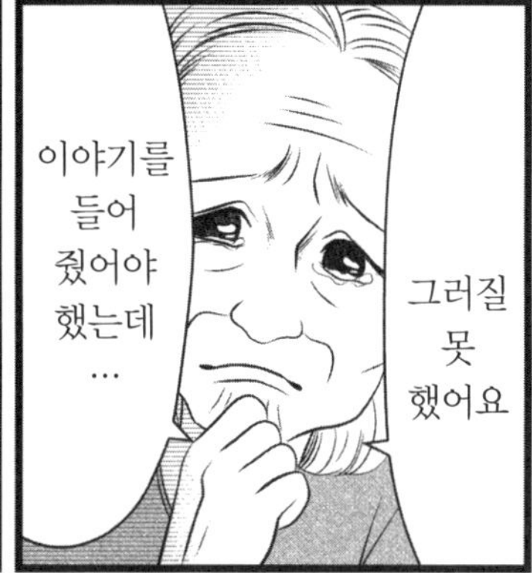
그러질
못
했어요
이야기를
들어
줬어야
했는데
…

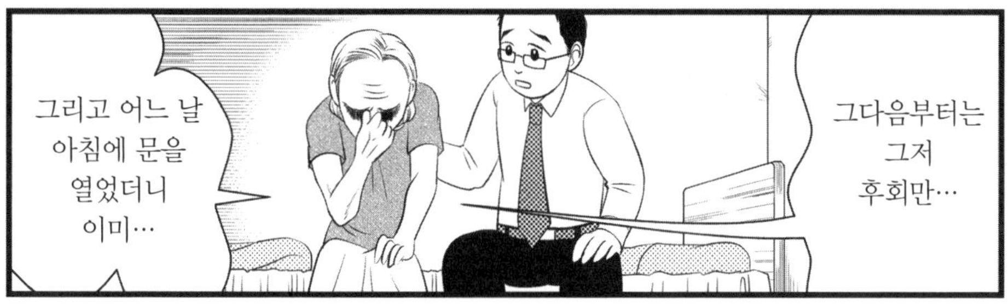
그다음부터는
그저
후회만…
그리고 어느 날
아침에 문을
열었더니
이미…

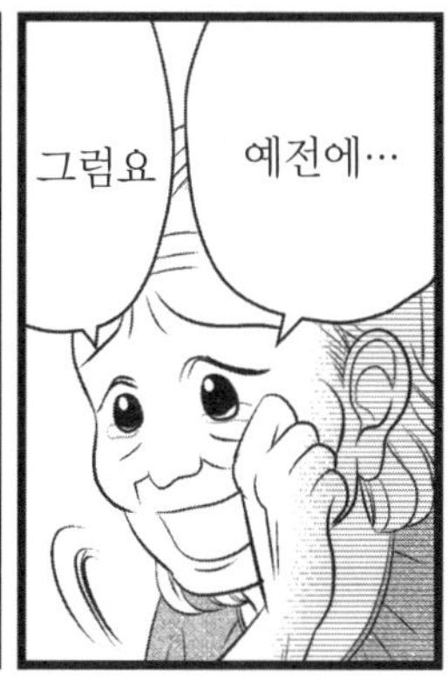
예전에…
그럼요

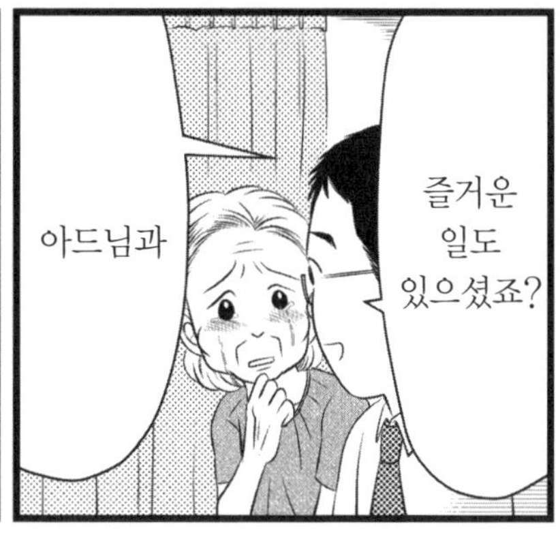
즐거운
일도
있으셨죠?
아드님과

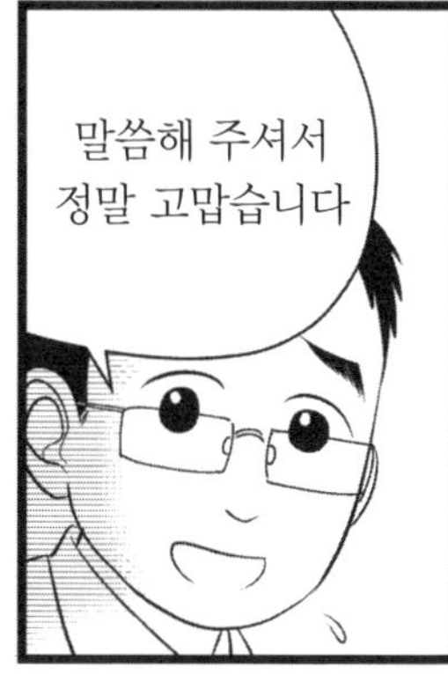
말씀해 주셔서
정말 고맙습니다

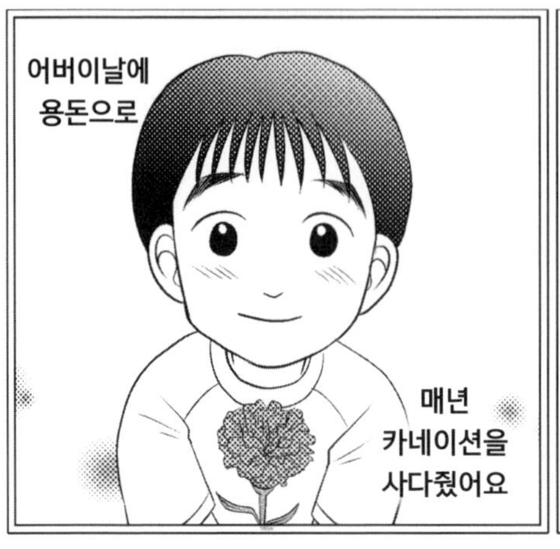
어버이날에
용돈으로
매년
카네이션을
사다줬어요

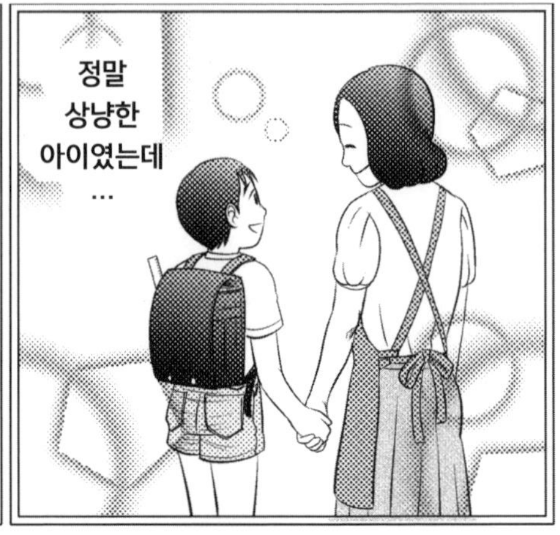
정말
상냥한
아이였는데
…

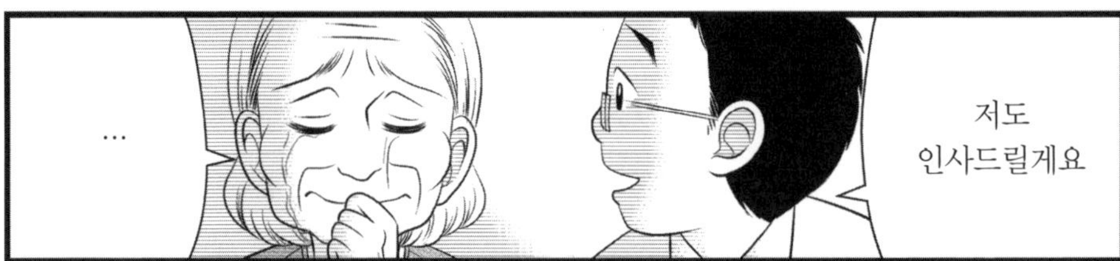
저도
인사드릴게요
…

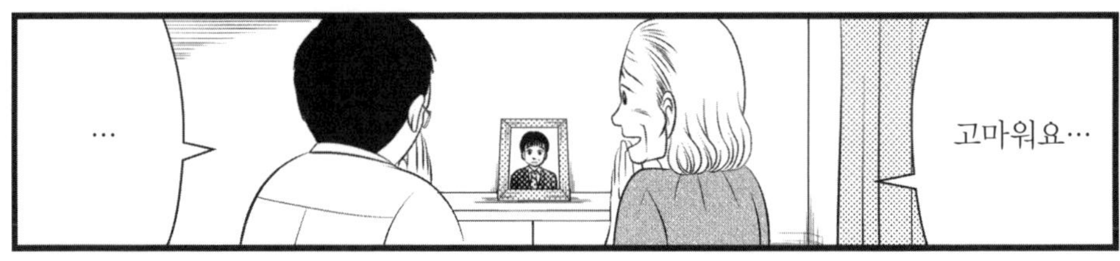
고마워요…
…

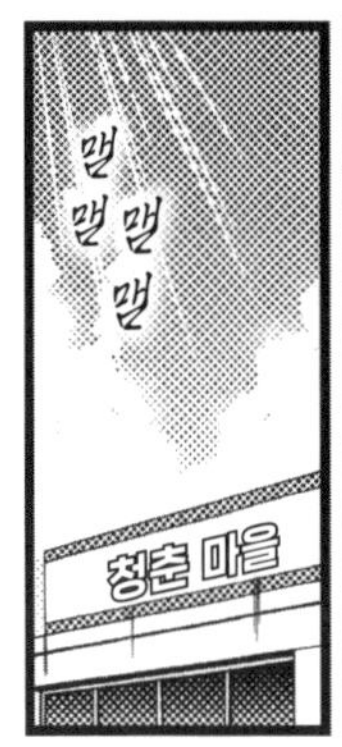
맴
맴 맴
맴
청춘 마을

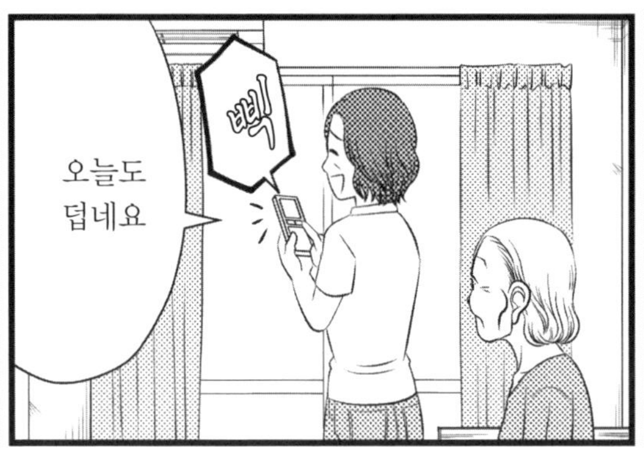
삐빅
오늘도
덥네요

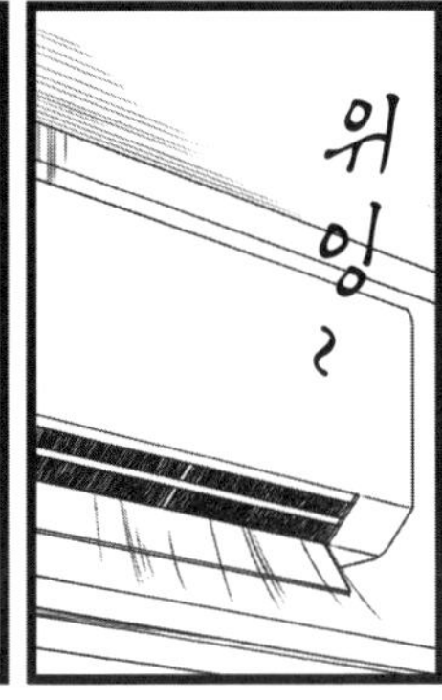
위잉~

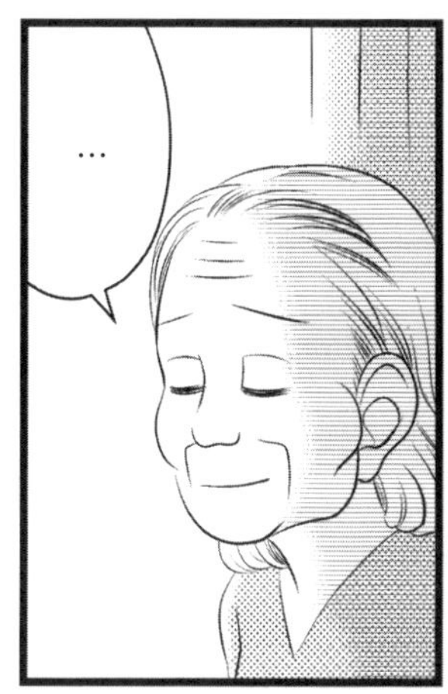
…

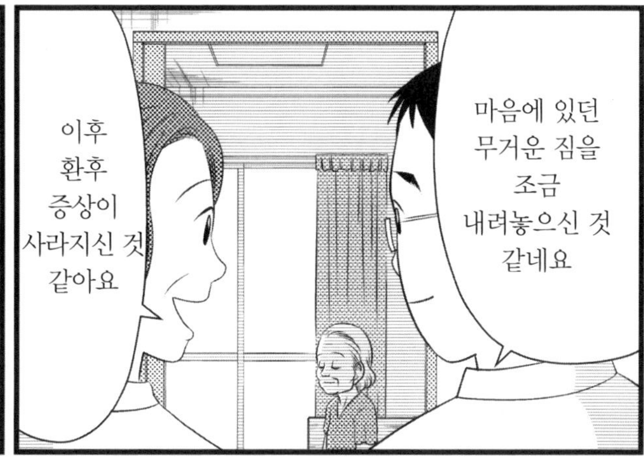
마음에 있던
무거운 짐을
조금
내려놓으신 것
같네요
이후
환후
증상이
사라지신 것
같아요

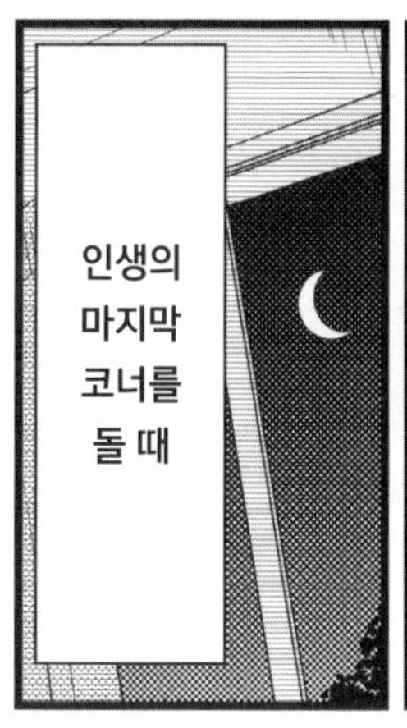
인생의
마지막
코너를
돌 때

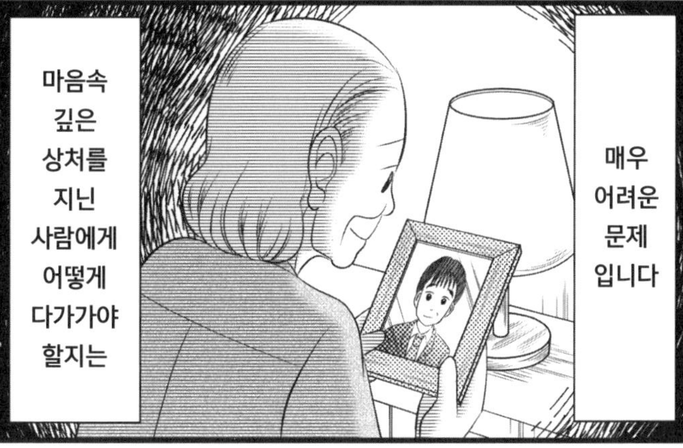
마음속
깊은
상처를
지닌
사람에게
어떻게
다가가야
할지는
매우
어려운
문제
입니다

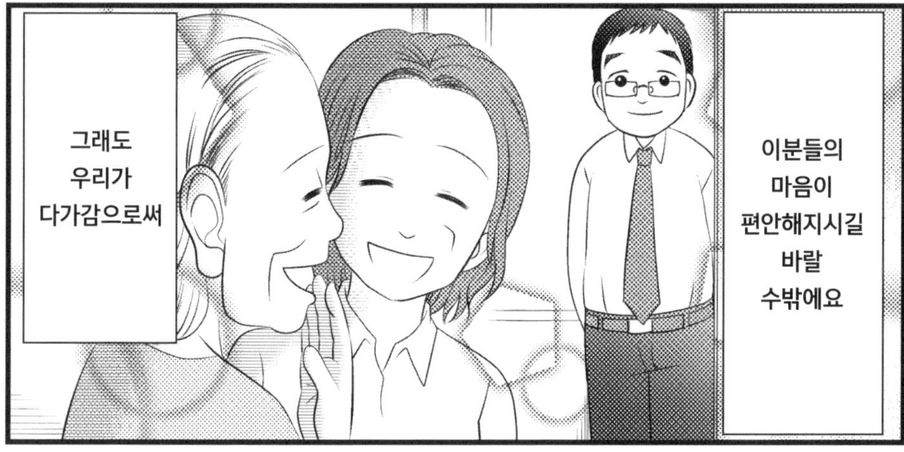
그래도
우리가
다가감으로써
이분들의
마음이
편안해지시길
바랄
수밖에요

인생의 미해결 과제를 매듭짓고 편안한 시간을 보낼 수 있게 해주세요

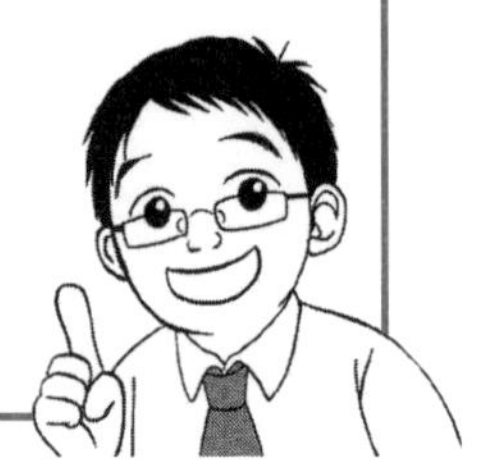

환후幻嗅(환취幻臭)란, 실제로는 없는 냄새를 호소하는 증상으로, 주로 루이소체치매가 있는 사람에게 나타납니다. 앞의 사례에 나온 김현숙 씨는 아들의 자살이라는 깊은 상실을 경험한 분이었습니다. 집에서 매일같이 향을 피우고 아들의 사진을 마주 보고 있었는데, 시설에 들어오면서 그러지 못하게 되니 환후 증상으로 이어진 것이었죠.

루이소체치매 증상에는 그 사람의 생활 이력과 기분이 영향을 미칩니다. 그렇기 때문에 루이소체치매가 있는 분을 대할 때는 '기쁘다' '즐겁다' '좋다' 등 긍정적인 감정을 북돋아 주는 게 좋습니다. 슬픈 이야기나 괴로운 기억을 상기시키는 것은 바람직하지 않습니다. **하지만 소중한 사람과의 사별을 경험하거나 해결되지 않는 뿌리 깊은 문제가 있을 때는, 그 마음의 상처가 행동·심리증상의 형태로 나타날 수 있습니다. 노년기라는 인생의 마지막 단계를 편안하게 보내기 위해서는 마음의 상처를 매듭지을 수 있게 돕는 것이 좋습니다.**

과거에 괴로운 경험을 한 사람에게는 "그런 아픔이 있으셨는데도 지금까지 정말 잘 살아오셨네요" 하고 위로해 주세요. 먼저 귀를 기울이고 이야기를 잘 들어주는 게 중요합니다. 상대의 말을 정중하게 되풀이하기도 하고 감정을 살피며 "힘드셨겠어요"라고 말로 표현해 주는 것도 좋습니다.

저의 경우, 이야기를 들은 뒤 "소중한 이야기를 들려주셔서 고맙습니다"라고 감사의 뜻을 표합니다. 뿐만 아니라 괴로운 경험 속에서도 즐거

웠던 일이 있으면 그 이야기를 이끌어 낼 수 있도록 도와드리지요. 그렇게 하면 괴로운 경험이 그 사람의 현재를 긍정하는 것이 될 수 있습니다.

마음의 깊은 상처를 어떻게 마주할까, 하는 것은 대단히 어려운 문제입니다. 바쁘게 돌보는 사람 중에는 '그럴 여유가 없다'고 생각하는 사람도 있겠습니다만, **치매 돌봄은 그 사람 인생의 마지막 단계를 좌우할 수 있다는 것을 기억해 주시길 바랍니다. 치매가 있는 사람을 대할 때 마음으로 다가서는 돌봄을 부탁드립니다.**

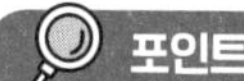

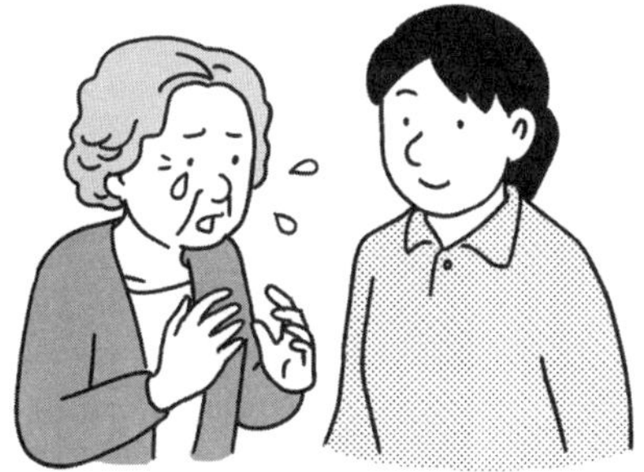

치매가 있는 사람의 괴로운 과거 이야기를 들을 때는, 상대의 이야기를 정중히 되풀이하거나 "힘드셨겠어요"라고 상대의 감정을 살펴 말로 표현하고, 마음으로 다가서도록 유의해야 한다.

특별편 2

전쟁 체험이 치매가 있는 사람에게 미치는 영향

2022년 2월
우크라이나
전쟁이
Russia
Ukraine
시작
되었습니다

이후 TV에선
참혹한 뉴스가
흘러나왔습니다
전쟁은
안 돼…
끔찍
하네요

현재
80대 이상은
대부분 전쟁을
경험했습니다
그런
분들에겐
전쟁의
기억이
깊이 새겨져
있지요

* 2022년 기준

하지만
치매가 생기면
시간과 장소
인식이
모호해져
과거의
괴로운 기억이
되살아나
불안정해지는
사람들도 적지
않습니다

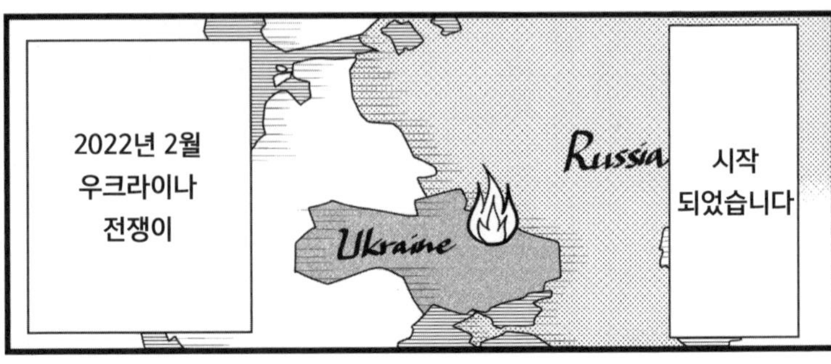

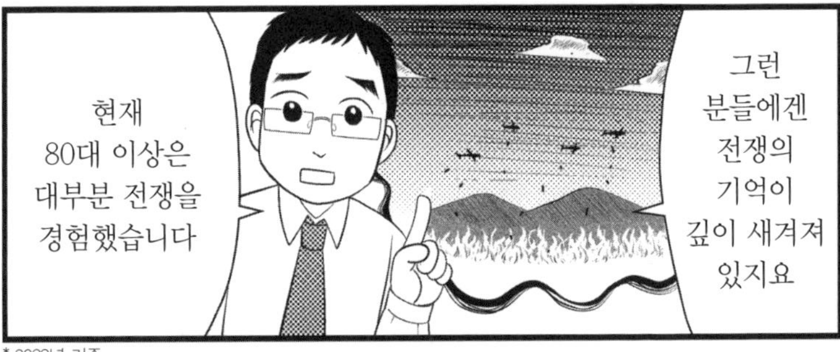

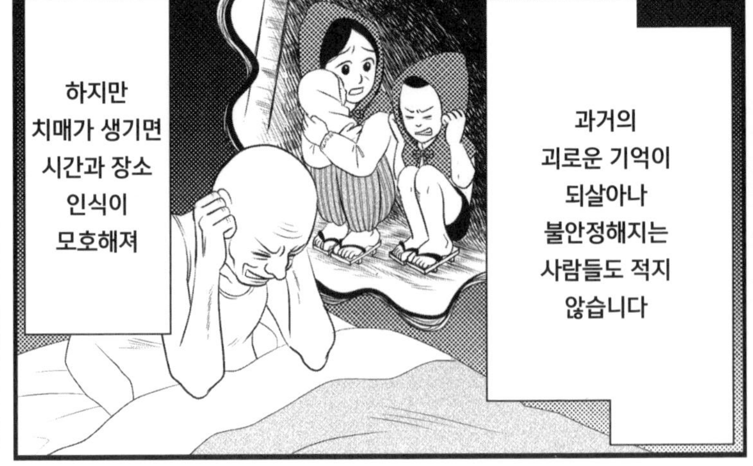

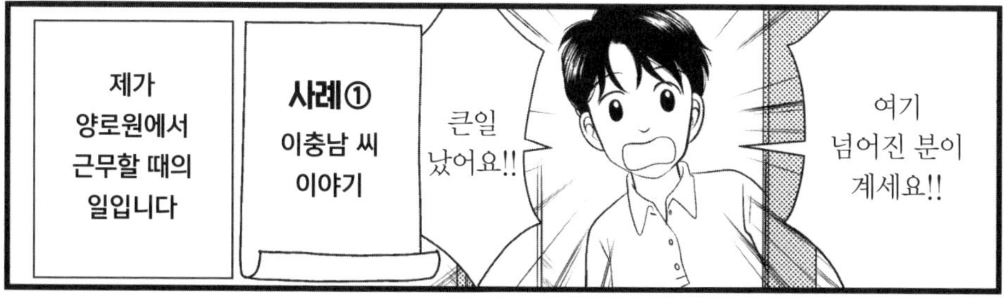
제가
양로원에서
근무할 때의
일입니다
사례①
이충남 씨
이야기
큰일
났어요!!
여기
넘어진 분이
계세요!!

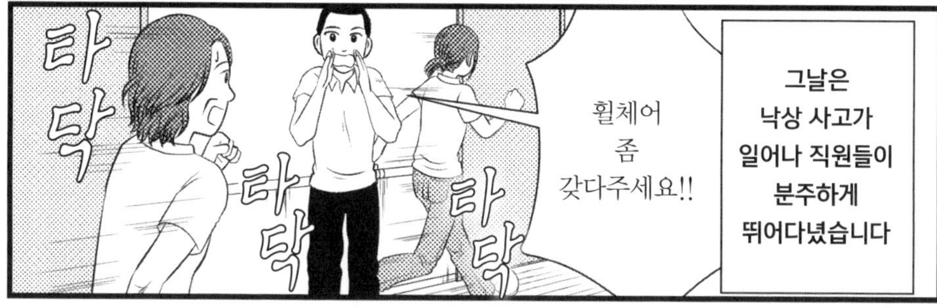
그날은
낙상 사고가
일어나 직원들이
분주하게
뛰어다녔습니다
휠체어
좀
갖다주세요!!
타닥
타닥
타닥

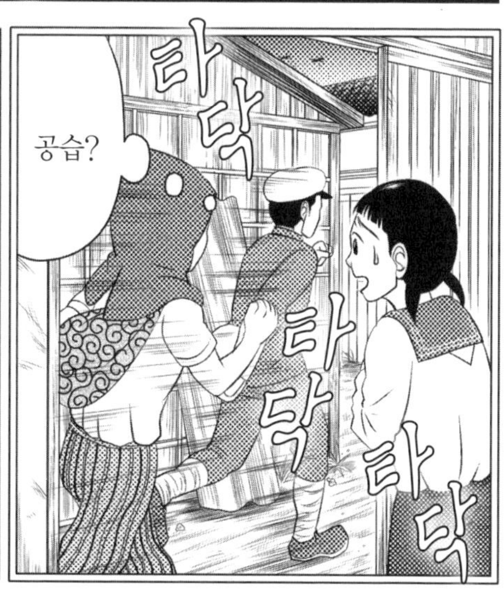
공습?
타닥
타닥
타닥

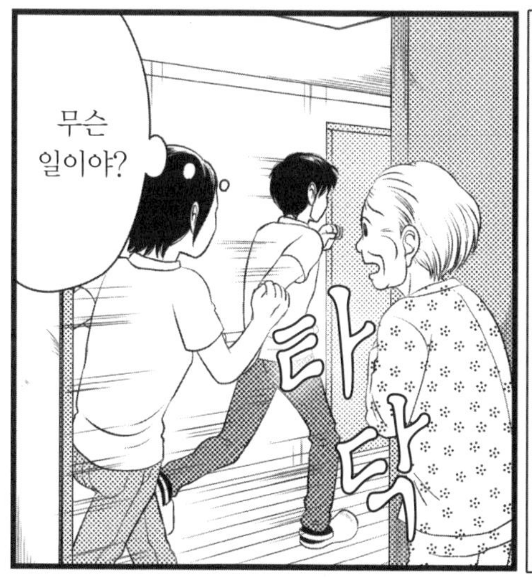
무슨
일이야?
타닥

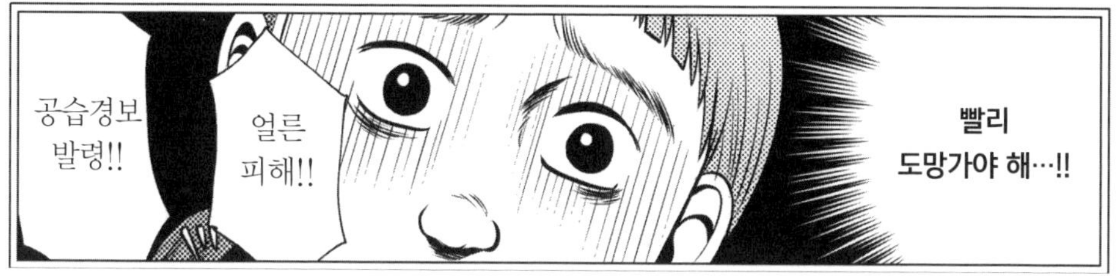
빨리
도망가야 해…!!
얼른
피해!!
공습경보
발령!!

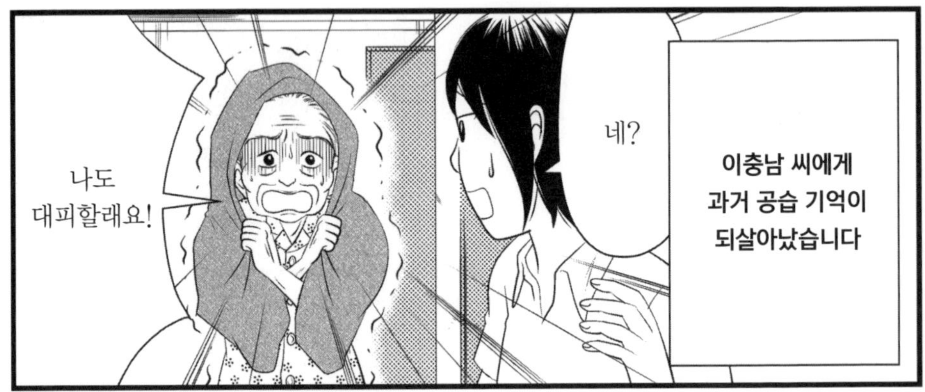
이충남 씨에게
과거 공습 기억이
되살아났습니다
네?
나도
대피할래요!

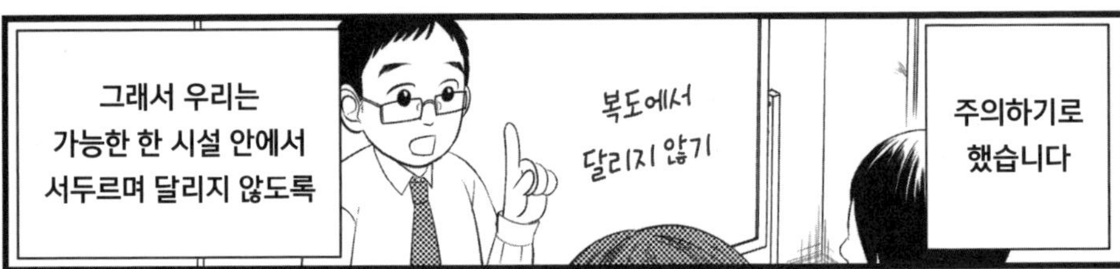
그래서 우리는
가능한 한 시설 안에서
서두르며 달리지 않도록
복도에서
달리지 않기
주의하기로
했습니다

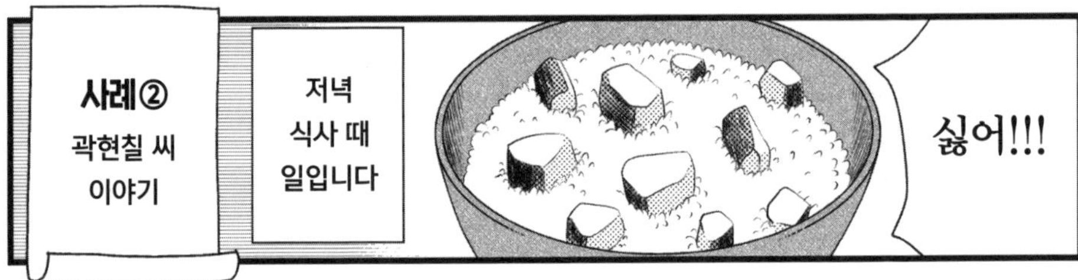
사례②
곽현칠 씨
이야기
저녁
식사 때
일입니다
싫어!!!

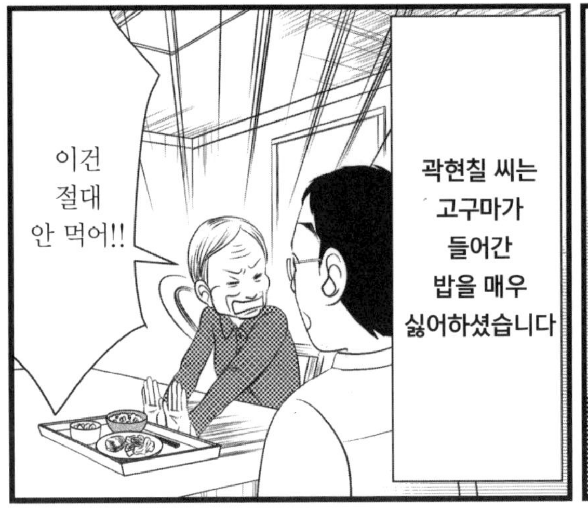
곽현칠 씨는
고구마가
들어간
밥을 매우
싫어하셨습니다
이건
절대
안 먹어!!

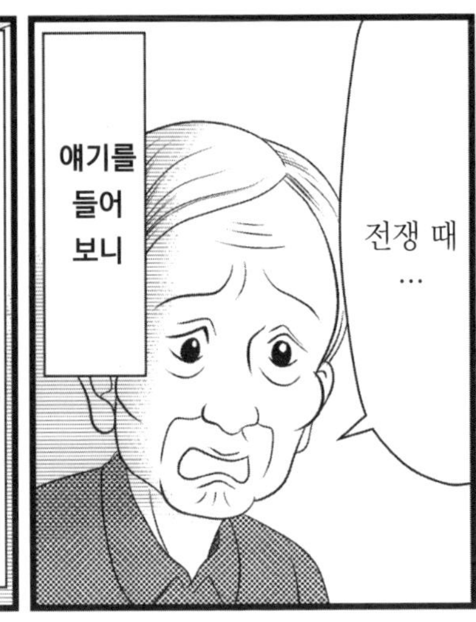
얘기를
들어
보니
전쟁 때
…

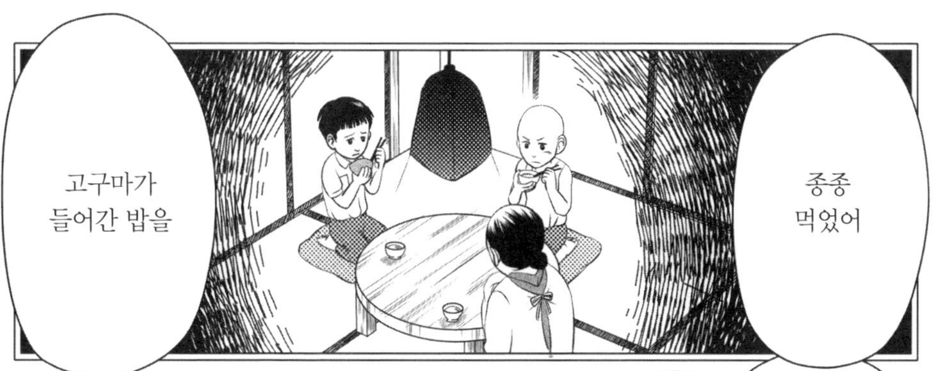
고구마가
들어간 밥을
종종
먹었어

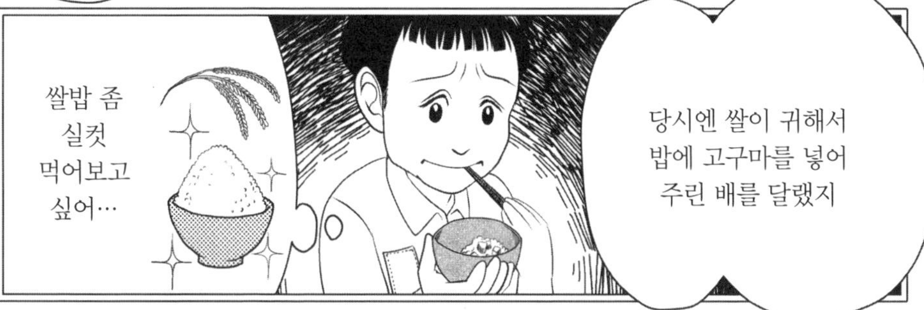
당시엔 쌀이 귀해서
밥에 고구마를 넣어
주린 배를 달랬지
쌀밥 좀
실컷
먹어보고
싶어…

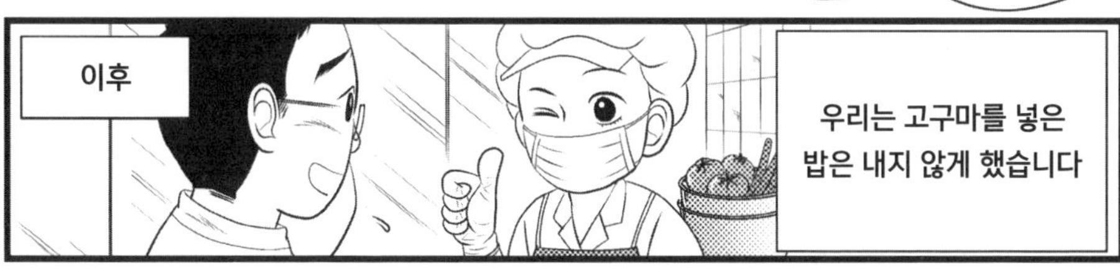
이후
우리는 고구마를 넣은
밥은 내지 않게 했습니다

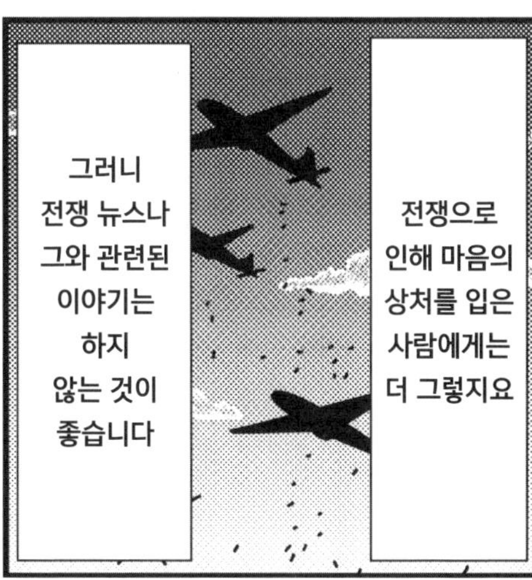
전쟁으로
인해 마음의
상처를 입은
사람에게는
더 그렇지요
그러니
전쟁 뉴스나
그와 관련된
이야기는
하지
않는 것이
좋습니다

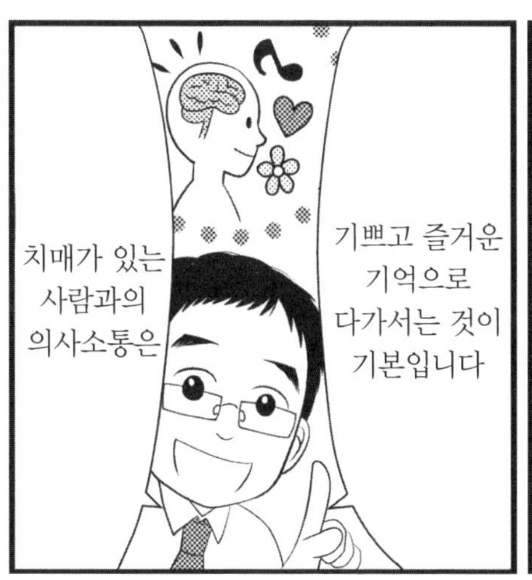
기쁘고 즐거운
기억으로
다가서는 것이
기본입니다
치매가 있는
사람과의
의사소통은

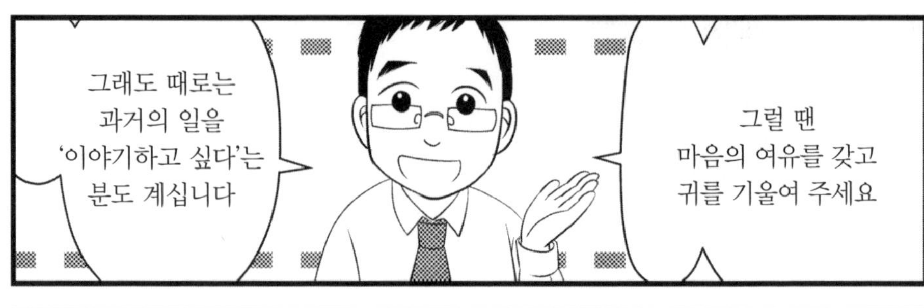
그래도 때로는
과거의 일을
'이야기하고 싶다'는
분도 계십니다
그럴 땐
마음의 여유를 갖고
귀를 기울여 주세요

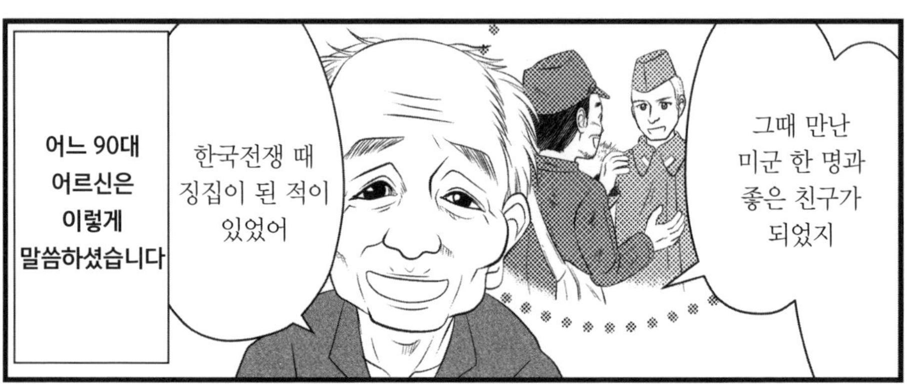
어느 90대
어르신은
이렇게
말씀하셨습니다
한국전쟁 때
징집이 된 적이
있었어
그때 만난
미군 한 명과
좋은 친구가
되었지

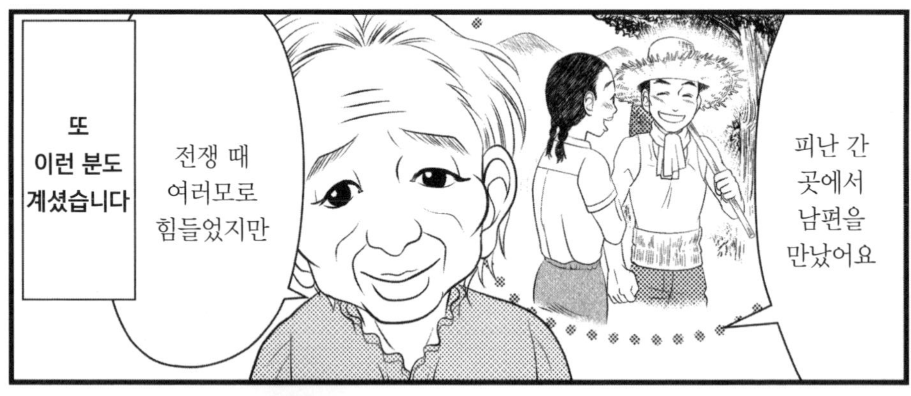
또
이런 분도
계셨습니다
전쟁 때
여러모로
힘들었지만
피난 간
곳에서
남편을
만났어요

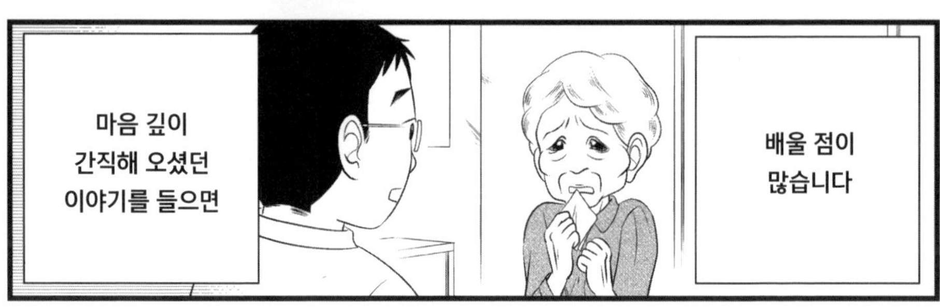
마음 깊이
간직해 오셨던
이야기를 들으면
배울 점이
많습니다

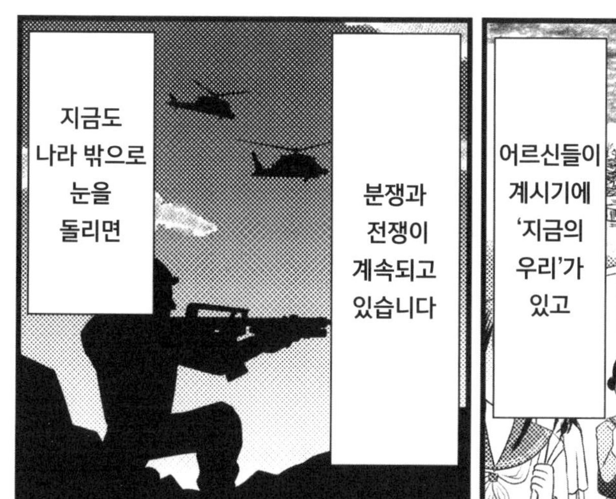
지금도
나라 밖으로
눈을
돌리면
분쟁과
전쟁이
계속되고
있습니다

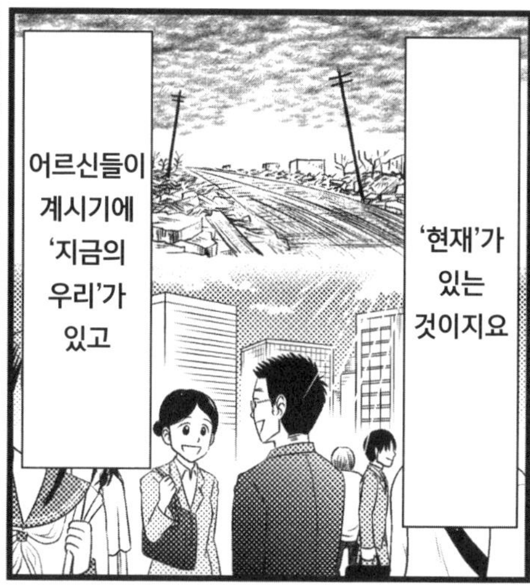
어르신들이
계시기에
'지금의
우리'가
있고
'현재'가
있는
것이지요

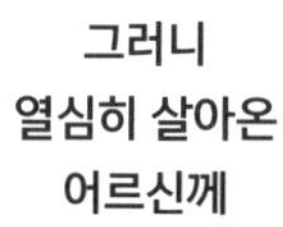

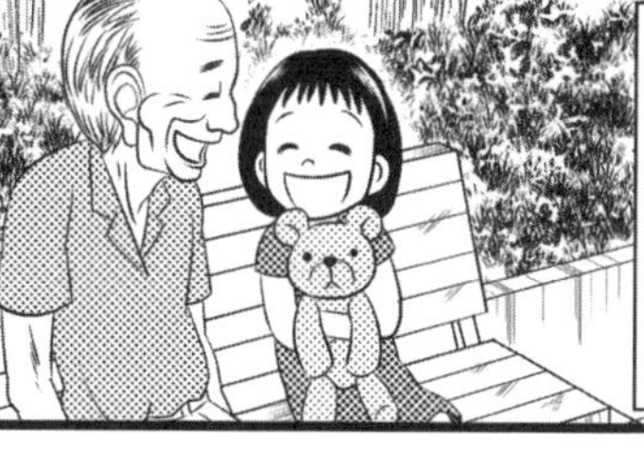
그러니
열심히 살아온
어르신께
존경심을 갖고
대하면
좋겠습니다

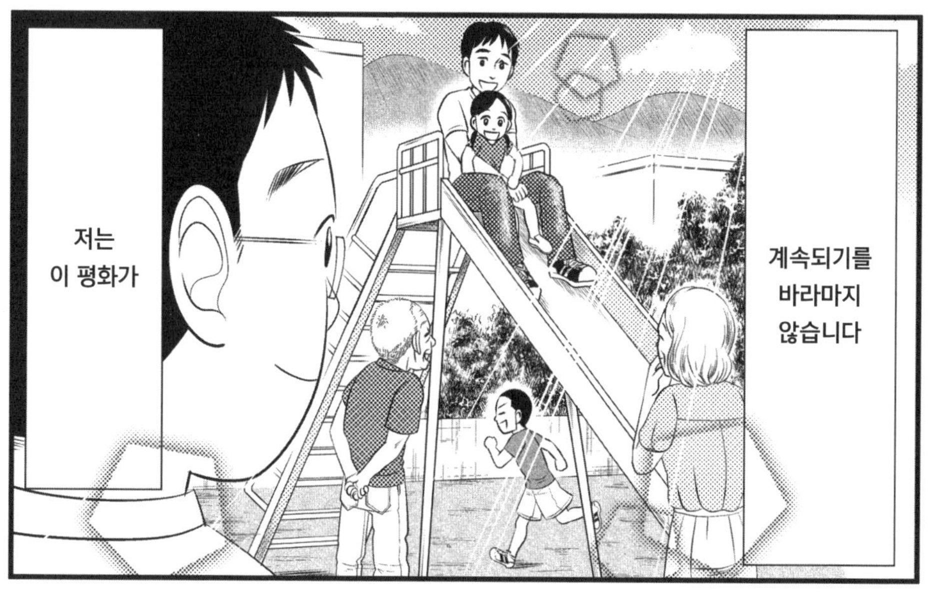
저는
이 평화가
계속되기를
바라마지
않습니다

전쟁 경험을 들을 때는 존경과 감사의 마음으로 경청해 주세요

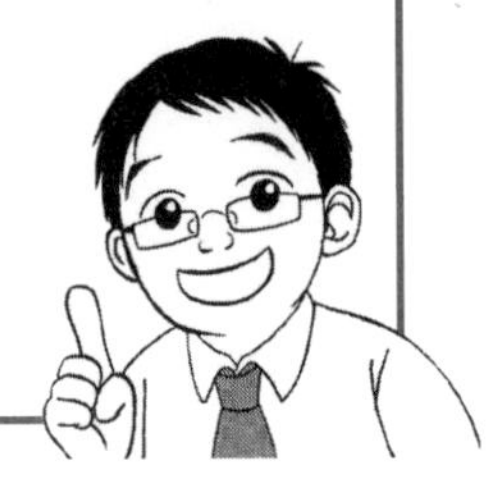

전쟁이 끝나고 오랜 세월이 흘렀습니다. 저는 요양 시설에 근무한 이래 전쟁을 겪은 분들을 많이 만나왔습니다. 요양 시설에는 90세에서 100세 이상의 사람들이 생활하고 있는데, 그중에는 전란 중에 가까운 사람의 죽음 같은 큰 상실이나 참을 수 없는 고통을 경험한 분들도 있습니다.

인지기능이 저하되면 지남력장애로 인해 현재의 장소나 시간이 모호해져 의식 아래에 가라앉아 있던 과거의 가혹한 기억이 떠올라 심신에 악영향을 미칠 수 있습니다. 전쟁 중의 기억도 그중 하나일 수 있고요.

앞에서 소개한 사례 외에도 불꽃놀이 소음이나 민방위 경보를 듣고 전쟁을 떠올리는 사람이 적지 않습니다.

일본에서 트라우마 치료를 담당하고 있는 아리쓰카 료지 의사는 전쟁 트라우마로 인해 한밤중에 여러 번 깨어나 불면과 우울증을 호소하는 고령자 사례를 다수 보고하고 있습니다. 그중에는 치매와 함께 전쟁의 기억이 수시로 떠오르는 사례도 있지요. 이런 예를 보면, 과거의 전쟁이 아직도 마음속에서 계속되고 있다고 볼 수 있습니다.

치매가 있는 사람과의 의사소통에서는, 힘들고 고통스러운 부정적인 기억은 건드리지 않고, 긍정적인 기억으로 다가서는 것이 기본입니다. 그래서 전쟁과 관련된 가혹한 기억은 언급하지 않는 것이 일반적이지요. 하지만 '전쟁 체험'이라고 해도 내용은 사람마다 다릅니다. 반드시 비통한 기억만 있는 것은 아닙니다. 전란의 시기에도 가지각색의 인생사가 있지요.

또 전쟁을 겪은 분들 중에도 전쟁에 관련된 고생담을 들려주고 싶은 분도 있고, 앞으로의 평화로운 세상을 위해 전쟁 체험을 이야기하고 싶은 분도 있습니다. 전쟁 후 부흥을 위해 최선을 다한 것을 자랑스러워하는 분도 있으니, 그런 분들의 이야기에는 꼭 귀 기울여 주시면 좋겠습니다.

그분들의 경험에서 우리도 배울 점이 많습니다. 이야기를 들은 뒤에 저는, 반드시 "귀중한 체험을 들려주셔서 고맙습니다" 하고 감사를 전합니다. 긍정적으로 이야기를 듣고 존경과 감사를 전하면, 치매가 있는 사람에게도 그 기억이 긍정적인 것이 됩니다. 더불어 신뢰 관계도 생기게 되고요.

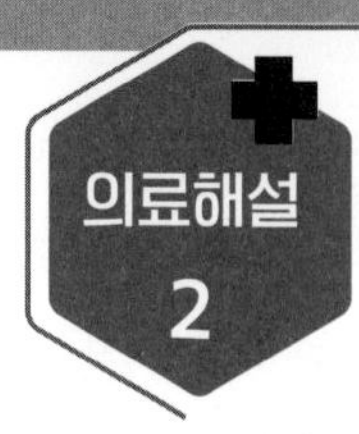

치매가 있는 사람과 그의 가족을 응원하는 치매서포터

– 엔도 히데토시

‘치매가 생겨도 정든 고장에서 나답게 살고 싶다.’ 지금의 치매 돌봄에서는 치매가 있는 사람의 이런 생각을 지지해 나가려고 합니다. 일본에서는 지남력장애나 기억장애가 있어도 ‘안심하고 생활할 수 있는 지역 만들기’를 추진하고 있습니다. 평소에 주민끼리 인사하고 대화를 나누면 치매가 있는 사람이나 그 가족에게 무슨 일이 일어났을 때 제대로 대응하기 쉽습니다. 또 치매에 대한 이해가 있으면, 인지기능이 저하된 사람이 좀도둑질을 했을 때도 가족에게 연락해 당사자의 존엄을 지켜주면서 사정을 파악하고 냉정하게 대처할 수 있겠지요.

2005년부터 일본 후생노동성에서는 ‘치매서포터 카라반’을 만들었습니다. 여기서 ‘치매서포터 양성 강좌’를 기획·주최하고, 지역 주민이나 상점·금융기관·교통기관 등에서 일하는 사람을 대상으로 치매에 대한 올바른 지식을 알리고 있습니다. 또 치매가 있는 사람과 그 가족을 따뜻하게 돌보고 지지할 수단도 계발하고 있지요[우리나라의 시니어 치매서포터는 노인일자리사업의 일환으로 60세 이상의 주민이 치매가 있는 사람의 가정에 방문해 말벗이 되어주거나 안전을 점검하는 활동으로 일본의 치매서포터 개념과는 조금 다르다–옮긴이 주].

강좌를 수강한 사람은 치매서포터가 되어 다양한 장소에서 각자 역할에 따라 치매가 있는 사람과 가족을 응원하게 됩니다. 특별한 일을 할 필요는 없습니다. 곤란을 겪는 치매 당사자나 가족에게 가능한 범위 안에서 손을 뻗으면 됩니다. 지남력장애로 인해 길을 잃은 사람에게 말을 걸거나, 쇼핑 절차를 모르게 돼 당황한 사람을 도와주는 것도 훌륭한 일입니다. 치매서포터가 중심이 되어 돌봄노동자와 협력·연계할 수 있는 네트워크를 만드는 활동도 기대하고 있습니다.

일본에서는 2015년 치매시책추진 종합전략(신오렌지플랜)에서 '치매에 대한 이해를 높이는 보급·계몽 추진'이라는 전략을 입안했고, 치매서포터를 그 중심에 두고 있습니다.

치매서포터 인원은 2021년 12월 말 기준 연인원 1천364만 명에 이르고 있습니다. 새롭게 치매서포터가 되는 사람은 해마다 증가하다가 2020년 코로나 사태 영향으로 감소하였고, 2021년 이후 온라인 강좌를 시작으로 다시 증가세로 돌아섰습니다.

치매서포터 양성 강좌는 지방자치단체 또는 기업·직원 단체·학교가 실시합니다. 수강자에게는 '치매가 있는 사람을 응원합니다'라는 의사를 표시하는 치매서포터증과 오렌지링[치매를 지원하는 뜻을 담은 오렌지색 손목 밴드-옮긴이 주]을 받을 수 있습니다.

치매서포터 인원 추이

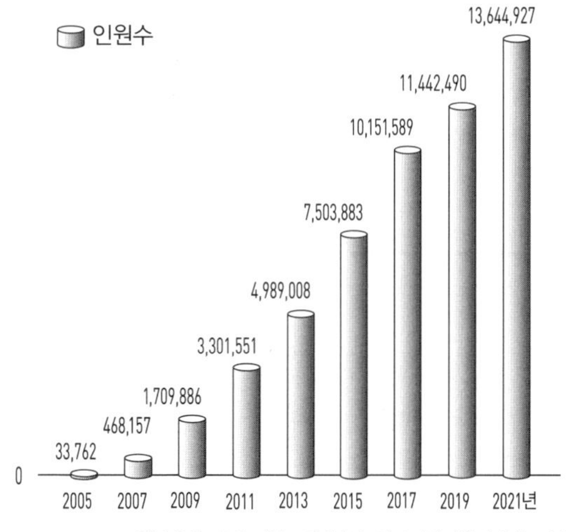

※일본 후생노동성 지역 포괄케어시스템과 치매시책 치매서포터 양성 상황을 바탕으로 작성함.

에필로그 치매가 있는 사람을 지원하는 지역

저는
몇몇 지역에서
노인의 치매를
예방하는
'교류 센터'*를
운영해 왔습니다
그중에는
아주 작은
마을도
있지요

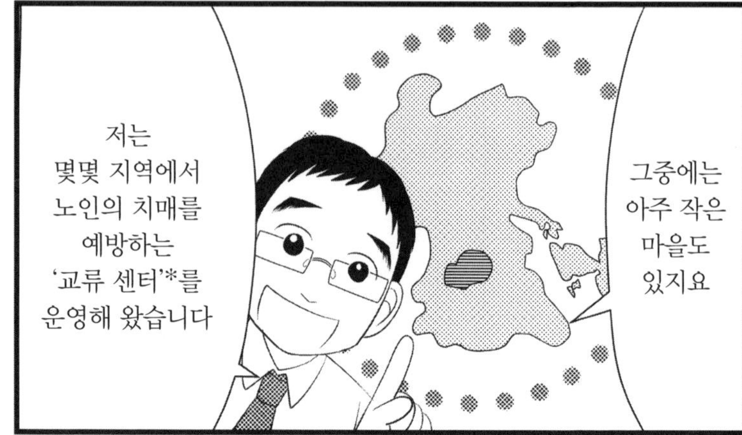

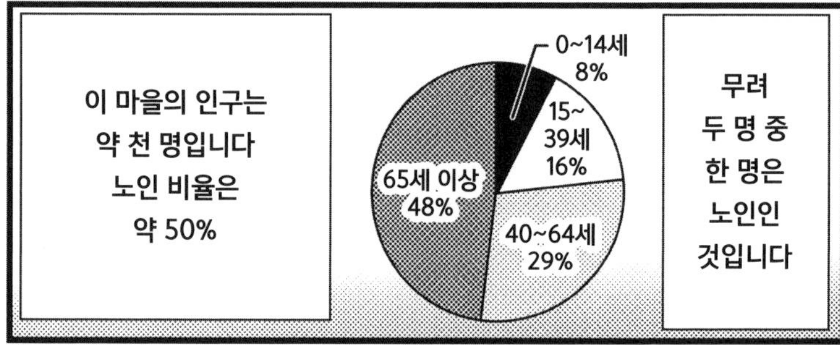

저는
치매서포터를
대상으로
'뇌 활력 서포터
양성 강좌'를
시행해 왔습니다

그것은 치매에 대한
지식과 치매가
있는 사람과의
의사소통에 대해
배우고 실천하는
강좌
입니다

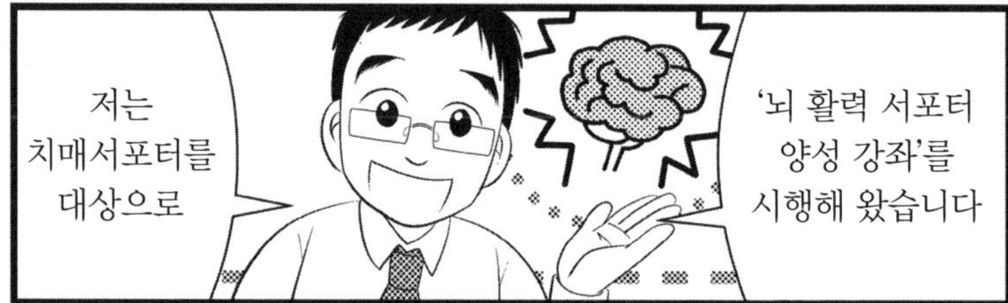

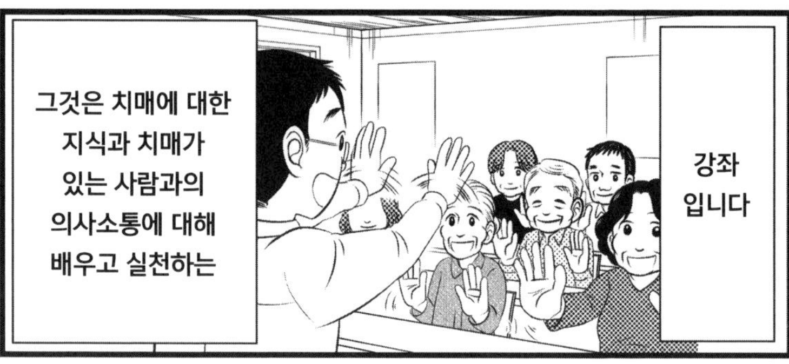

*교류 센터(카요이노바)通いの場: 일본에서 치매 예방, 노화 예방 등을 목적으로 교류하며 활동하는 장소－옮긴이 주

강좌를 수료한 사람은

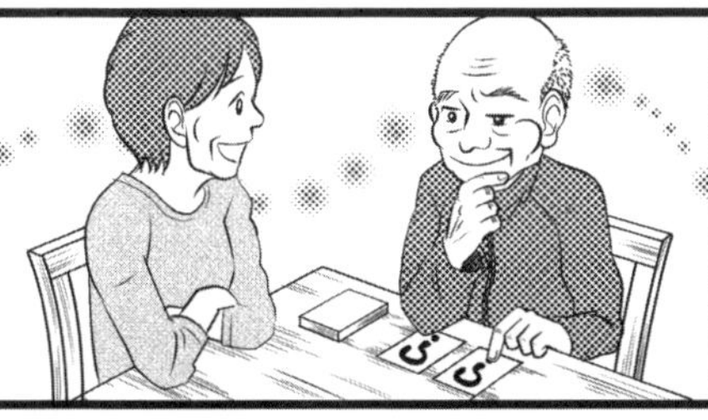

교류 센터나 치매 예방 교실을 운영하기도 합니다

온 마을이 치매 당사자가 되어 '혼자 걷기' 할 때를 대비한 모의훈련을 하기도 하지요

혹시 뭘 찾고 계신 건가요?
아니요
집에 가려고요…

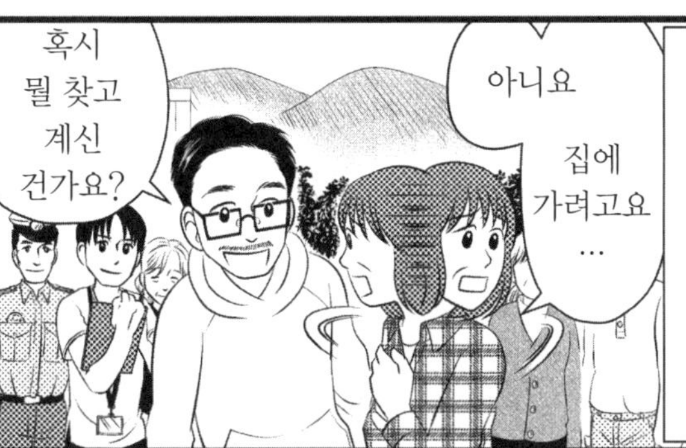

마을 사람이 치매가 있는 사람을 연기하고 그 사람을 집으로 데려다 주는 연습입니다

노력은 이러한 형태로 결실을 맺습니다

센터는
이쪽입니다

어라?

신발이 없네
누가 잘못 가져갔나?

그날 떠오른 사람은 한규일 씨였습니다
좋아!

딩동
한규일

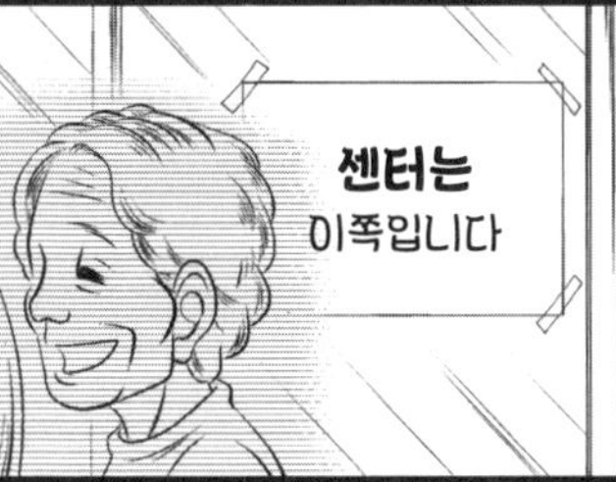

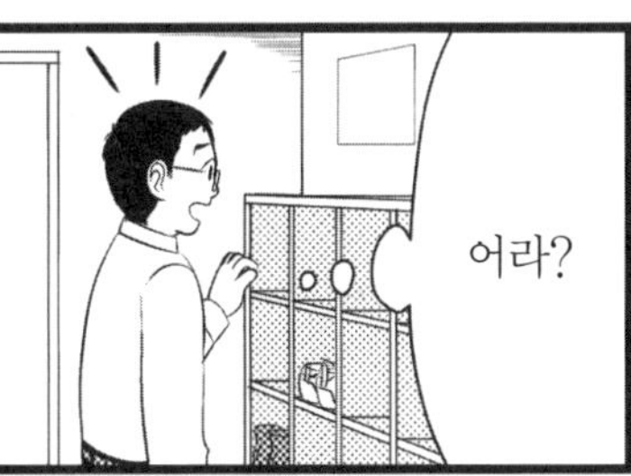

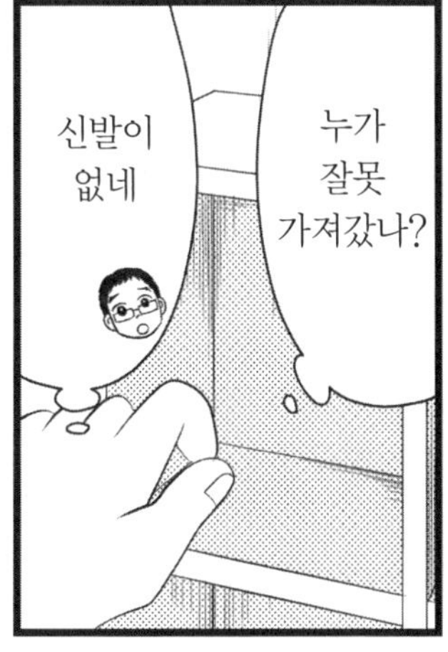

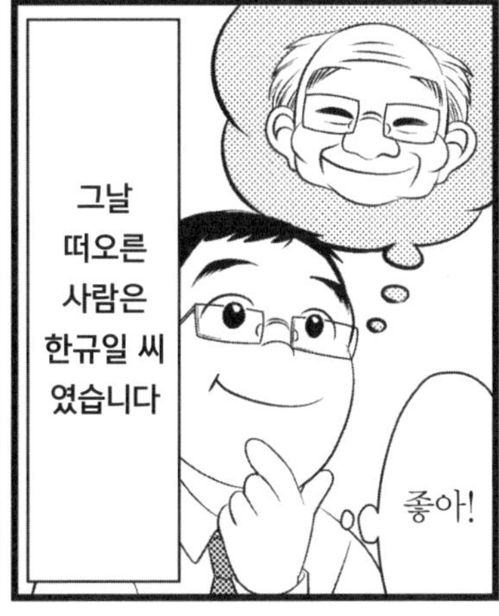

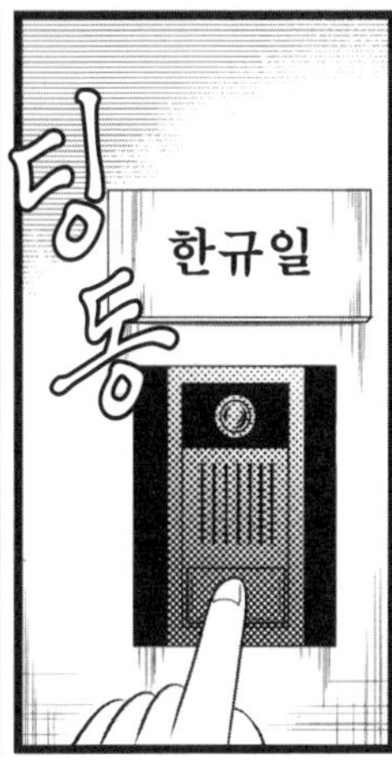

실례합니다
한규일 님 아까 제가 신발을 착각했나 봐요
아아 미안
아니 아니 내가 착각했지
요즘 몸 컨디션은 좀 어떠세요?
아닙니다
실은…

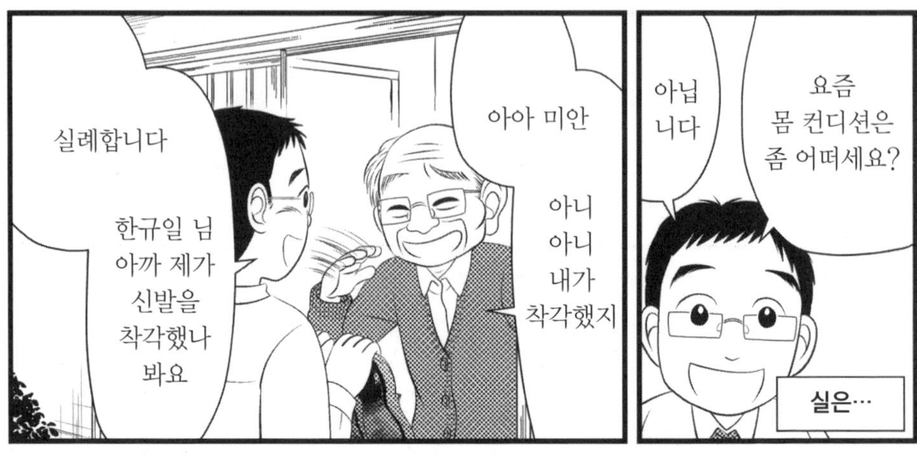

한규일 씨는 치매 의심 증상이 있어

낮에 가족이 보이지 않으면 배회한다는 상담을 받았습니다

그래서 직접 상황을 살피고 싶었지요

한규일 씨가 오늘도 나갔대

그럼 내가 차를 가져갈게
나도 가

남편이 사라졌다고 아내가 마을 사람들에게 연락하면
이웃들이 차로 한규일 씨를 찾으러 갑니다

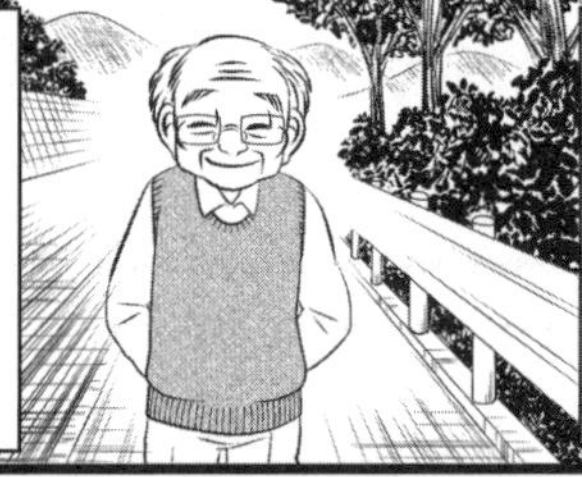

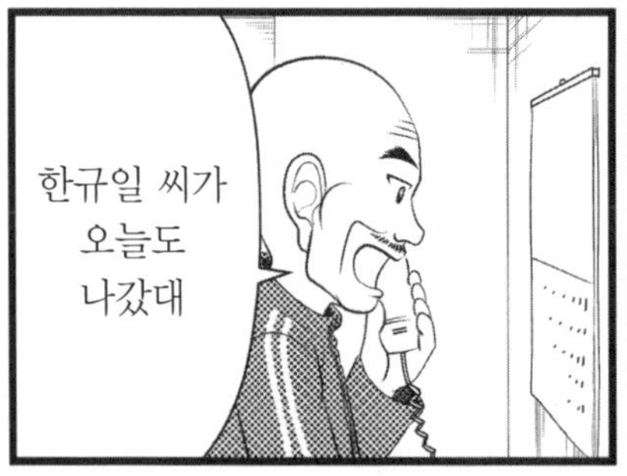

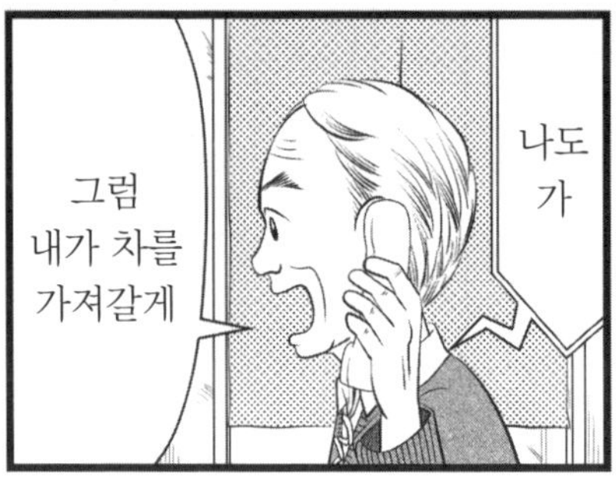

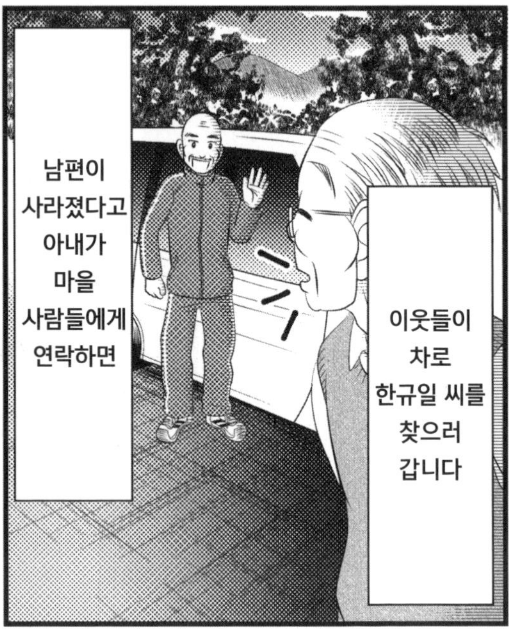

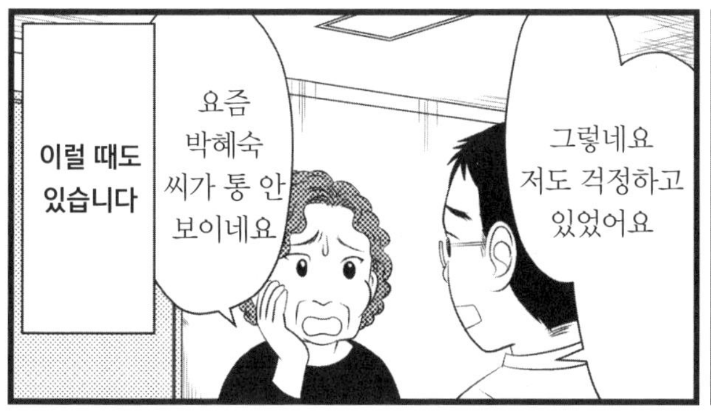
이럴 때도 있습니다
요즘 박혜숙 씨가 통 안 보이네요
그렇네요 저도 걱정하고 있었어요

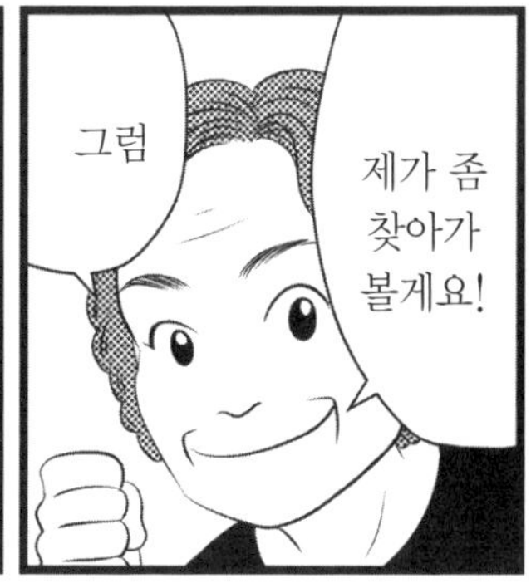
그럼
제가 좀 찾아가 볼게요!

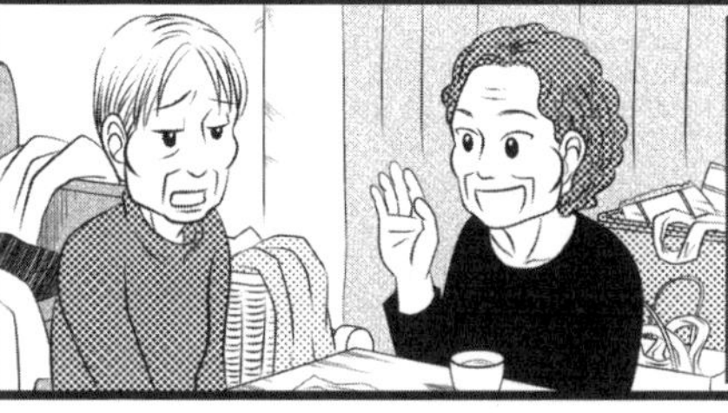
두문불출하는 사람이 있으면
이를 눈치챈 사람이 찾아가 고립되지 않게 합니다

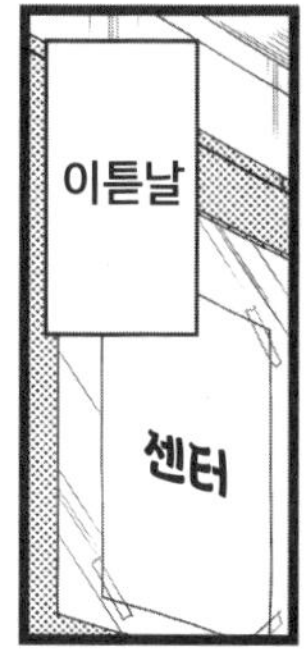
이튿날
센터

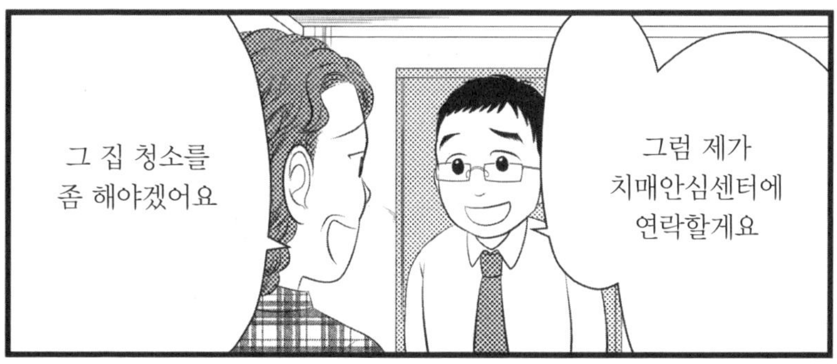
그 집 청소를 좀 해야겠어요
그럼 제가 치매안심센터에 연락할게요

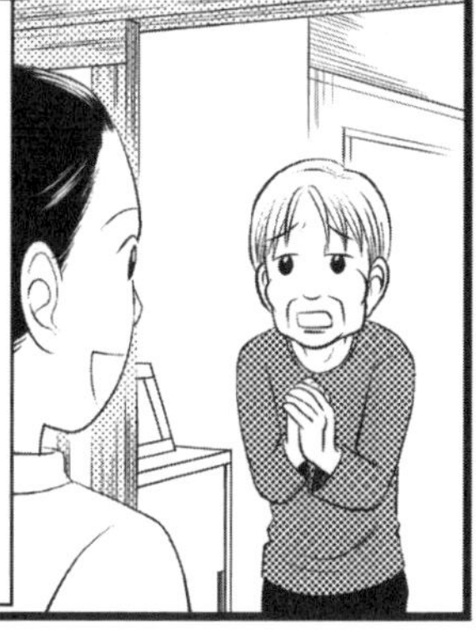
이렇게 센터에서는 걱정되는 사람을 신속하게 파악해

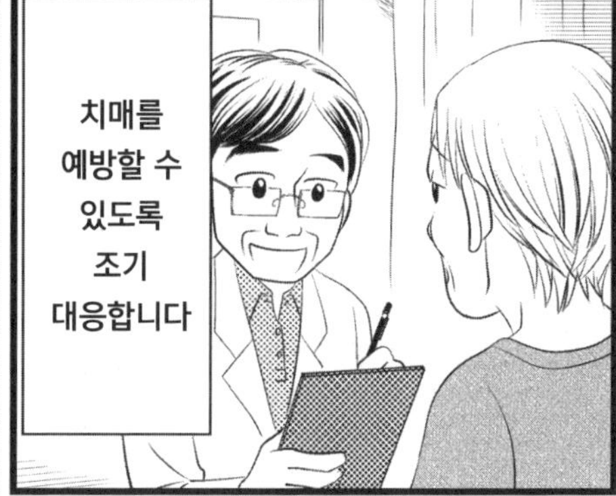
치매를 예방할 수 있도록 조기 대응합니다

지역 전체가
치매가 있는 사람을
지원하게 되면
이런 효과가
있습니다
의료비
절감
치매 발병·
진행 예방
인지기능 회복·
고립화 예방

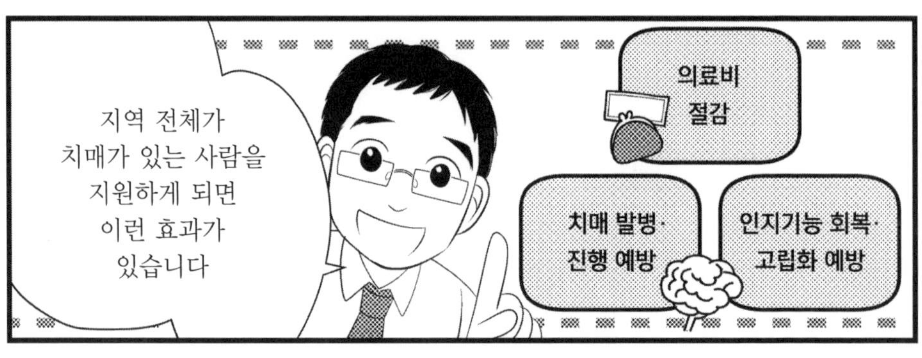

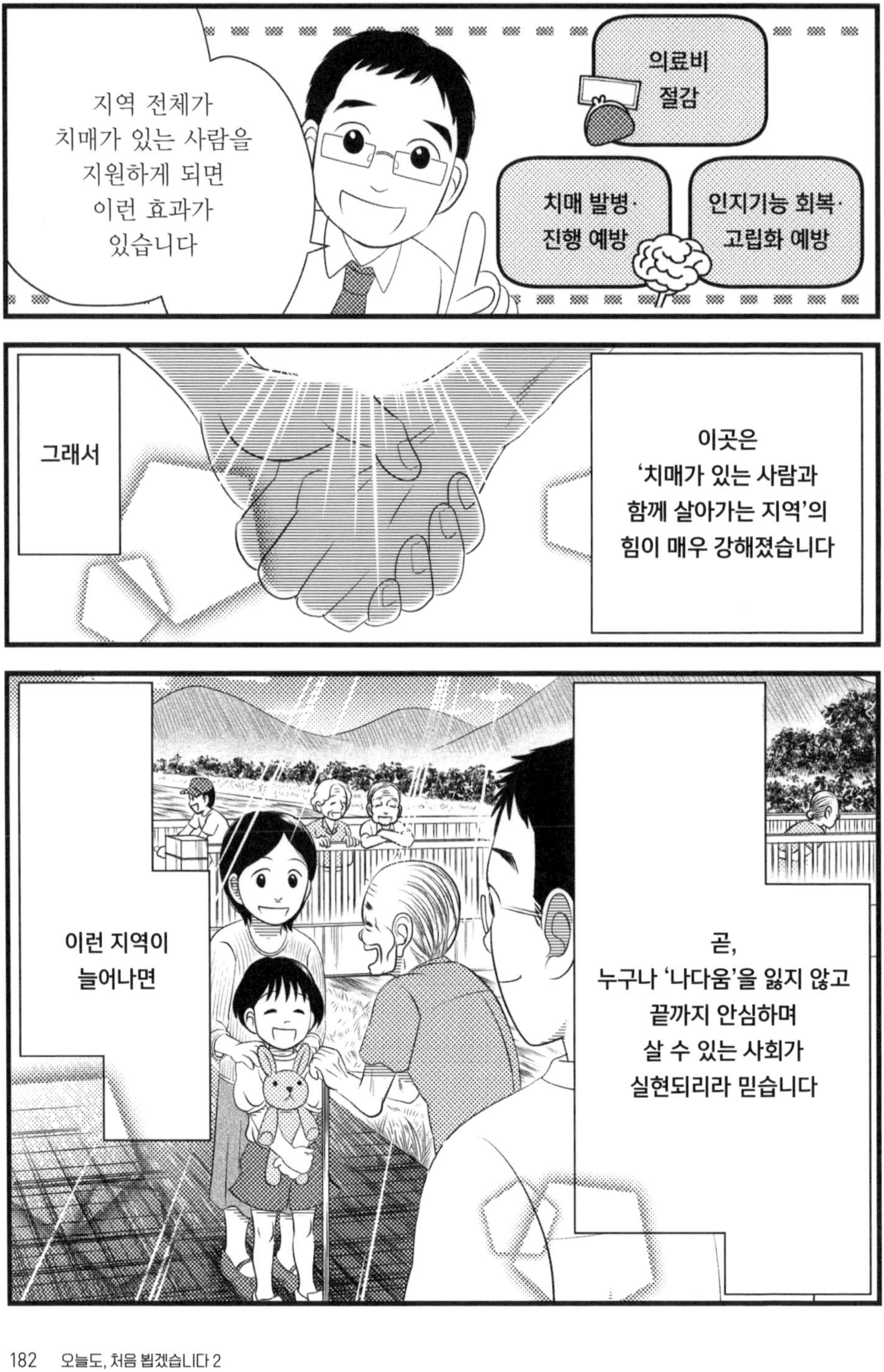

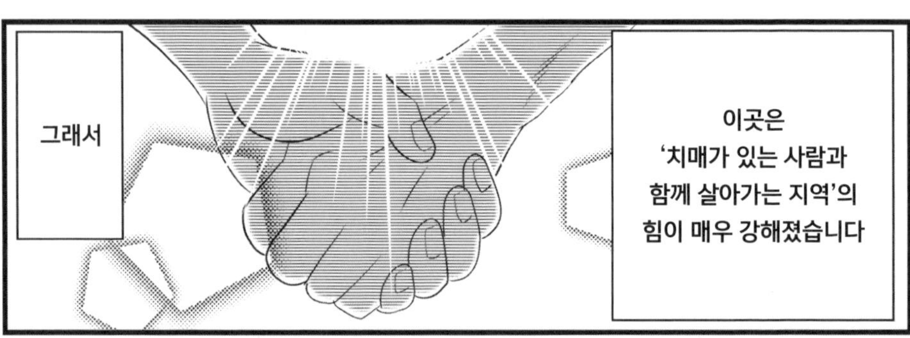

이런 지역이
늘어나면

곧,
누구나 '나다움'을 잃지 않고
끝까지 안심하며
살 수 있는 사회가
실현되리라 믿습니다

맺음말

저는 구마모토현 내 아홉 개 자치단체[아마쿠사시, 가시마마치, 히토요시시, 교쿠토마치, 이쓰키무라, 아사기리마치, 레이호쿠마치, 미사토마치, 다마나시]에서 '뇌 활력 사업'을 시행하고 있습니다. 여기서는 치매 재활·돌봄·의사소통 등을 가르치고, 지역에서 실천할 수 있는 '뇌 활력 서포터'를 양성하고 있지요. 뇌기능 개선을 목적으로 한 거점형 '뇌 활력 교실', 뇌기능 유지를 목적으로 한 '뇌 활력 서클', 지역 시민회관 등에서 뇌 활성화를 돕는 '주야간보호센터'가 있는데, 이 모든 곳에서 가와바타식 뇌 활성화 프로그램[퍼즐·카드 프로그램·운동]을 적용하고 있습니다.

정기적인 인지기능 검사를 통한 뇌기능의 유지·개선율은 85~95%로 꽤 높은 효과를 얻을 수 있습니다. 또 인지기능 저하 위험이 있는 참가자에게는 가족회의나 병원 진료, 요양보험 서비스 검토, 지역에서 계속 생활하기 위한 방법 논의 등 조기 지원을 실시하고, 치매의 발병 예방·진행 예방·고립화 예방을 위해 노력하고 있습니다.

앞의 사례에 소개된 지역은 주위가 산으로 둘러싸인 지형으로, 강변길에서 혼자 걷기를 하면 실종 위험이 높아집니다. 그래서 지역 남녀노소와 소방·경찰도 참여해 지역 전체가 하나가 되어 혼자 걷기 대응 모의훈련을 하며, 치매가 생겨도 안심할 수 있는 마을을 만들고 있습니다.

주위가 바다로 둘러싸인 지역에서는 시청 노인지원과, 지역 치매안심센터와 사회복지협의회가 연계해 400명이 넘는 뇌 활력 서포터를 양성하고 있습니다. 그리고 시내 약 200개소의 주야간보호센터에서 매주 2천600

명이 뇌 활성화 프로그램에 참여해 치매 발병·진행 예방 성과를 올리고 있습니다.

일본 전체로 보면, 65세 이상 노인 수는 증가하고 있으며, 현역 세대[일본은 20세~60세까지를 현역 세대로 봄-옮긴이 주] 비율은 감소하고 있습니다. 현재는 노인 1명을 현역 세대 2~3명이 부양하지만, 2045년이 되면 노인 1명을 현역 세대 1.4명이 부양하게 된다고 합니다[우리나라의 경우에도 일본의 현황과 유사하다. 통계청 자료에 따르면, 2023년에는 노인 1명을 생산가능인구(15세~64세) 4명이 부양하지만 2045년에는 노인 1명을 생산가능인구 1.4명이 부양하게 될 것으로 예측하고 있다-옮긴이 주].

저는 '뇌 활력 서포터'의 노하우를 활용해 '브레인 매니저'라는 자격제도로 전국에 치매 재활·돌봄·의사소통 방법을 보급하는 활동도 하고 있습니다. 치매가 있는 사람이나 인지기능 저하가 염려되는 사람들의 불안을 해소해 주고, 자신감 회복을 위해 도울 수 있는 방법을 교육하고 있습니다. 돌봄과 의료 전문직뿐 아니라 일반인 수강도 가능하며, 수강생들은 요양 시설을 비롯한 의료 현장은 물론, 지역과 가정의 다양한 상황에서 도움이 되는 방식을 습득할 수 있습니다. 강좌는 현재 온라인 등으로 진행하고 있습니다. 저는 이를 통해, 치매 재활·돌봄·의사소통에 정통한 인재가 양성돼 지역뿐 아니라 국가 전체적으로도 자발적으로 치매가 있는 분을 돕게 되기를 기대합니다.

일본의 구마모토현은, 2016년 지진 이후 2020년 7월에는 기록적인 호우 재해도 겪었습니다. 저는 호우 재해 후 일주일간 전국으로부터 기부를 받아 민간 비영리단체(NPO Non Profit Organization) 법인과 요양 시설을 다니며 물과 식량, 의류, 담요 등 필요한 물자를 필요로 하는 사람에게 전달하는 활동을 했습니다.

물자를 전달하면 시설 쪽에서는 재해로 힘든 점, 괴로운 점을 이야기합니다. 물자의 지원이 중요한 것은 말할 것도 없지만, 재해 속에서 고립되어 힘든 상황을 버텨낸 분들은 우선 공감하고 이야기를 들어주는, 마음의 지원을 원하기도 합니다.

치매가 있는 사람에게는 시간과 장소, 감정을 함께하며 '다가서기'가 중요하지만 본래 '다가서기'는 모두에게 필요한 것입니다.

평균 수명이 늘어나 우리는 장수할 수 있게 되었습니다. 하지만 누구든 치매에 걸릴 가능성이 생겼지요. 그럴 때 누구든 가까이 다가와 주는 사람이 있으면 익숙한 환경에서 안심하고 살 수 있을 것입니다.

이 책이 그런 다가올 '치매 공생 사회'에 보탬이 될 수 있기를 바랍니다.

2022년 8월 가와바타 사토시

감수 및 저자 엔도 히데토시遠藤 英俊

치매 전문의. 세이루카국제대학(세이루카고쿠사이대학)聖路加国際大学 임상 교수. 메이조대학名城大学 특임 교수. 이노쿠치패밀리클리닉 원장.
1982년 시가의과대학滋賀医科大学을 졸업하고 나고야대학名古屋大学 노년과에서 의학박사를 취득한 뒤 종합병원 나카쓰가와시민병원中津川市民病院 내과부장, 국립요양소중부병원(현 국립장수의료연구센터) 내과장 등을 거쳐 국립장수의료연구센터장, 장수의료연수센터장 및 노년내과부장으로 근무하다 2020년 3월에 퇴직. 현재 치매나 장기요양보험제도 전문가로서 국가나 지역의 제도와 시책에 깊이 관여하고 있으며, NHK '클로즈업 현대', 도카이TV東海テレビ放送 '스위치!' 등 방송 출연도 활발히 하고 있다.

저자 가와바타 사토시川畑 智

물리치료사. 주식회사 리가쿠Re学 대표.
구마모토현熊本県을 거점으로 병원이나 시설에서의 치매 예방과 치매 돌봄 실천을 위해 애쓰고 있다. 지자체의 치매 예방 프로그램 개발자로 일하면서 얻은 폭넓은 경험을 바탕으로 연간 200회 이상의 강연을 통해 건강수명을 늘리고, 치매나 노인성질환에 걸린 뒤에도 병의 악화를 늦추는 방법을 전파하고 있다. 2017년에는 치매 당사자와 그 가족을 지원하는 새로운 자격제도인 '브레인 매니저'를 창설했다. 2019년에는, 주식회사 리가쿠Re学 '제8회 건강수명 늘리기! 어워드' 후생노동성 장관 우수상을 수상했다.
https://www.brain-manager.jp/

만화 아사다 아사浅田アーサー

만화가.
고단샤講談社의 지바데쓰야ばてつや상, 이브닝 신인상 등을 받고, 2013년 《혈통BOUT》으로 하쿠센샤白泉社 영애니멀 신인상에 입상하여 상업지 데뷔. 《영애니멀 아라시》(하쿠센샤白泉社), 《만화 오락 스페셜》(니혼분게이샤日本文芸社) 등에서 단편 만화를 발표했다.
https://a-arthur.jimdofree.com/

감수 김미령

대구대 명예교수. 골든에이지포럼 대표.
미국 위스콘신대학(매디슨) 사회복지학 석사, 박사 취득. 전공은 노인복지로, '삶의 질', '노인 정신건강', '돌봄노동' 등 다수의 노인 관련 논문을 발표했다. 2002년 3월부터 2023년 2월까지 대구대에 부임해 후학 양성에 힘쓰다가 은퇴 후 대구대 명예교수로 활동하고 있다. 미국세계노년학회의 펠로우이기도 하며 모교인 미국 위스콘신대학의 유일한 외국인 동문 이사로도 참여하고 있다.

역자 김동희

사회복지사. 사회복지법인 효은복지원 산하 효은노인요양원 원장.
중앙대 법학과를 졸업했다. 기자와 편집자로 일하다가 경남 통영에서 치매가 있는 분을 모시는 장기요양시설을 운영 중. 《비로소 이해되는 치매의 세계》, 《오늘도, 처음 뵙겠습니다》, 《오늘도, 처음 뵙겠습니다 2》 등을 번역하며 치매가 있는 사람을 더 잘 이해하고 돕기 위한 공부를 꾸준히 하고 있다.

※ 본서는 《만화로 알 수 있는 치매가 있는 사람의 마음속이 보이는 책》(와카사숏판わかさ出版, 2019.)의 제목을 바꾸고, 가필 수정한 개정 증보판을 번역했습니다.

오늘도,
처음 뵙겠습니다 2

1판 1쇄 발행 2024년 5월 13일

저 자 | 가와바타 사토시 / 엔도 히데토시
감 수 | 김미령
역 자 | 김동희
발 행 인 | 김길수
발 행 처 | (주)영진닷컴
주 소 | (우)08507 서울특별시 금천구 가산디지털1로 128
STX-V 타워 4층 401호
등 록 | 2007. 4. 27. 제16-4189호

©2024. (주)영진닷컴

ISBN | 978-89-314-7433-6

이 책에 실린 내용의 무단 전재 및 무단 복제를 금합니다.
파본이나 잘못된 도서는 구입하신 곳에서 교환해 드립니다.

YoungJin.com Y.
영진닷컴